U0387998

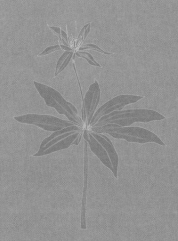

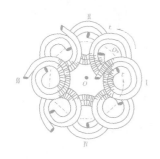

中药化学成分
程序化分离制备

王晓　杨滨　主编

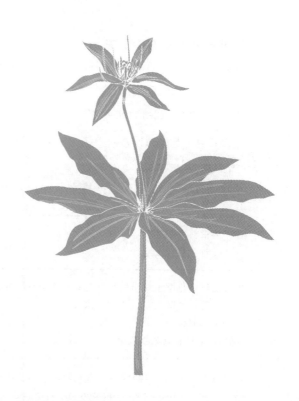

化学工业出版社
·北京·

本书首先对中药化学成分及其分离纯化技术进行了概述，然后每类化合物按照概述、化合物结构与性质、提取分离纯化的思路，分述优选了 195 种中药化学成分的分离制备。书中特别引用了大量作者自己的研究成果，从提取、富集与纯化，步骤清晰，重现性好，达到"程序化"分离制备的目的。

本书汇集大量的实例，突出实际应用，适用于从事中药研发与生产的专业技术人员、相关专业的高校教师和高年级本科生、研究生以及从事植物化学、食品、天然产物资源研究的技术人员进行阅读和参考。

图书在版编目（CIP）数据

中药化学成分程序化分离制备/王晓，杨滨主编. —北京：化学工业出版社，2018.8

ISBN 978-7-122-32396-5

Ⅰ.①中⋯　Ⅱ.①王⋯②杨⋯　Ⅲ.①中药化学成分-分离-制备　Ⅳ.①R284

中国版本图书馆 CIP 数据核字（2018）第 130937 号

责任编辑：成荣霞　　　　　　　　文字编辑：刘志茹
责任校对：秦　姣　　　　　　　　装帧设计：王晓宇

出版发行：化学工业出版社（北京市东城区青年湖南街 13 号　邮政编码 100011）
印　　装：中煤（北京）印务有限公司
710mm×1000mm　1/16　印张 30¼　字数 555 千字
2019 年 1 月北京第 1 版第 1 次印刷

购书咨询：010-64518888　　售后服务：010-64518899
网　　址：http://www.cip.com.cn

凡购买本书，如有缺损质量问题，本社销售中心负责调换。

定　　价：198.00 元

《中药化学成分程序化分离制备》
编写人员名单

主　编　王　晓　杨　滨

副主编　于金倩　段文娟　王岱杰

编写人员（按姓氏笔画排序）

于金倩　马　然　王　晓　王召平　王岱杰

井　凤　田善鸣　仙云霞　吕海花　朱　姮

刘　峰　刘　倩　刘建华　闫慧娇　孙兆林

孙常磊　纪文华　杨　滨　李怀志　宋祥云

张敏敏　陈静娴　赵　伟　赵恒强　段文娟

耿岩玲　高乾善

前 言
FOREWORD

　　中药及药用植物的化学成分十分复杂，含有多种生物活性成分，这些成分也是其治疗疾病的物质基础，故提取分离其有效部位或有效单体成分是中药学研究的一项重要内容。目前认为中药的有效成分主要包括蒽醌、生物碱、黄酮、香豆素、木脂素、萜类、皂苷等类化合物。获得目标化合物单体是进一步确定其化学结构、研究其药理活性的首要条件，也是对其进行结构改造、化学合成和研究化合物构效关系的前提，这些成分也往往是控制产品质量的关键指标。因此开展中药有效成分的分离纯化对推动中药新药研究及中药现代化等方面都具有重要意义。

　　近年来，我国中药化学、植物化学工作者每年都从很多中药或药用植物中分离制备了大量化合物，但绝大多数没有进行深入药理活性的研究。大多数报道的分离过程很烦琐、描述模糊，所采用的技术多数是常规柱色谱、重结晶等技术，而且分离周期长，制备效率低，很难重现。这些直接限制了中药现代化研究的进程。因此，开发高效、规范、可重现的分离制备程序，需求非常迫切。近年来，在中药有效成分分离方面出现了许多新技术、新方法，而一些新的分离技术具有简单、快速、高效、损失率低、被测组分与基体有效分离、准确度高等优势，并取得了显著的效益。在新的分离纯化技术中，高速逆流色谱和高效制备液相色谱因其重现性好、分离速度快、分离效率高，而成为广泛使用的"程序化"分离技术。高速逆流色谱技术可消除固态的固定相对目标活性成分的不可逆吸附、失活、变性等不良反应，而高效制备液相色谱技术可使目标活性成分的分离达到很高的分离效率和分辨率，直观性和目标性较强。两种分离技术相结合，可互补不足，实现活性成分快速、高效的分离。因此，建立规范的提取、富集、分离纯化程序，是解决化合物重现性制备的关键，也是深入研究化合物活性，进行深度开发的前提。

　　本书是根据笔者多年从事科研工作的实践，收集了大量 2000 年以后的有关利用高速逆流色谱和高效制备液相色谱分离制备中药药效成分的国内外文献资料，并结合笔者多年来从事中药化学研究的成果及应用实践编写而成。首先是通过建立标准的高效液相色谱分析方法，对中药材料进行分析，获取所含化合物的基本信息。然后进行规范的提取和富集，最后通过高速逆流色谱或高效制备液相应用标准的溶剂系统及运行参数进行纯化，获得的成分再用上述分析总样所建立的高效液相色谱法去分析纯度，对比确定所制备的化合物。通过这样的思路，笔者对优选的 195 种中药的化学成分的分离制备进行了描述，特别是引用了大量本实验室的研究成果，简明扼要，有较好的重现性，力图达到"程序化"分离制备的目的。

本书编写内容突出了技术的科学性与实用性，可供从事中药研发与生产的技术人员、相关专业的高校教师和高年级本科生、研究生以及从事植物化学、食品、天然产物资源研究的技术人员进行参考。由于编者水平有限和时间仓促，疏漏和不妥之处在所难免，恳请广大读者批评指正，以利于今后改进提高。最后感谢化学工业出版社的大力支持，感谢各位编者为本书做出的贡献！

编者
2018 年 6 月

目 录
CONTENTS

第 **1** 章
绪论

1

第 **2** 章
蒽醌类化
合物

10

第**3**章
生物碱类
化合物

39

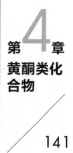

第 **4** 章
黄酮类化合物

141

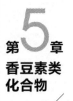

第5章
香豆素类
化合物

273

第6章
木脂素类
化合物

299

第 **7** 章
萜类化合物

342

第 1 章 绪论

1.1 中药与中药化学成分

中药有着悠久的药用历史，是中华民族传统文化的瑰宝，它是我国各民族在防治疾病的实践中发现并运用，并不断予以增补的天然药及基本不改变其理化属性的简单加工品，是"传统中药""草药"和"民族药"的总和。"传统中药"通常是指载于中药典籍，以传统中医理论阐释药理并指导临床使用，加工炮制规范，至今仍广泛应用的天然药及其简单加工品。"草药"是传统中药的初级形式，传统中药是草药的提高阶段。"民族药"是我国除汉民族外各兄弟民族使用的天然药物，可分为类传统中药型、类草药型和中间型。

中药是一个有层次和结构的有机整体，单一的有效成分并不能充分阐述中药的药效物质机理，其药效来自多种化学成分多靶点的相互协同和增效作用，而中药的药效物质基础研究的难点在于其化学成分的复杂性[1]。迄今为止，许多中药，特别是一些常用中药的化学成分或有效成分已经得到深入的研究，其防病治病的物质基础有的已经被基本阐明。如麻黄中 α-松油醇具有发汗散寒的功效，麻黄碱和去甲麻黄碱具有平喘的功效，且后者还具有升压、利尿的作用。但是多数中药的药效成分仍然未被阐明。如中药青蒿的研究，我国科学家屠呦呦等人从黄花蒿中分离出的有效成分青蒿素具有较好的抗氯喹原虫的作用，广泛用于疟疾的治疗。但青蒿素却不具备中药青蒿所具有的退虚热、凉血、解暑的功效。由此可见，中药的药效是多种成分互相作用的结果。因此，只有深入研究中药的化学成分，才能真正明确中药治疗疾病的机理，保障用药的安全性、有效性和稳定性，推动中药事业的发展，加速中药走向世界的步伐。

1.2 中药化学成分的复杂性与药效物质基础

中药按其所含主要成分分类，可分为植物药、动物药和矿物药，其中以植物药为主，并且种类繁多。我国从 1953 年开始编撰药典以来已经有 9 版，1953 年版《中国药典》收载药品 531 种，其中植物药与油脂类 65 种，动物药 13 种；2015 年版《中国药典》一部收载药材和饮片、植物油脂和提取物、成分制剂和单味制剂等，品种共计 2598 种，且一部正文所收载的 618 味中药材中，植物来源占 88.03％，动物来源占 7.28％，矿物来源占 4.69％[2]。随着科学技术的进步，还将会发现更多的中草药。每种中药的化学成分都十分复杂，就拿植物药来说，一味中药可能会含有上百种的化学成分，而这些成分又分为不同的类型，从物质基本类型，可分为有机物和无机物；按元素组成、结构母核，可分为蒽醌、生物碱、黄酮、苯丙素、香豆素、皂苷、萜类等；按酸碱性，可分为酸性、碱性、中性；按溶解性，可分为非极性（亲脂性）、中极性、极性（亲水性）。中药化学成分的复杂性，往往是一味中药具有多方面功效或药理作用的物质基础。

近年来，中药的研究思路越来越注重药效物质基础的研究，将中药的化学成分与其功效或药理作用进行相关性研究，对于阐明中药的药效成分及作用机制是不可或缺的。利用现代科学技术的方法和手段，加强对中药药效成分的研究，对明确中药的药效物质基础、治病机理，实现中药的安全、有效、稳定和可控具有重要意义。

1.3 "程序化"分离中药化学成分的必要性

分离制备中药的化学成分，是进行结构鉴定和药理药效学研究的基础工作，但是中药化学成分的复杂性大大增加了中药化学的研究难度。传统的分离技术更多依赖于常规柱色谱、重结晶等。常规柱色谱就是利用硅胶或氧化铝等常用的吸附材料作为固定相，这种方法操作简单，但分离时间长，需要大量溶剂，成本较高，产率较低，且会造成大量化学成分的不可逆吸附、失活、变性等，对于成分比较复杂或结构相近的成分来说，常常得不到理想的分离效果，而且分离过程往往难以重现。重结晶是利用固体混合物中目标组分在某种溶剂中的溶解度随温度变化有明显差异，实现分离提纯，该法由于其局限性，也不能广泛应用在中药成分的分离过程中。针对中药化学成分的研究，迫切需要一种重现性好、分离速度快、分离效率高的"程序化"分离技术，来提高中药化学成分的收率和质量。

近年来，中药化学的研究越来越注重以活性为指标，追踪有效成分的分离；在研究方法和手段上，更加重视引进和结合现代科学技术，来加快研究速度和提高研究的水平。特别需要将中药化学成分分离制备过程标准化和程序化，使之具备"可重现性"，这样可以大大降低中药化学工作者分离制备的时间，提高分离纯化的工作效率。目前运用较多的是高速逆流色谱和高效制备液相色谱，其中高速逆流色谱技术是一种不用固态支撑体的液-液分配色谱，可消除固态的固定相对目标活性成分的不可逆吸附、失活、变性等不良反应；同时，高速逆流色谱不需要复杂的样品前处理步骤，制备量大，可以直接进样分离得到高纯度的化合物；由于其两相溶剂体系组成的范围广，可用来分离大多数的化合物；由于其溶剂体系组成简单，不用固定相，分离制备重现性高，成为"程序化"分离技术的首选技术。高效制备液相色谱技术可使目标活性成分的分离达到很高的分离效率和分辨率，但是样品前处理要求高，该技术特别对已经制备的组分进行进一步的精细化分离具有优势。高速逆流色谱和高效制备液相色谱在分离机制和应用技术方面具有互补性，可实现中药化学成分快速、高效的分离制备。

1.4　高速逆流色谱

高速逆流色谱法（HSCCC）是 20 世纪 80 年代初，由美国国立健康研究院（NIH）的 Ito 博士首创的一种不用任何固态载体的新型液-液分配技术[3]，可以在短时间内实现高效分离和制备，尤其因极高的分离效率及程序化分离模式而被日益广泛地应用于天然产物的分离提纯，高速逆流色谱正在成为天然产物分离提纯领域中的程序化制备技术。

1.4.1　高速逆流色谱概述

高速逆流色谱法是利用螺旋管的方向性与高速行星式运动相结合，产生一种独特的动力学现象，使两相溶剂在螺旋管中实现高效的接触、混合、分配与传递。当仪器工作时，互不相溶的两相溶剂在螺旋管内具有单向性流体动力平衡性质，如果一相溶剂作为固定相，则另一相作为流动相载着样品穿过固定相，两相溶剂在螺旋管中实现高速的接触、混合和传递，由于物质各组分在两相间分配系数的不同，导致在管内的移动速度不同，从而实现样品分离。图1-1 所示的是实现高速逆流色谱的螺旋管行星式离心分离仪的设计原理[4]。图1-2 所示的是螺旋管中互不相溶的两相溶剂在行星运动时的流体动力学运动及分配示意图。HSCCC 技术因其连续高效，回收率高，制备量大等特点，可直接分离制备中药粗提取，化合物的分离仅依赖于其不同的溶解性能，不存在因不可逆吸附造成样品损失和因表面化学等因素引起被分析物变性等缺点，在各分离提纯领域中的应用越来越多，尤其是在天然产物活性成分的分离纯化领域，已成为一种备受关注的新型分离纯化技术。

1.4.2　高速逆流色谱的原理

溶剂系统的选择和优化是逆流色谱分离工作的难点，也是样品能否成功分离的关键。一般来说，选择用于高速逆流色谱仪的溶剂系统时，应注意以下几点：不造成样品的分解或变性；足够高的样品溶解度；样品在溶剂系统中合适

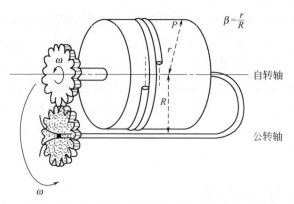

图 1-1　实现高速逆流色谱的螺旋管行星式离心分离仪的设计原理

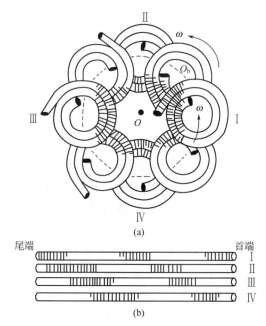

图 1-2　两溶剂相在运动螺旋管内的流体动力学特征

的分配系数值，一般在 $0.5 \sim 2.5$ 之间；固定相能实现足够高的保留；溶剂易挥发以方便后续处理[5]。

　　HSCCC 的溶剂系统的选择通过文献寻找同类化合物的分离实例，大致圈定溶剂系统的组成。表 1-1 根据被分离物质的极性，列出一些基本的可供参考的溶剂系统。通常应用 HPLC 来测定溶质的分配系数。具体方法为：将样品溶于一定体积的某一相中（例如上相 U），然后利用 HPLC 测定上相溶液，得到色谱峰面积 A_{U1}；随后，加入一定体积的另一相（例如下相 L），充分振荡达到两相的分配平衡后，取该溶液的上相进行 HPLC 测定，得到色谱峰面积 A_{U2}，如图 1-3 所示。根据公式计算出分配系数：

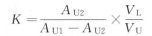

$$K = \frac{A_{U2}}{A_{U1} - A_{U2}} \times \frac{V_L}{V_U}$$

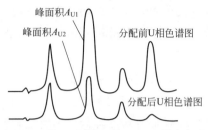

图 1-3　分配系数 K 的 HPLC 测定方法

表 1-1　高速逆流色谱常用的基本溶剂系统

被分离物质种类	基本两相溶剂体系	辅助溶剂
非极性或弱极性物质	正庚(己)烷-甲醇 正庚(己)烷-乙腈 正庚(己)烷-甲醇(或乙腈)-水	氯烷烃 氯烷烃
中等极性物质	氯仿-水 乙酸乙酯-水	甲醇,正丙醇,异丙醇 正己烷,甲醇,正丁醇
极性物质	正丁醇-水	甲醇,乙酸

1.4.3　高速逆流色谱的工作步骤

① 溶剂系统的准备　通常要在使用前将确定的溶剂系统配制好,并使两相溶剂平衡充分,避免在运行过程中产生气泡。配置好的溶剂系统最好在使用前将两相分开,将分开的溶剂系统的上、下相放置于密闭的容器储存。

② 柱系统的准备与运行　运行前进行仪器的检查,然后开机。在仪器不旋转的状态下,以较高流速将固定相泵入螺旋管柱内。然后按照设定的仪器转向(正转或反转),调节转速,使之达到设定的速度,开启溶剂泵的开关,以一定的流速泵入流动相。当溶剂体系建立了流体动力学平衡时,即可进行下一步的进样操作。

③ 样品溶液的制备和进样　待分离样品通常是用上、下相的混合溶液来溶解。当样品量比较少时,可用上下相任何一相来溶解;当样品量比较多时,通常要用适量等体积的上、下相混合溶液来溶解。待溶剂系统建立了流体动力学平衡后,即可通过进样阀进样。这种方法类似于普通硅胶柱的湿法上样。还有一种类似于普通硅胶柱的干法进样的方法,是在固定相注满分离柱后,紧接着上样,然后再使之转动,同时启动溶剂泵,这样就使得样品随流动相一同进入分离柱。流动相溶剂前沿出现时的体积等于柱中固定相被推出的体积。这种进样方法常被用于 pH 区带精制逆流色谱中。

④ HSCCC 分离　进样后，进入 HSCCC 分离的过程，在 HSCCC 操作中除了正常的洗脱方式外，进行 HSCCC 分离时，还能采用步级式洗脱和梯度洗脱。因此，为了获得成功的分离，需要对溶剂系统进行特别的选择：造成梯度的物质如酸、中性盐等，应几乎完全分配到流动相中；同时，不能让管柱里的两溶剂相的体积比发生明显的变化。

不论采用何种洗脱方法，在这种分离实验中，采用首到尾端的洗脱方式总能给出较好的分离结果。对于某些溶剂系统来说，尾到首端的洗脱方式会导致一定的固定相流失，从而使峰形分辨度降低。尽管这种流失不严重和对分离结果影响不大，但是，流失的固定相水滴会被吸附在检测器的流通池壁上，形成对于溶质吸收峰的"噪音"干扰。

⑤ 清洗分离柱　当 HSCCC 一次分离完成时，停止流动相的泵入，可以利用氮气瓶或者空气压缩机将分离柱中的液体吹出，并收集这些排出液来测定固定相的保留率 $[R = (V_{总} - V_{下测})/V_{总}]$。吹出的固定相，往往含有对固定相有极强亲和力的成分，也就是分配系数高的成分，不能轻易扔掉。吹出柱内溶剂的分离柱要用乙醇清洗一次，以避免残留物对下次分离工作的干扰和影响。

1.5　高效制备液相色谱

色谱分离技术最早出现于 20 世纪初，后来得到迅速发展，使得色谱分离在理论上从线性色谱发展到非线性色谱，在实践中从分析规模发展到制备规模和生产规模。近十几年来，高效制备色谱已成为当代高效分离与纯化技术的研究前沿，具有适用范围广、操作简单、产品纯度高等优点，在天然产物化学、有机合成、生化、生物工程、医药、环境分析等领域得到了广泛的应用[6]。

1.5.1　高效制备液相色谱的原理

高效制备液相色谱的原理是利用混合物中各组分物理化学性质的差异，使它们以不同程度分布在两个不相溶的相中，且各组分可在两相的相对运动过程中，在两相中发生多次分布，从而达到分离的目的。

高效制备液相色谱并非为高效液相色谱的简单放大，其操作参数主要是通过线性放大的原理优化从分析到制备过程的操作参数。通常假设分析色谱系统和制备色谱系统的化学性质、传质过程都保持不变，分析型液相色谱的进样量、流量、收集体积等乘以线性放大系数便可得制备型液相色谱的相应参数。线性放大系数即为制备色谱柱和分析色谱柱的截面积之比与柱长之比的乘积。例如，制备液相的进样量计算公式为：

$$Q_2 = Q_1 \times \frac{r_2}{r_1} \times \frac{L_2}{L_1}$$

式中，Q_1、r_1、L_1 分别为分析型液相色谱的进样量、色谱柱半径和柱长；Q_2、r_2、L_2 分别为制备型液相色谱的进样量、色谱柱半径和柱长。

利用线性放大方法优化分析型色谱的操作参数，直接将其应用到直径更大的制备型色谱柱中，不仅可大大节约溶剂消耗，缩短整个方法开发过程的时间，且可减少样品损失，实现最有效、最快速的分离效果。

制备色谱的核心部件是色谱柱。现代高效制备液相色谱柱的特征如下[7]：①柱长短、内径大、呈圆饼状。目前高效制备柱的柱长与常规分析柱相仿，一般为 20～50cm，内径为 10～1000mm，因此可以在较大的流速下不致产生很高的柱压降，从而获得高的产率。②填料颗粒小，分布窄。采用直径为 10～20μm 的细颗粒，孔径及粒度分布均很窄的多孔球形或非球形填料，通常每米的塔板数在 20000 以上，有的甚至可达到与分析柱相仿的柱效。③流速高。流动相的流速一般在 5～10mL/min，以便提高产率，降低生产成本。

高效制备液相色谱按样品的进样量，可将其分为半制备或小规模制备型（≤100mg）、制备型（0.1～100g）及大规模制备型（≥100g）三种类型；而按固定相的类型，则可分为正相、反相、凝胶、离子交换、亲和色谱等不同类型。其中正相和反相色谱柱在天然产物的分离纯化中最为常用，其分离方法的比较见表 1-2。

表 1-2　正相与反相色谱柱分离方法的比较

色谱柱类型	分离原理	填充柱材料	流动相
正相	极性-非极性相互作用	硅胶、氧化铝、化学键合硅胶	正己烷等有机溶
反相	疏水作用	化学键合硅胶	水、甲醇、乙腈

1.5.2　高效制备液相色谱溶剂系统的选择

高效制备液相色谱分离中，除了固定相对样品的分离起主要作用外，流动相的恰当选择对改善分离效果也具有重要的影响。作为流动相的溶剂应当成本低，容易购得，使用安全，纯度高，除此之外，还应满足下述要求。

① 用作流动相的溶剂应与固定相不互溶，并能保持色谱柱的稳定性。

② 溶剂对于待测样品，必须具有合适的极性和良好的选择性，并且具有低的黏度；不能选与样品发生反应或聚合的溶剂。

③ 溶剂要与检测器匹配。对于紫外吸收检测器，应注意选用检测器波长比溶剂的紫外截止波长要长。对于折射率检测器，要求选择与组分折射率有较大差别的溶剂作流动相，以达最高灵敏度。

④ 所用溶剂应具有高纯度。不纯的溶剂会引起基线不稳,或产生"伪峰"。痕量杂质的存在,将使截止波长值增加 $50\sim100$nm。

在正相色谱中,常用流动相多是在饱和烷烃(如正己烷等)中加入一种极性较大的溶剂为极性调节剂,如异丙醚、氯仿、二氯甲烷等。通过调节极性调节剂的浓度来调节溶剂的强度,来实现所需要的分离选择性;在反相色谱中,由于固定相是非极性的,流动相的极性大于固定相,流动相的极性增加,洗脱能力降低,通常是用甲醇、乙腈或四氢呋喃等极性溶剂与底剂水组成二元或多元流动相。二元流动相一般是以洗脱力最弱的水作底剂,再加入一定量的可与水互溶的有机极性调节剂构成,常用的二元流动相组成包括甲醇-水、乙腈-水、四氢呋喃-水。若二元流动相不能满足需要,可配置多元流动相,如在二元流动相中加入少量四氢呋喃,可改善某些难分离物质对的分离度;若色谱峰拖尾,可加入有机碱、有机酸等减尾剂,改善峰形[8]。

1.5.3 高效制备液相色谱的工作步骤

① 样品前处理 将需要制备的样品尽可能使用流动相溶解为适合的浓度,然后用一次性滤头进行过滤,将不溶物除去,置于适合的容器中备用。

② 开机 依次打开柱温箱、高压泵、检测器、计算机电源开关、操作系统。

③ 平衡进样前的系统准备 为了平衡色谱柱并清除管路中的杂质和残留的水分,纯甲醇或乙腈冲洗流路 $20\sim30$min,然后用制备样品所需要的流动相冲洗流路 20min 左右。

④ 制备方法的设定 a. 设置程序文件,包括流动相通道、流速、检测波长、分析时间、最高压力、最低压力;b. 设定分析方法的方法文件,包括文件名称、浓度单位等。

⑤ 进样及目标峰的收集 将样品进行制备并根据样品的出峰位置对目标峰进行收集。

⑥ 制备工作完成后的必要维护 冲洗流路和色谱柱:若流动相为有机相和水的混合溶剂,直接用甲醇或乙腈冲洗流路约 30min,待基线无杂质峰出现后可停泵关机。若流动相中含有缓冲盐、有机酸等,则先用 5%甲醇冲洗流路约 60min,其次用 50%甲醇溶液冲洗流路约 30min,再用甲醇或乙腈冲洗流路约 30min,待基线无杂质峰出现后可停泵关机。

⑦ 关机 关闭检测器的氘灯,关闭检测器、高压泵、色谱工作站、柱温箱等,最后关闭计算机电源。

参 考 文 献

[1] 匡海学编著. 中药化学. 北京:中国中医药出版社,2003.

［2］　国家药典委员会编著．中华人民共和国药典 2015 版．北京：中国医药科技出版社，2015．

［3］　Oka H，Harada K，Ito Yuko，Ito Y．J．Chromatogr．A，1998，812：35．

［4］　张天佑，王晓编著．高速逆流色谱技术．北京：化学工业出版社，2011．

［5］　曹学丽编著．高速逆流色谱分离技术及应用．北京：化学工业出版社，2005．

［6］　李瑞萍，黄骏雄．化学进展，2004，16：273-283．

［7］　Berthod A，Deroux J M，Bully M．Liquid Polarity and Stationary-phase retention in countercurrent chromatography．In：Modern Countercurrent Chromatography．Conway W D，Petroski R J，ed．Washington D C：American Chemical Society，1995．

［8］　孙毓庆，胡育筑编著．液相色谱溶剂系统的选择与优化．北京：化学工业出版社，2007．

第2章 蒽醌类化合物

2.1 巴戟天

巴戟天为茜草科植物巴戟天 *Morinda officinalis* How 的干燥根，具有补肾阳，强筋骨，祛风湿的功效。巴戟天的主要活性成分有蒽醌类和糖类成分等。其中蒽醌类主要活性成分包括芦荟大黄素（aloe-emodin）、芦荟大黄素苷（aloin）等。

【主要化学成分与结构】

编号	名称	CAS 号	分子式	分子量
1	茜素-1-甲醚（alizarin-1-methylether）	6170-06-5	$C_{15}H_{10}O_4$	254
2	1,2-二甲氧基-3-羟基蒽醌（1,2-dimethoxy-3-hydroxyanthraquinone）	10383-62-7	$C_{16}H_{12}O_5$	284
3	1-羟基-3-羟甲基蒽醌（1-hydroxy-3-hydroxy-methylanthraquinone）	51995-90-5	$C_{15}H_{10}O_4$	254
4	芦丁-1-甲醚（rubiadin-1-methylether）	7460-43-7	$C_{16}H_{12}O_4$	268
5	蒽醌-2-甲醚（anthragallol-2-methylether）	10383-63-8	$C_{15}H_{10}O_5$	270

	R^1	R^2	R^3
1	OMe	OH	H
2	OMe	OMe	OH
3	OH	H	CH$_2$OH
4	OMe	Me	OH
5	OH	OMe	OH

【主要化学成分提取、分离】[1]

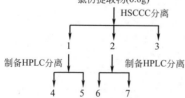

巴戟天药材粉末(1000g)

↓ 4L 85%乙醇回流提取2h，重复3次合并提取液，浓缩

乙醇提取物

↓ 溶解于800mL水中，800mL氯仿提取，重复3次合并提取液，浓缩

氯仿提取物(6.8g)

↓ HSCCC分离

1　　2　　3

制备HPLC分离 ↓　　　↓ 制备HPLC分离

4　5　6　7

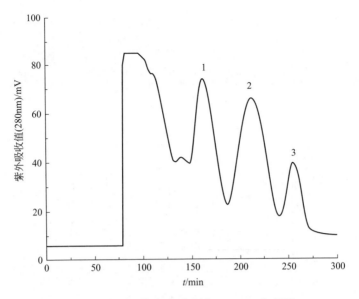

图 2-1 巴戟天粗提物的制备 HSCCC 分离图

HSCCC 条件：柱体积 230mL；溶剂系统，环己烷-乙酸乙酯-甲醇-水 （6∶4∶4∶4），
上相作为固定相，下相作为流动相；流速 1.5mL/min，进样量 300mg，固定相保留率 56%。

1—茜素-1-甲醚和 1,2-二甲氧基-3-羟基蒽醌 （90.6mg，＞96.0%）；

2—1-羟基-3-羟甲基蒽醌和芦丁-1-甲醚 （52.5mg，＞96.0%）；

3—蒽醌-2-甲醚 （19.8mg，＞96.0%）

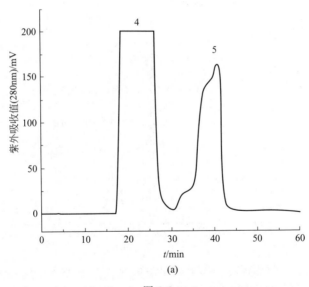

(a)

图 2-2

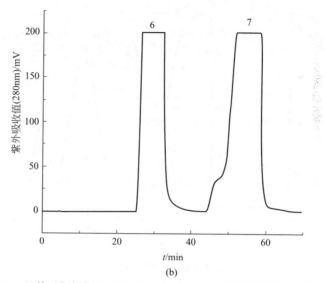

(b)

图 2-2 巴戟天粗提物 HSCCC 分离部位 1 和 2 的制备 HPLC 分析图

HPLC 条件：XTerra C₁₈ （150mm×19mm i.d.，5μm）；紫外检测波长 280nm。
流速 5.0mL/min；进样量 4mL；流动相，甲醇-1%乙酸水=60∶40；4—茜素-1-甲醚
（54.9mg，99.4%）；5—1,2-二甲氧基-3-羟基蒽醌（10.2mg，96.8%）；
6—1-羟基-3-羟甲基蒽醌（16.4mg，97.6%）；7—芦丁-1-甲醚（18.2mg，97.4%）

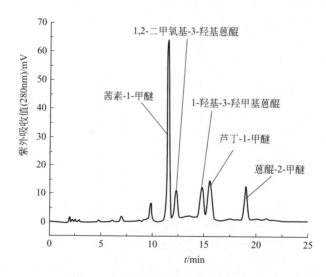

图 2-3 巴戟天粗提物的 HPLC 分析图

HPLC 条件：Shim-pack C₁₈ （4.6mm×150mm，5μm），紫外检测波长 280nm，
流速 1.0mL/min；流动相，A （1%乙酸），B （甲醇），0～20min，55%～75%B

2.2 大黄

大黄为蓼科植物掌叶大黄 *Rheum palmatum* L.、唐古特大黄 *Rheum tanguticum* Maxim. ex Balf. 或药用大黄 *Rheum officinale* Baill. 的干燥根和根茎，具有泻下攻积、清热泻火、凉血解毒、逐瘀通经、利湿退黄的功效。大黄的主要活性成分有蒽醌类、二蒽酮类、苉类、鞣质和多糖等。药理研究表明，大黄蒽醌类成分具有泻下、调节胃肠功能、抗病原微生物等药理作用，其中主要活性成分包括大黄酸、大黄素、芦荟大黄素、大黄素甲醚、大黄酚等。

【主要化学成分与结构】

编号	名称	CAS 号	分子式	分子量
1	芦荟大黄素（aloe-emodin）	481-72-1	$C_{15}H_{10}O_5$	270
2	大黄素（emodin）	518-82-1	$C_{15}H_{10}O_5$	270
3	大黄酚（chrysophanol）	481-74-3	$C_{15}H_{10}O_4$	254
4	大黄素甲醚（physcion）	521-61-9	$C_{16}H_{12}O_5$	284
5	大黄酸（rhein）	478-43-3	$C_{15}H_8O_6$	284
6	桂皮酸（cinnamic acid）	621-82-9	$C_9H_8O_2$	148

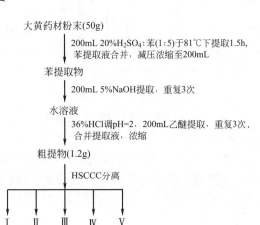

	R^1	R^2
1	H	CH₂OH
2	CH₃	OH
3	H	CH₃
4	CH₃	OCH₃
5	H	COOH

【主要化学成分提取、分离】[2,3]

（1）分离方法一

大黄药材粉末(50g)

↓ 200mL 20%H₂SO₄：苯(1:5)于81℃下提取1.5h，苯提取液合并，减压浓缩至200mL

苯提取物

↓ 200mL 5%NaOH提取，重复3次

水溶液

↓ 36%HCl调pH=2，200mL乙醚提取，重复3次，合并提取液，浓缩

粗提物(1.2g)

↓ HSCCC分离

Ⅰ　Ⅱ　Ⅲ　Ⅳ　Ⅴ

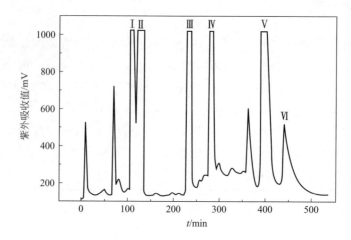

图 2-4　大黄粗提物的制备 HSCCC 分离图[2]

HSCCC 条件：柱体积 260mL；溶剂系统，1%NaH$_2$PO$_4$：1%NaOH＝（100：0）～（0：100），上相作为固定相，下相作为流动相，流速 2mL/min，进样量 120mg，固定相保留率 40%。

Ⅰ—大黄酸；Ⅱ—桂皮酸；Ⅲ—大黄素；Ⅳ—芦荟大黄素；Ⅴ—大黄酚；Ⅵ—大黄素甲醚

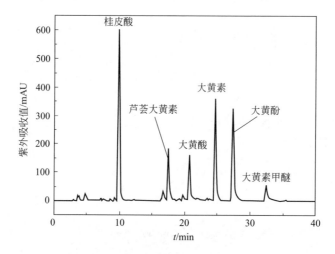

图 2-5　大黄粗提物的 HPLC 分析图[2]

HPLC 条件：SPHERIGEL ODS C$_{18}$（4.6mm×250mm，5μm），紫外检测波长 254nm，柱温 25℃，流速 1.0mL/min，进样量 10μL；流动相：A（0.1% H$_3$PO$_4$），B（甲醇），0～3min，57%B；3～20min，57%～90%B；20～40min，90%B

（2）分离方法二

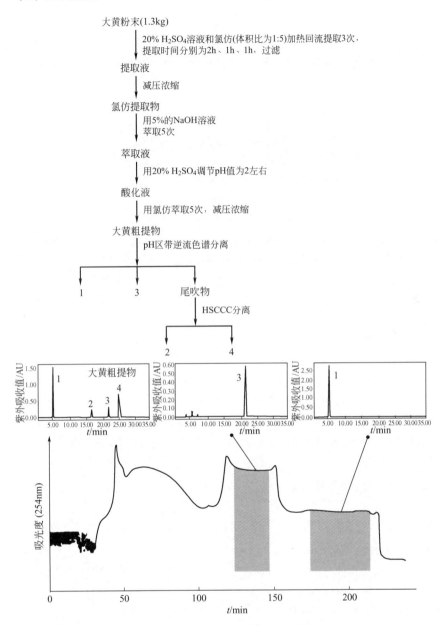

图 2-6　大黄粗提物的 pH 区带逆流色谱图[3]

pH 区带逆流色谱条件：石油醚-乙酸乙酯-甲醇-水（3：7：4：6，体积比）；上相加 10mmol/L 三氟乙酸，
下相加 15mmol/L NaOH，转速 850r/min，流速 2.0mL/min，进样量 1.3g，检测波长 254nm。

1—桂皮酸（140mg，96.1%）；2—芦荟大黄素；3—大黄酸（130mg，92.5%）；4—大黄素

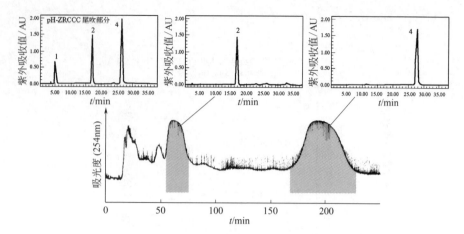

图 2-7 pH 区带逆流色谱尾吹部分的常规 HSCCC 色谱图[3]

HSCCC 条件：石油醚-乙酸乙酯-甲醇-水（7∶3∶7∶4，体积比）；转速 850r/min；

流速 2.0mL/min；进样量 260mg；紫外检测波长 254nm；固定相保留率 65.5%。

1—桂皮酸；2—芦荟大黄素（60mg，94.6%）；4—大黄素（98mg，96.5%）

2.3 丹参

丹参为唇形科鼠尾草属植物丹参 *Salvia miltiorrhiza* Bge. 的干燥根及根茎。丹参的主要活性成分有水溶性的丹酚酸类化合物及脂溶性的丹参酮类化合物。现代药理研究表明，丹参脂溶性成分具有抗菌、抗炎、抗氧化等药理作用，其中主要活性成分包括丹参酮Ⅰ、丹参酮ⅡA、隐丹参酮、二氢丹参酮等。

【主要化学成分与结构】

编号	名称	CAS 号	分子式	分子量
1	丹参酮Ⅰ（tanshinone Ⅰ）	568-73-0	$C_{18}H_{12}O_3$	276
2	二氢丹参酮Ⅰ（dihydrotanshinone Ⅰ）	87205-99-0	$C_{18}H_{14}O_3$	278
3	丹参酮ⅡA（tanshinone ⅡA）	568-72-9	$C_{19}H_{18}O_3$	294
4	二氢丹参酮（dihydrotanshinone）	20958-18-3	$C_{18}H_{14}O_3$	278
5	三叶鼠尾酮 B（trijuganone B）	126979-84-8	$C_{18}H_{16}O_3$	280
6	隐丹参酮（cryptotanshinone）	35825-57-1	$C_{19}H_{20}O_3$	296
7	1,2,15,16-tetrahydrotanshiquinone	126979-84-8	$C_{18}H_{16}O_3$	280
8	丹参新酮（miltirone）	27210-57-7	$C_{19}H_{22}O_2$	282
9	甘西鼠尾新酮 A（neo-przewaquinone A）	630057-39-5	$C_{36}H_{28}O_6$	556
10	亚甲基丹参醌（methylenetanshiquinone）	67656-29-5	$C_{18}H_{14}O_3$	278
11	丹参新醌乙（danshenxinkun B）	65907-76-8	$C_{18}H_{16}O_3$	280

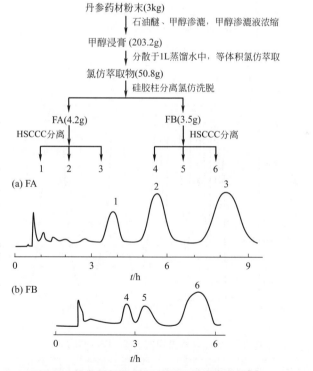

【主要化学成分提取、分离】[4~6]

（1）分离方法一

图 2-8　丹参粗提物的制备 HSCCC 分离图[4]

HSCCC 条件：柱体积 266mL；溶剂系统，石油醚-乙酸乙酯-甲醇-水（4：3：4：2)(a)、（8：5：8：3)(b)，上相作为固定相，下相作为流动相，流速 2mL/min，进样量 80mg。1—丹参酮Ⅰ（14mg，99.0%）；2—二氢丹参酮Ⅰ（22mg，99.6%）；3—丹参酮Ⅱ_A（26mg，99.1%）；4—二氢丹参酮（11mg，96.3%）；5—三叶鼠尾酮 B（15mg，98.2%）；6—隐丹参酮（30mg，99.2%）

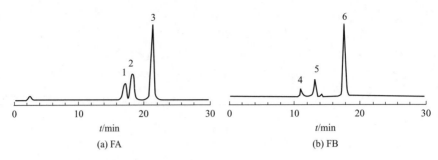

图 2-9 丹参粗提物的 HPLC 分析图[4]

HPLC 条件：Symmetryshield C₁₈（4.6mm×250mm，5μm），紫外检测波长 270nm，

柱温 25℃，流速 1.0mL/min，进样量 10μL；流动相，甲醇-水＝75：25。

1—丹参酮 I；2—二氢丹参酮 I；3—丹参酮 IIₐ；4—二氢丹参酮；

5—三叶鼠尾酮 B；6—隐丹参酮

（2）分离方法二

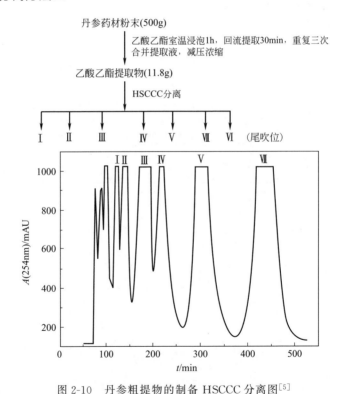

图 2-10 丹参粗提物的制备 HSCCC 分离图[5]

HSCCC 条件：柱体积 260mL；溶剂系统，石油醚-乙酸乙酯-甲醇-水（6：4：6.5：3.5），
上相作为固定相，下相作为流动相；流速 2mL/min，进样量 400mg，固定相保留率 50%。

I —二氢丹参酮 I （8.2mg，97.6%）；II —1,2,15,16-tetrahydrotanshiquinone

（5.8mg，95.1%）；III —隐丹参酮（26.3mg，99.0%）；IV —丹参酮 I （16.2mg，99.1%）；

V —甘西鼠尾新酮 A（25.6mg，93.2%）；VI —丹参新酮（9.3mg，98.7%）；

VII —丹参酮 IIₐ （68.8mg，99.3%）

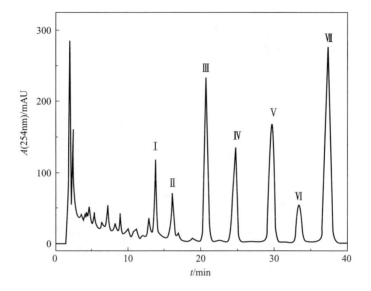

图 2-11　丹参粗提物的 HPLC 分析图[5]

HPLC 条件：SPHERIGEL ODS C$_{18}$（4.6mm×250mm，5μm），紫外检测波长 254nm，
柱温 25℃，流速 1.0mL/min，进样量 10μL；流动相，甲醇-水＝75∶25。Ⅰ—二氢丹参酮Ⅰ；
Ⅱ—1,2,15,16-tetrahydrotanshiquinone；Ⅲ—隐丹参酮；
Ⅳ—丹参酮Ⅰ；Ⅴ—甘西鼠尾新酮 A；Ⅵ—丹参新酮；
Ⅶ—丹参酮Ⅱ$_A$

（3）分离方法三

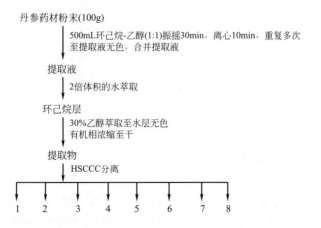

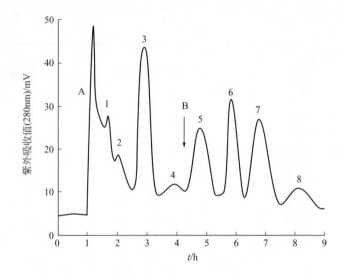

图 2-12　丹参粗提物的制备 HSCCC 分离图[6]

HSCCC 条件：柱体积 325mL；溶剂系统，环己烷-乙醇-水［A，10∶5.5∶4.5（0～260min），
B，10∶7∶3（260～560min）］，A 系统的上相作为固定相，A、B 系统的下相作为流动相；
流速 2mL/min，进样量 300mg，固定相保留率 59％。1—二氢丹参酮 I（88.1％）；2—未知化合物
（89.2％）；3—隐丹参酮（98.8％）；4—丹参酮 I（93.5％）；5—未知化合物（95.1％）；
6—亚甲基丹参醌（97.6％）；7—丹参新醌乙（94.3％）；8—丹参酮 II_A（96.8％）

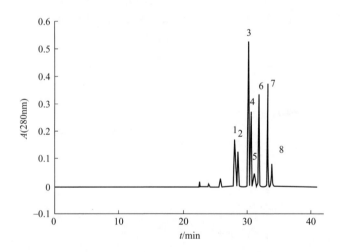

图 2-13　丹参粗提物的 HPLC 分析图[6]

HPLC 条件：reversed-phase Ultrasphere C_{18} 柱（4.6mm×250mm，5μm），紫外检测波长 280nm，
柱温 25℃，流速 1.0mL/min，进样量 10μL；流动相，A，0.075％三氟乙酸，B，乙腈，0～5min，
0％ B；5～25min，0％～70％ B；25～40min，70％ B；40～41min，70％～0％ B。
1—二氢丹参酮 I；2—未知化合物；3—隐丹参酮；4—丹参酮 I；5—未知化合物；
6—亚甲基丹参醌；7—丹参新醌乙；8—丹参酮 II_A

2.4 贯叶连翘

贯叶连翘为藤黄科金丝桃亚科植物贯叶连翘 *Hypericum perforatum* L. 的多年生草本植物，具有清热解毒、收敛止血、利湿等功效。贯叶连翘的主要活性成分为蒽醌、黄酮等类化合物。药理研究表明，贯叶连翘蒽醌类成分具有收敛、抗菌作用，并能止血，其中主要活性成分包括贯叶金丝桃素、加贯叶金丝桃素、金丝桃素等。

【主要化学成分与结构】

编号	名称	CAS 号	分子式	分子量
1	贯叶金丝桃素（hyperforin）	11079-53-1	$C_{35}H_{52}O_4$	536
2	加贯叶金丝桃素（adhyperforin）	143183-63-5	$C_{36}H_{54}O_4$	550
3	金丝桃素（hypericin）	548-04-9	$C_{30}H_{16}O_8$	504

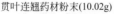

【主要化学成分提取、分离】[7,8]

（1）分离方法一

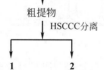

贯叶连翘药材粉末(10.02g)

混合等量的硅藻土，置于溶剂萃取腔室中进行加速溶剂提取(ASE)：先静置5min，再加入60%体积洗脱剂(乙酸乙酯-甲醇-水，4:2:5，体积比，上相)，提取温度80℃，压力800psi，最后60s氮气尾吹

粗提物

HSCCC分离

1   2

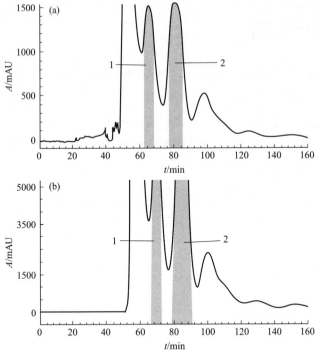

图 2-14　贯叶连翘疏水性粗提物的制备 ASE-HPCCC 分离图[7]

ASE-HPCCC 条件：柱体积 125mL，溶剂系统，乙酸乙酯-甲醇-水（4：2：5，体积比），

上相作为固定相，下相作为流动相；检测波长 254nm，流速 1.5mL/min。

（a）ASE-HPCCC（小进样量模式）：1—贯叶金丝桃素（4.9mg，98.61%）；

2—加贯叶金丝桃素（4.6mg，98.34%）；（b）ASE-HPCCC（大进样量模式）：

1—贯叶金丝桃素（28.4mg，97.28%）；2—加贯叶金丝桃素（32.7mg，97.81%）

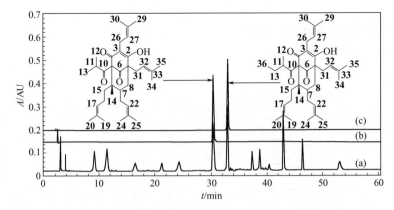

图 2-15　贯叶连翘粗提物及分离后组分的 HPLC 分析图[7]

HPLC 条件：色谱柱 Agilent ODS C_{18}（250mm×4.6mm，5μm）；紫外检测波长 254nm，

柱温 25℃，流速 1.2mL/min；流动相，（A）乙腈，（B）0.5%乙酸-水，0～60min，40%～80%A。

（a）ASE 提取物；（b）贯叶金丝桃素；（c）加贯叶金丝桃素

（2）分离方法二

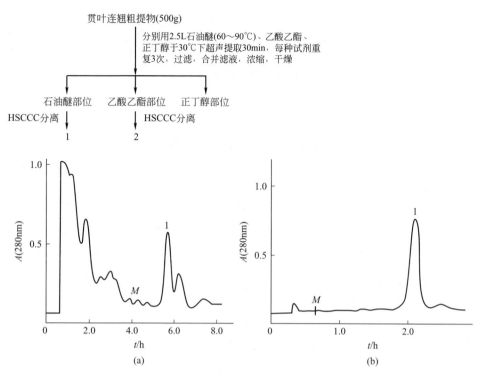

图 2-16 贯叶连翘石油醚粗提物的制备 HSCCC 分离图[8]

HSCCC 条件：柱体积 220mL，溶剂系统，正庚烷-甲醇-水（1.5∶0.5∶0.1，体积比）

在 M 点变为正庚烷-甲醇（1.5∶1，体积比）。上相作为固定相，下相作为流动相。

检测波长 254nm，流速 2.0mL/min、1.0mL/min。1—贯叶金丝桃素（>98%）。

（a）GS10A3；（b）GS20

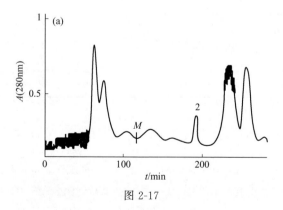

图 2-17

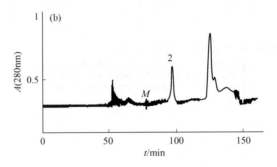

图 2-17 贯叶连翘乙酸乙酯粗提物的制备 HSCCC 分离图[8]

HSCCC 条件：柱体积 220mL，溶剂系统，正己烷-乙酸乙酯-甲醇-水（1∶3∶1∶3，体积比）（Ⅰ）；
（1∶1∶1∶1，体积比）（Ⅱ）；首先以（Ⅰ）上相作为固定相，下相作为流动相，在 M 点变为（Ⅱ）
的下相作为流动相（a）；先以（Ⅱ）上相为流动相，至 M 点换为（Ⅰ）的上相为流动相（b）。
流速：2.0mL/min、1.0mL/min。2—金丝桃素（95%）

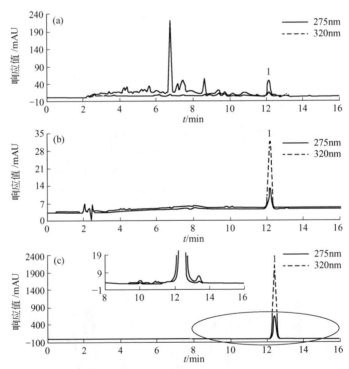

图 2-18 贯叶连翘石油醚粗提物及分离后组分的 HPLC 分析图[8]

HPLC 条件：Zorbax SB-C$_{18}$（250mm×4.6mm，5μm）；检测波长：275nm，320nm；
流速：1.0mL/min；流动相，（A）2%乙酸水溶液，（B）2%的乙酸于甲醇，0～5min，
90%～100%B，保持 100%B 16min。（a）石油醚提取物的 HPLC 图；（b）（c）第一次及
第二次 HSCCC 分离得到的贯叶金丝桃素 HPLC-DAD 图

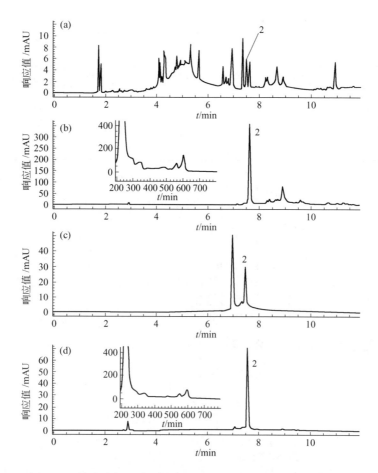

图 2-19　贯叶连翘乙酸乙酯粗提物及分离后组分的 HPLC 图[8]

HPLC 条件：Zorbax SB-C$_{18}$（250mm×4.6mm，5μm）；检测波长 590nm；流速 1mL/min；
流动相：（A）2％乙酸水溶液，（B）2％的乙酸于四氢呋喃，0～10min，15％～100％B，
保持 2min。（a）乙酸乙酯提取物的 HPLC 图；（b）金丝桃素标准品的 HPLC 图；
（c）第一次 HSCCC 分离得到的金丝桃素 HPLC 图；（d）第二次分离得到的
金丝桃素 HPLC 图。2—金丝桃素

2.5　何首乌

何首乌为蓼科植物何首乌 *Polygonum multiflorum* Thunb. 的干燥块根，
具有补肝肾、益筋血、壮筋骨、乌须发的功效。何首乌的主要活性成分有蒽
醌类、二苯乙烯苷类等化合物。何首乌蒽醌类成分具有泻下、增强免疫等药
理作用，其中主要活性成分包括大黄酸、大黄素、6-羟基大黄素、大黄
酚等。

【主要化学成分与结构】

编号	名称	CAS 号	分子式	分子量
1	大黄素(emodin)	518-82-1	$C_{15}H_{10}O_5$	270
2	大黄酚(chrysophanol)	481-74-3	$C_{15}H_{10}O_4$	254
3	大黄酸(rhein)	478-43-3	$C_{15}H_8O_6$	284
4	6-羟基大黄素(6-OH-emodin)	481-73-2	$C_{15}H_{10}O_6$	286
5	大黄素-8-β-D-葡萄糖(emodin-8-β-D-glucoside)	23313-21-5	$C_{21}H_{20}O_{10}$	432

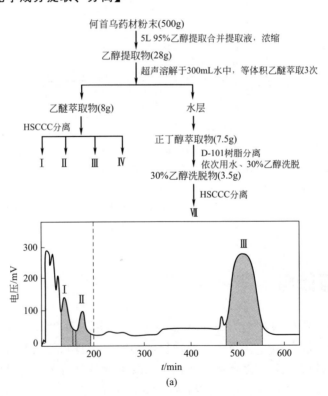

	R	R
1	CH₃	OH
2	H	CH₃
3	H	COOH
4	CH₂OH	OH

【主要化学成分提取、分离】[9]

(a)

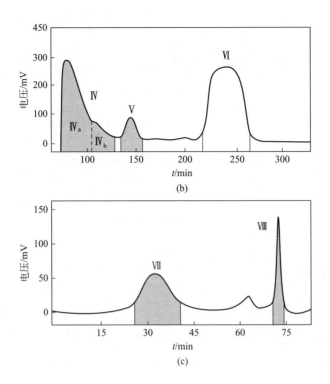

图 2-20　何首乌粗提物的制备 HSCCC 分离图

HSCCC 条件：柱体积 300mL；溶剂系统：（a）正己烷-乙酸乙酯-甲醇-水（3∶7∶5∶5）、
（9∶1∶5∶5），上相作为固定相，下相作为流动相，流速 2mL/min，进样量 200mg，
固定相保留率：56%；（b）和（c）乙酸乙酯-甲醇-水（50∶1∶50），上相作为固定相，
下相作为流动相，流速 2mL/min（0～450min，b），1.5mL/min（450min 以后，c），进样量 130mg，
固定相保留率 46%；（a）乙醚部位，Ⅰ—大黄酸（3.2mg，97%）；Ⅱ—6-羟基大黄素
（5.4mg，97%）；Ⅲ—大黄素（48.5mg，97%）；（b）和（c）正丁醇部位，
Ⅳ—大黄酚（15.7mg，97%）；Ⅷ—大黄素-8-β-D-葡萄糖（11.9mg，97%）

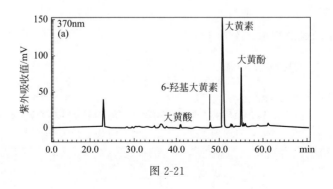

图 2-21

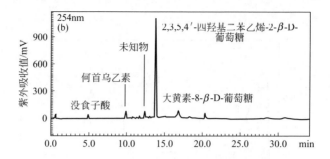

图 2-21　何首乌粗提物的 HPLC 分析图

HPLC 条件：Shimadzu VP-ODS C$_{18}$（4.6mm×150mm，5μm），紫外检测波长 254nm，流速 1.2mL/min（a）；0.8mL/min（b）。流动相，A（水）B（甲醇），0～60min，5%～100%B（a）；A（水）B（乙腈）：0～45min，1%～100%B（b）。（a）乙醚萃取物的 HPLC 图；（b）正丁醇萃取物的 HPLC 图

2.6　虎杖

虎杖为蓼科蓼属多年生草本植物虎杖 *Polygonum Cuspidatum* Sieb. et Zucc 的干燥根茎和根，具有活血、散瘀、通经及镇咳等功效。虎杖的主要活性成分为蒽醌类化合物和二苯乙烯类化合物。蒽醌类成分具有抗菌、抗病毒、抗氧化等药理作用，其中主要成分包括大黄素、大黄素甲醚、蒽苷 A、蒽苷 B 等。

【主要化学成分与结构】

编号	名称	CAS 号	分子式	分子量
1	蒽苷 A(anthraglycoside A)	26296-54-8	C$_{22}$H$_{22}$O$_{10}$	446
2	蒽苷 B(anthraglycoside B)	23313-21-5	C$_{21}$H$_{20}$O$_{10}$	432

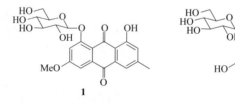

【主要化学成分提取、分离】[10]

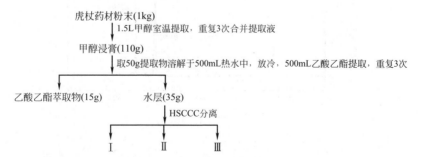

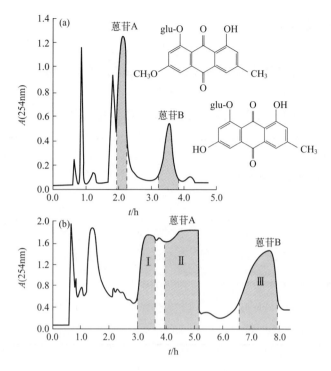

图 2-22 虎杖粗提物的制备 HSCCC 分离图

HSCCC 条件：柱体积 30mL；溶剂系统，氯仿-甲醇-水（4∶3∶2），上相作为固定相，

下相作为流动相，流速 2mL/min（a）；5mL/min（b），进样量 200mg（a）；5.0g（b），

固定相保留率 76％（a），75％（b）。（a）Model GS10A2；（b）Model CCC-1000；

Ⅱ—蒽苷 A（50mg，98％）；Ⅲ—蒽苷 B（200mg，98％）

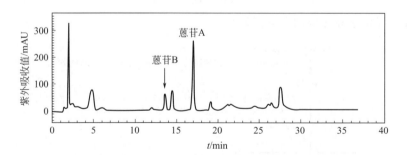

图 2-23 虎杖粗提物的 HPLC 分析图

HPLC 条件：Shim-pack VP ODS C$_{18}$（4.6mm×150mm，5μm），紫外检测波长 254nm，

柱温 40℃，流速 1.0mL/min，进样量 10μL；流动相：A（1％HAc），B（甲醇），

0～4min，40％ B；4～22min，40％～85％ B；22～40min，85％ B

2.7 决明子

决明子为豆科植物决明 *Cassia obtusifolia* L. 或小决明 *Cassia tora* L. 的干燥成熟种子。决明子的主要活性成分为蒽醌类化合物。决明子蒽醌类成分具有抗菌、抗炎、降血压、降血脂、保肝等药理作用，其中主要活性成分包括：1-desmethylaurantio-obtusin、1-desmethylchryso-obtusin、橙黄决明素、黄决明素、决明素等。

【主要化学成分与结构】

编号	名称	CAS 号	分子式	分子量
1	1-desmethylaurantio-obtusin	90985-56-1	$C_{16}H_{12}O_7$	316
2	1-desmethylchryso-obtusin	90985-58-3	$C_{18}H_{16}O_7$	344
3	橙黄决明素（aurantio-obtusin）	67979-25-3	$C_{17}H_{14}O_7$	330
4	黄决明素（chryso-obtusin）	70588-06-6	$C_{19}H_{18}O_7$	358
5	决明素（obtusin）	70588-05-5	$C_{18}H_{16}O_7$	344

	R^1	R^2	R^3
1	OH	OH	OH
2	OH	OCH_3	OCH_3
3	OCH_3	OH	OH
4	OCH_3	OCH_3	OCH_3
5	OCH_3	OCH_3	OH

【主要化学成分提取、分离】[11]

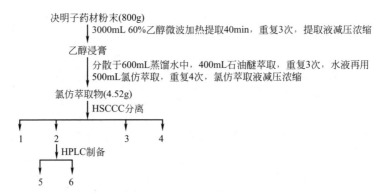

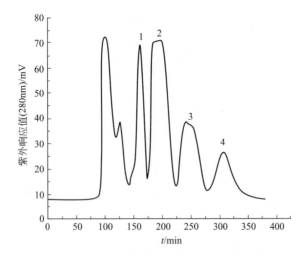

图 2-24　决明子氯仿粗提物的制备 HSCCC 分离图

HSCCC 条件：柱体积 230mL，溶剂系统，正己烷-乙酸乙酯-甲醇-水（11∶9∶10∶10，体积比），
上相作为固定相，下相作为流动相。检测波长 280nm，流速 0～220min，1.5mL/min；220～380min，
2.5mL/min。进样量 300mg。固定相保留率 49%。1—橙黄决明素（35.8mg，98.3%）；
2—混合物；3—决明素（21.6mg，97.4%）；4—1-desmethylchryso-obtusin（9.3mg，99.6%）

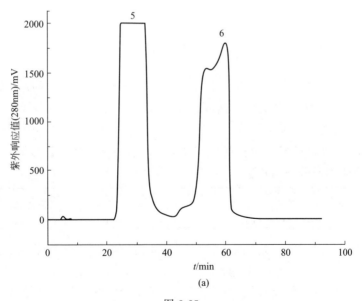

(a)

图 2-25

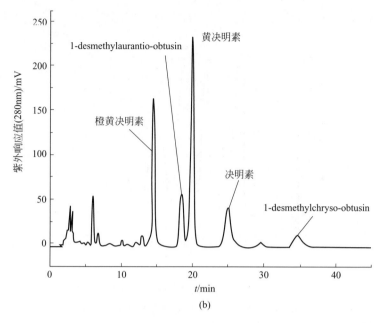

图 2-25　HSCCC 分离中组分 2 的制备 HPLC 分离图（a）
和决明子氯仿粗提物的 HPLC 分析图（b）

HPLC 条件：反相 Shim-pack C_{18} 柱（150mm×4.6mm，5μm）（a），XTerra C_{18}
（150mm×19mm i.d.，5μm）（b）；紫外检测波长 280nm，柱温 25℃。流速 1.0mL/min（a），
5.0mL/min（b）；进样量 10μL（a），4mL（b）；流动相，甲醇-1％酸水＝60∶40；
5、6 为制备 HPLC 得到；5—黄决明素；6—1-desmethylaurantio-obtusin

2.8　芦荟

芦荟为百合科植物库拉索芦荟 *Aloe barbadensis* Miller 叶的汁液浓缩干燥
物。习称"老芦荟"，具有泻下通便、清肝泻火、杀虫疗疮等功效。芦荟主要
的化学成分为蒽醌类及糖类等。芦荟蒽醌类成分具有泻下、抑菌、抗炎等药理
作用，其中主要活性成分包括芦荟大黄素苷 A、芦荟大黄素苷 B 等。

【主要化学成分与结构】

编号	名称	CAS 号	分子式	分子量
1	芦荟大黄素苷 A(aloin A)	1415-73-2	$C_{21}H_{22}O_9$	418
2	芦荟大黄素苷 B(aloin B)	28371-16-6	$C_{21}H_{22}O_9$	418

【主要化学成分提取、分离】[12]

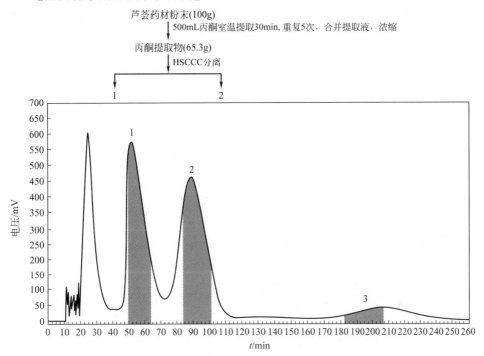

图 2-26　芦荟粗提物的制备 HSCCC 分离图

HSCCC 条件：柱体积 115mL；溶剂系统，正己烷-乙酸乙酯-丙酮-水（0.2∶5∶1.5∶5），
上相作为固定相，下相作为流动相，流速 1.5mL/min，进样量 161.7mg，固定相保留率 69.6%。

1—芦荟大黄素苷 A 和芦荟大黄素苷 B 混合物

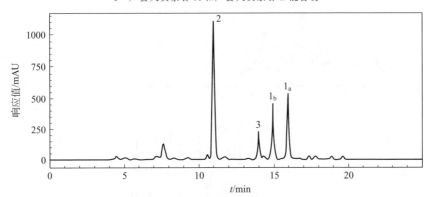

图 2-27　芦荟粗提物的 HPLC 分析图

HPLC 条件：Agilent TC-C$_{18}$（4.6mm×250mm，5μm），紫外检测波长 300nm，流速 1mL/min；
流动相，A（水），B（甲醇），0~20min，43%~67% B，20~25min；43%B。

1$_a$—芦荟大黄素苷 A；1$_b$—芦荟大黄素苷 B

2.9　茜草

茜草 *Rubia cordifolia* L. 为茜草科茜草属 *Rubia* 植物，是传统的止血药，具有凉血、止血、祛痰、通经等功效。茜草属植物主要的化学成分为水溶性的环己肽类、脂溶性的蒽醌及其糖苷类、还原萘醌及其糖苷类等。茜草蒽醌类成分具有解热镇痛、抗炎、增强免疫等药理作用，其中主要活性成分包括茜草素、2-甲基蒽醌、1-羟基-2-甲基蒽醌等。

【主要化学成分与结构】

编号	名称	CAS号	分子式	分子量
1	2-甲基蒽醌(tectoquinone)	84-54-8	$C_{15}H_{10}O_2$	222
2	1-羟基-2-甲基蒽醌(1-hydroxy-2-methylanthraquinone)	6268-09-3	$C_{15}H_{10}O_3$	238

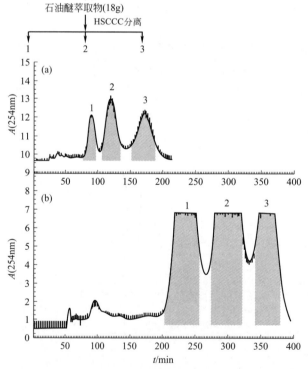

【主要化学成分提取、分离】[13]

图 2-28　茜草粗提物的制备 HSCCC 分离图

　　HSCCC 条件：柱体积 140mL；溶剂系统，石油醚-乙醇-乙醚-水（5∶4∶3∶1），上相作为固定相，下相作为流动相，流速 2mL/min（a）；1.0mL/min（b）；进样量 25mg（a）；100mg（b），固定相保留率 64%。1—2-甲基蒽醌（10mg，98.8%）；2—1-羟基-2-甲基蒽醌（19mg，95.8%）

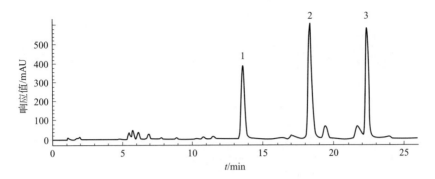

图 2-29 茜草粗提物的 HPLC 图

HPLC 条件：Zorbax Eclipse XDB-C$_8$（4.6mm×150mm，5μm），紫外检测波长 254nm，
流速 0.8mL/min。流动相，A（甲醇），B（水），0～26min，60%～90% B。

1—2-甲基蒽醌；2—1-羟基-2-甲基蒽醌

2.10 紫草

紫草为紫草科植物新疆紫草 *Arnebia euchroma* （Royle） Johnst. 或内蒙
古紫草 *Arnebia guttata* Bunge 的干燥根，具有凉血、活血、解毒透疹等功效。
紫草的主要活性成分为萘醌类化合物，具有抗病原微生物、抗炎、抗肿瘤等药
理作用，其中主要活性成分包括紫草素、β-羟基异戊酰紫草素、乙酰紫草素、
异丁酰紫草素等。

【主要化学成分与结构】

编号	名称	CAS 号	分子式	分子量
1	紫草素（shikonin）	517-89-5	$C_{16}H_{16}O_5$	288
2	β-羟基异戊酰紫草素（β-hydroxyisovaler-ylshikonin）	7415-78-3	$C_{21}H_{24}O_7$	388
3	乙酰紫草素（acetylshikonin）	24502-78-1	$C_{18}H_{18}O_6$	330
4	异丁酰紫草素（isobutyrylshikonin）	52438-12-7	$C_{20}H_{22}O_6$	358

【主要化学成分提取、分离】[14,15]

（1）分离方法一

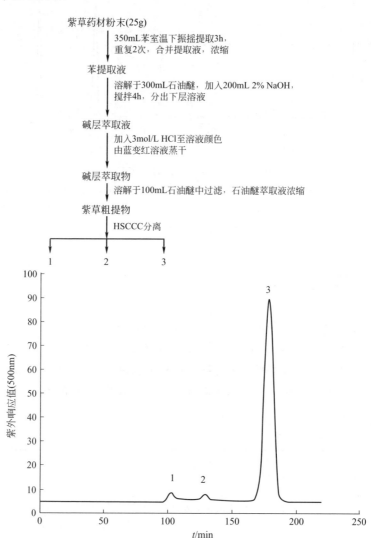

图 2-30 紫草粗提物的制备 HSCCC 分离图[14]

HSCCC 条件：柱体积 342mL；溶剂系统，正己烷-乙酸乙酯-乙醇-水
（16：14：14：5），上相作为固定相，下相作为流动相，流速 2mL/min，
进样量 52mg，固定相保留率 34.5%。3—紫草素（19.6mg，98.9%）

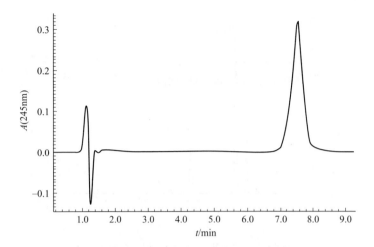

图 2-31　紫草粗提物分离后组分的 HPLC 分析图[14]

HPLC 条件：Symmetry C_{18}（3.9mm×150mm，5μm），紫外检测波长 245nm，柱温 30℃，
流速 1.0mL/min，进样量 20μL；流动相，甲醇：水：乙酸＝70：28：2。

峰为紫草粗提物 HSCCC 中峰 3 紫草素的 HPLC 图

（2）分离方法二

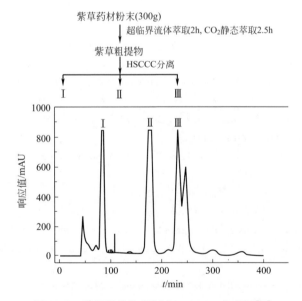

图 2-32　紫草粗提物的制备 HSCCC 分离图[15]

HSCCC 条件：柱体积 260mL；溶剂系统，石油醚-乙酸乙酯-甲醇-水（5：5：8：2），
上相作为固定相，下相作为流动相，流速 2mL/min，进样量 150mg，固定相保留率 55％。

Ⅰ—β-羟基异戊酰紫草素（17.6mg，96.7％）；Ⅱ—乙酰紫草素（17.6mg，
99.3％）；Ⅲ—异丁酰紫草素（19.7mg，95.5％）

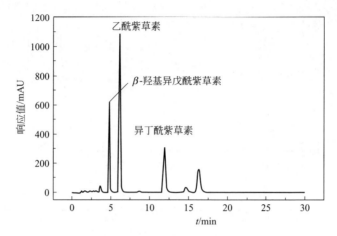

图 2-33　紫草粗提物的 HPLC 分析图[15]

HPLC 条件：SPHERIGEL ODS C$_{18}$（4.6mm×250mm，5μm），紫外检测波长 254nm，

柱温 25℃，流速 1.0mL/min；流动相，乙腈：水＝70：30

参 考 文 献

[1] Zhu L C，Li H，Xie Z Y，Liang Y，Wang X H，Xie H C，Zhang T Y，Ito Y. Sep. Purif. Technol. ，2009，70：147-152.

[2] Liu R M，Li A F，Sun A L. J. Chromatogr. A，2004，1052：217-221.

[3] 吴秋霞，孙常磊，王晓，周洁，郑振佳，杨丙田，孙卫红．山东科学，2015，28（1）：1-6.

[4] 蓝天风，于宗渊，王岱杰，王晓，管仁军．中草药，2011，42（3）：466-469.

[5] Sun A L，Zhang Y Q，Li A F，Meng Z L，Liu R M. J. Chromatogr. B，2011，879：1899-1904.

[6] Li H B，Chen F. J. Chromatogr. A，2001，925：109-114.

[7] Zhang Y C，Liu C M，Yu M，Zhang Z K，Qi Y J，Wang J，Wu G M，Li S N，Yu J，Hu Y. J. Chromatogr. A，2011，1218：2827-2834.

[8] Cao X L，Wang Q E，Li Y，Bai G，Hong R，Xu C M，Ito Y. J. Chromatogra. B，2001，879：480-488.

[9] Yao S，Li Y，Kong L Y. J. Chromatogr. A，2006，1115：64-71.

[10] Yang F Q，Zhang T Y，Ito Y. J. Chromatogr. A，2001，919：443-448.

[11] Zhu L C，Yu S J，Zeng X N，Fu X，Zhao M M. Sep. Purif. Technol. ，2008，63：665-669.

[12] Wu X F，Zhong J S，Xie Z Y，Ding W J，Wan J Z. J. Liquid Chromatogr. R. T. ，2013，36：2589-2600.

[13] Liu R，Lu Y B，Wu T X，Pan Y J. Chromatographia，2008，68：95-99.

[14] Lu H T，Jiang Y，Chen F. J. Chromatogr. A，2004，1023：159-163.

[15] Feng L，Ji H W，Gu H X，Wang D C，Cui J C，Zhai J. Chromatographia，2009，70：1197-1200.

第 **3** 章 生物碱类化合物

3.1 板蓝根

板蓝根为十字花科植物菘蓝 *Isatis indigotica* Fort. 的干燥根。现代药理研究表明，板蓝根具有抗病毒、抗菌、免疫调节、抗癌等药理作用，其中表告依春是板蓝根的主要抗病毒成分。

【主要化学成分与结构】

编号	名称	CAS 号	分子式	分子量
1	表告依春（epigoitrin）	1072-93-1	C_5H_7NOS	129

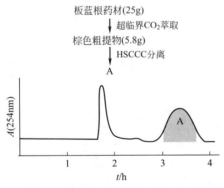

【主要化学成分提取、分离】[1]

板蓝根药材(25g)
↓ 超临界CO_2萃取
棕色粗提物(5.8g)
↓ HSCCC分离

图 3-1 板蓝根样品 A 的制备 HSCCC 分离图

HSCCC 条件：溶剂系统，乙酸乙酯-正丁醇-甲醇-水＝9：1：2：9，上相作为固定相，下相作为流动相；流速 1.5mL/min，转速 800r/min；进样量 400mg。A—表告依春（103.7mg，＞98%）

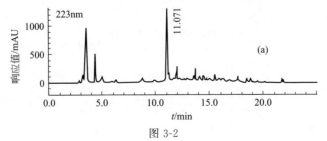

图 3-2

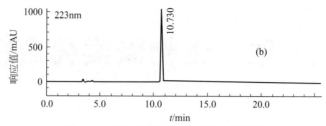

图 3-2　板蓝根粗提物的 HPLC 分析图

HPLC 条件：Welch Materials Column：XB-C$_{18}$（250mm×4.6mm，5μm），紫外检测波长 254nm，流速 1.0mL/min，进样量 10μL；流动相：乙腈-水（0.7%磷酸+0.05%三乙胺）（A-B），梯度洗脱：0~45min，10%~100%A；（a）板蓝根提取物；（b）表告依春

3.2　长春花

长春花为夹竹桃科植物长春花 *Catharanthus roseus*（L.）G. Don 的全草，具有凉血降压、镇静安神的功效。长春花的主要活性成分为生物碱类化合物。长春花具有抗肿瘤、降压、降血糖、利尿等作用，其中主要活性成分包括长春新碱等。

【主要化学成分与结构】

编号	名称	CAS 号	分子式	分子量
1	长春新碱(vincristine)	57-22-7	C$_{46}$H$_{58}$N$_4$O$_9$	824

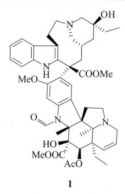

1

【主要化学成分提取、分离】[2]

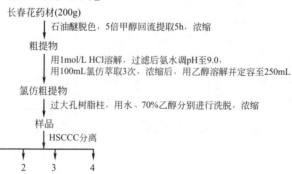

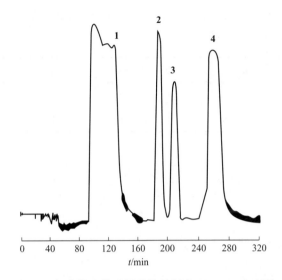

图 3-3 长春花生物碱粗提物的制备 HSCCC 分离图

HSCCC 条件：柱体积 300mL；溶剂系统，氯仿-甲醇-0.3mol/L HCl（4∶3∶2，体积比），
上相作为固定相，下相作为流动相；流速 2.0mL/min；转速 800r/min。4—长春新碱（79.7%）

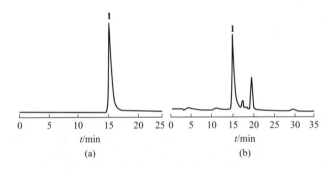

图 3-4 长春花生物碱粗提物 HSCCC 各组分的 HPLC 分析图

HPLC 条件：Waters 2695-2996 PDA 色谱系统；ProntoSIL 色谱柱（250mm×4.6mm，
5.0μm）；流动相，10mL/L 二乙胺（H_3PO_4 调 pH 至 7.5）-甲醇（30∶70）；
流速 1.0mL/min；检测波长 280nm；柱温 30℃。（a）长春新碱对照品；
（b）HSCCC 峰 1；1—长春新碱

3.3 大青叶

大青叶为十字花科植物菘蓝 *Isatis indigotica* Fort. 的干燥叶。具清热解毒、凉血消斑的功效。现代药理研究表明，大青叶具有抗病原微生物、抗炎、解热、增强免疫功能、保肝等药理作用。大青叶含靛苷，靛苷先水解为吲哚醇，再经空气氧化成靛蓝。靛蓝、靛玉红是其主要活性成分。

【主要化学成分与结构】

编号	名称	CAS号	分子式	分子量
1	靛蓝（indigo）	482-89-3	$C_{16}H_{10}N_2O_2$	262
2	靛玉红（indirubin）	479-41-4	$C_{16}H_{10}N_2O_2$	262

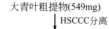

【主要化学成分提取、分离】[3]

大青叶生药材
↓ 60℃干燥至恒重，粉碎过50目筛
药材粉末(10g)
↓ 300mL 80%甲醇60℃加热回流提取4次，每次2h，过滤，合并滤液，减压浓缩干燥
80%甲醇提取
↓ 超声混悬于200mL水中，200mL萃取(4次)，合并浓缩干燥
大青叶粗提物(549mg)
↓ HSCCC分离
1　　　　2

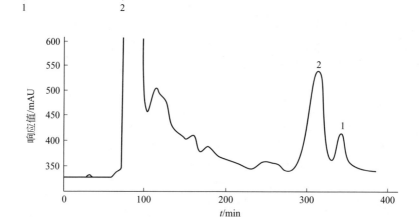

图 3-5　大青叶粗提物的制备 HSCCC 分离图

HSCCC条件：柱体积260mL；溶剂系统，正己烷-乙酸乙酯-乙醇-水（1∶1∶1∶1），上相作为固定相，下相作为流动相；流速1.5mL/min；检测波长280nm；进样量165mg；进样体积20mL；分离温度30℃。1—靛蓝（5.65mg，纯度98.4%）；2—靛玉红（1.00mg，纯度99.0%）

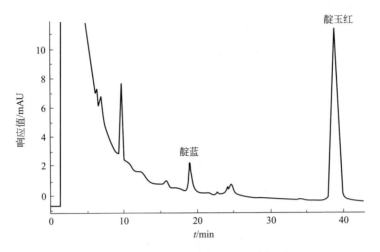

图 3-6　大青叶粗提物的 HPLC 分析图

HPLC 条件：Agilent Eclipse XDB-C$_{18}$柱（150mm×4.6mm，5μm），紫外检测波长 292nm，柱温 30℃，流速 1.0mL/min，进样量 20μL；流动相，甲醇-水-乙酸溶液＝55∶44.55∶0.45

3.4　地不容

地不容为防己科千金藤属植物地不容 *Stephania delavayi* Diels. 的干燥块根，具有清热解毒、利湿、止痛等功效。地不容生物碱多为具有生物活性的异喹啉类生物碱，具有镇痛、镇静、催眠和抗肿瘤的活性，其中主要活性成分包括清风藤碱、千金藤碱、克班宁等。

【主要化学成分与结构】

编号	名称	CAS 号	分子式	分子量
1	清风藤碱（sinoacutine）	4090-18-0	C$_{19}$H$_{21}$NO$_4$	327
2	克班宁[（－)-crebanine]	25127-29-1	C$_{20}$H$_{21}$NO$_4$	339
3	千金藤碱[（－)-stephanine]	517-63-5	C$_{19}$H$_{19}$NO$_3$	309
4	1-罗默碱（1-roemerine）	2030-53-7	C$_{18}$H$_{17}$NO$_2$	279

【主要化学成分提取、分离】[4]

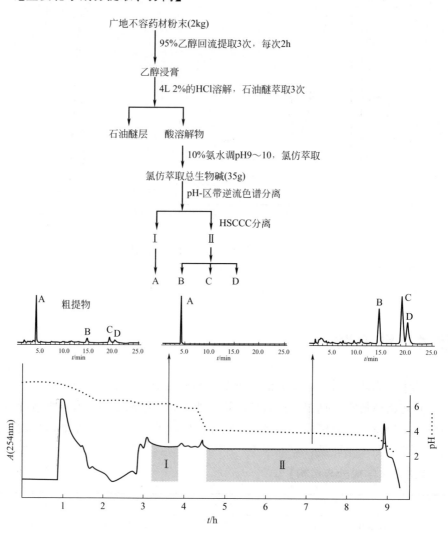

图 3-7 广地不容 pH 区带逆流色谱分离图及粗提物和分离后组分的 HPLC 分析图

pH 区带逆流色谱条件：溶剂系统，正己烷-乙酸乙酯-甲醇-水（3∶7∶1∶9，体积比），

上相作为固定相（10mmol/L 三乙胺），下相作为流动相（5mmol/L 盐酸）；

流速 1.5mL/min；进样量 2.0g。Ⅰ—清风藤碱（370mg，99.2%）；

Ⅱ—克班宁、（一）-千金藤碱和 1-罗默碱混合物

HPLC 条件：Waters ODS C$_{18}$（4.6mm×250mm，5μm）；紫外检测波长

270nm；柱温 25℃；流速 1.0mL/min；流动相，甲醇-0.1%三乙胺水（70∶30，

体积比）。A—清风藤碱

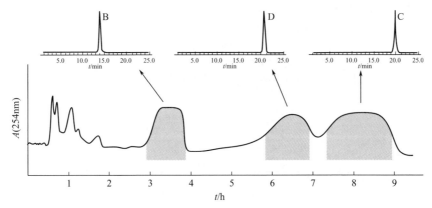

图 3-8 广地不容部分 II 的 HSCCC 逆流色谱图及分离后组分的 HPLC 分析图

HSCCC 条件：溶剂系统，正己烷-乙酸乙酯-甲醇-水（7：3：6：4，体积比），上相作为固定相，

下相作为流动相；流速 1.5mL/min，进样量 150mg，固定相保留率 80%。B—克班宁（42mg，>98%）；

C—千金藤碱（50mg，>98%）；D—1-罗默碱（30mg，>98%）

HPLC 条件：Waters ODS-C_{18}（4.6mm×250mm，5μm）；紫外检测波长 270nm；

柱温 25℃；流速 1.0mL/min；流动相，甲醇-0.1%三乙胺水（70：30，体积比）。

B—克班宁；C—千金藤碱；D—罗默碱

3.5 东南野桐

东南野桐 *Mallotus lianus* Croiz 属大戟科 Euphorbiaceae 野桐属 *Mallotus*，为小乔木或灌木。药理研究认为野桐属天然产物，具有广泛的活性，包括抗癌、抗菌、抗过敏、抗氧化、抗炎等。酰胺类化合物含有氨基基团，被认为具有抑制前列腺素和白三烯的生物合成，DNA 特异的 KB 细胞毒活性以及杀虫活性。

【主要化学成分与结构】

编号	名称	CAS 号	分子式	分子量
1	N-异丁基-2E,4E,12Z-十八烷三烯酰胺（N-isobutyl-2E,4E,12Z-octadecatrienamide）	151391-69-4	$C_{22}H_{39}NO$	333
2	(7Z,10Z,18Z)-二十三烷-7,10,18-三烯酰胺[(7Z,10Z,18Z)-tricosa-7,10,18-trienamide]	1149730-17-5	$C_{24}H_{43}NO$	361

1

2

【主要化学成分提取、分离】[5]

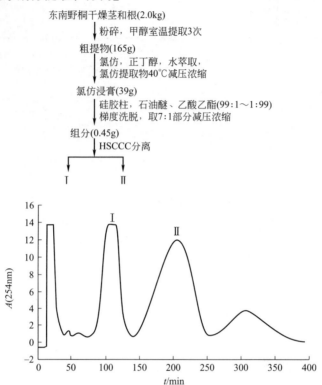

东南野桐干燥茎和根(2.0kg)
↓ 粉碎，甲醇室温提取3次
粗提物(165g)
↓ 氯仿，正丁醇，水萃取，
↓ 氯仿提取物40℃减压浓缩
氯仿浸膏(39g)
↓ 硅胶柱，石油醚、乙酸乙酯(99:1～1:99)
↓ 梯度洗脱，取7:1部分减压浓缩
组分(0.45g)
↓ HSCCC分离
Ⅰ   Ⅱ

图 3-9　东南野桐粗提物的制备 HSCCC 分离图

HSCCC 条件：溶剂系统，正己烷-乙酸乙酯-甲醇-水（5∶1∶5∶1），固定相，上相，流动相，下相；流速 2.0mL/min；旋转速度：650r/min；检测波长 254nm；分离温度 20℃；进样量 247.5mg 样品溶于 3mL 上相和 3mL 下相；固定相保留率 70%。Ⅰ—N-异丁基-2E,4E,12Z-十八烷三烯酰胺（10.3mg，98.0%）；Ⅱ—(7Z,10Z,18Z)-二十三烷-7,10,18-三烯酰胺（15.7mg，94.6%）

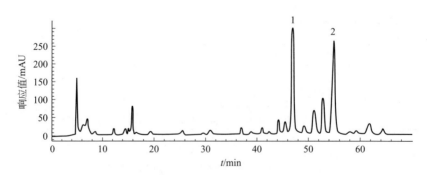

图 3-10　东南野桐粗提物的 HPLC 分析图

HPLC 条件：Dikma RP C_{18} 色谱柱（250mm×4.6mm，5μm）；紫外检测波长 254nm；柱温，室温；流速 0.8mL/min；流动相，A 甲醇，B 水；色谱条件：0～40min，70%～95% A。
1—N-异丁基-2E,4E,12Z-十八烷三烯酰胺；2—(7Z,10Z,18Z) 二十三烷-7,10,18-三烯酰胺

3.6　峨眉千里光

峨眉千里光 *Senecio faberi* Hemsl 为菊科千里光属植物，以全草入药，具软坚散结的功效。现代研究表明，峨眉千里光甲醇提取物有杀虫、抑菌及抑制种子萌发的活性。峨眉千里光含生物碱的主要成分为全缘千里光碱、阔叶千里光碱、新阔叶千里光碱等。

【主要化学成分与结构】

编号	名称	CAS 号	分子式	分子量
1	全缘千里光碱（squalidine）	480-79-5	$C_{18}H_{25}NO_5$	335
2	阔叶千里光碱（platyphylline）	480-78-4	$C_{18}H_{27}NO_5$	337
3	新阔叶千里光碱（neoplatyphylline）	20361-76-6	$C_{18}H_{27}NO_5$	337

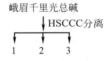

1　　　　**2**　　　　**3**

【主要化学成分提取、分离】[6]

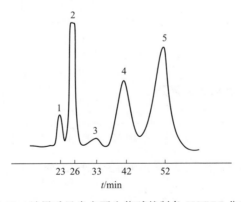

图 3-11　峨眉千里光主要生物碱的制备 HSCCC 分离图

HSCCC 条件：溶剂系统，氯仿-0.07mol/L 磷酸钠缓冲溶液-0.04mol/L 柠檬酸缓冲（pH 6.20～6.45），上相作为固定相，下相作为流动相；流速 2mL/min；进样量 15mg；检测波长 254nm。2—全缘千里光碱；4—新阔叶千里光碱；5—阔叶千里光碱

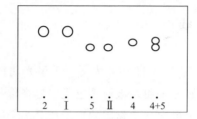

图 3-12 峨眉千里光主要生物碱及 HSCCC 流分的薄层色谱图

Ⅰ—全缘千里光碱；Ⅱ—阔叶千里光碱

3.7 防己

防己为防己科植物粉防己 *Stephania tetrandra* S. Moore 的干燥根，具有祛风止痛、利水消肿等功效。防己生物碱类成分具有镇痛、消炎、抗肿瘤等药理作用，主要活性成分包括汉防己乙素、汉防己甲素等。

【主要化学成分与结构】

编号	名称	CAS 号	分子式	分子量
1	汉防己乙素（fangchinoline）	33889-68-8	$C_{37}H_{40}N_2O_6$	608
2	汉防己甲素（tetrandrine）	518-34-3	$C_{38}H_{42}N_2O_6$	622

【主要化学成分提取、分离】[7]

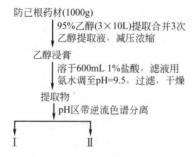

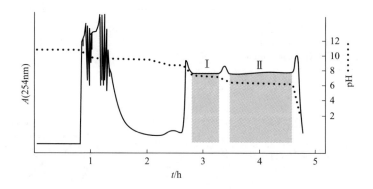

图 3-13 防己粗提物的 pH 区带逆流色谱图

pH 区带逆流色谱条件：柱体积 230mL，溶剂系统，石油醚（60～90℃)-乙酸乙酯-甲醇-水
（5∶5∶1∶9)，上相加 10mmol/L 三乙胺作为固定相，下相加 5mmol/L 盐酸作为流动相；

流速 1.5mL/min；检测波长 254nm；进样量 3.5g/15mL；固定相保留率 70.0%。

Ⅰ—汉防己乙素（126mg，93.4%）；

Ⅱ—汉防己甲素（249mg，95.5%）

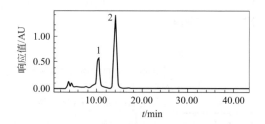

图 3-14 防己粗提物的 HPLC 分析图

HPLC 条件：Shim-pack VP-ODS 色谱柱（4.6mm×250mm，5μm)；

紫外检测波长 281nm；柱温 25℃；流速 1mL/min；进样量 20μL；

流动相，甲醇-0.2%三乙胺水溶液＝80∶20。

1—汉防己乙素；2—汉防己甲素

3.8 附子

附子为毛茛科植物乌头 *Aconitum carmichaelii* Debx. 的子根，具有回阳救逆、补火助阳、散寒止痛等功效。现代药理研究表明，二萜类生物碱是附子发挥抗炎、镇痛和神经肌肉阻断活性的主要成分，其主要包括中乌头碱、次乌头碱、苯甲酰新乌头原碱等。

【主要化学成分与结构】

编号	名称	CAS 号	分子式	分子量
1	中乌头碱（mesaconitine）	2752-64-9	$C_{33}H_{45}NO_{11}$	631
2	次乌头碱（hypaconitine）	6900-87-4	$C_{33}H_{45}NO_{10}$	615
3	去氧乌头碱（deoxyaconitine）	3175-95-9	$C_{34}H_{47}NO_{10}$	629
4	北草乌碱（beiwutine）	76918-93-9	$C_{33}H_{45}NO_{12}$	647
5	苯甲酰新乌头原碱（benzoylmesaconine）	63238-67-5	$C_{31}H_{43}NO_{10}$	589

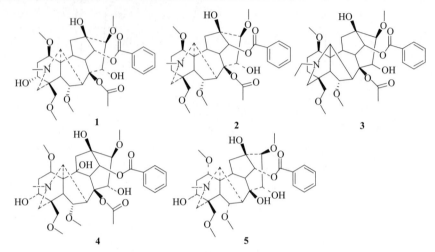

【主要化学成分提取、分离】[8~10]

（1）分离方法一

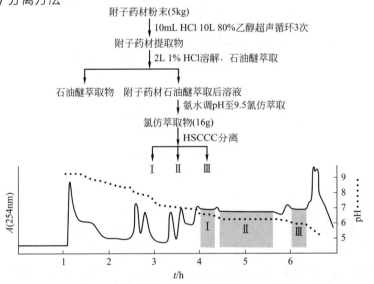

图 3-15　附子生物碱类粗提物的制备 HSCCC 分离图[8]

HSCCC 条件：柱体积 300mL，溶剂系统，石油醚-乙酸乙酯-甲醇-水（5∶5∶1∶9），上相加 10mmol/L 三乙胺作为固定相，下相加 10mmol/L 盐酸作为流动相；流速 2mL/min；进样量 2.5g；固定相保留率 62%。

Ⅰ—中乌头碱（104mg，93%）；Ⅱ—次乌头碱（424mg，95%）；Ⅲ—去氧乌头碱（126.25mg，96%）

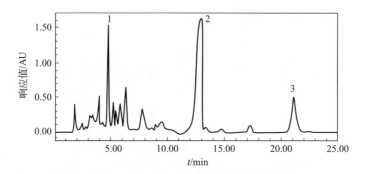

图 3-16　附子生物碱类粗提物的 HPLC 分析图[8]

HPLC 条件：Inertsil ODS-SP（4.6mm×250mm，5μm）；紫外检测波长 230nm；
柱温 25℃；流速 1.0mL/min；进样量 10μL；流动相，甲醇-水（0.2%三乙胺）=80∶20。

1—中乌头碱；2—次乌头碱；3—去氧乌头碱

（2）分离方法二

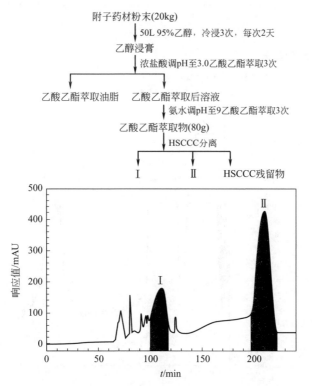

图 3-17　附子生物碱类粗提物的制备 HSCCC 分离图[9]

HSCCC 条件：柱体积 300mL；溶剂系统，正己烷-乙酸乙酯-甲醇-水（3∶5∶4∶5），
上相作为固定相，下相作为流动相；流速 2mL/min；进样量 90mg。

Ⅰ—北草乌碱（15.3mg，97.9%）；Ⅱ—中乌头碱（35.1mg，96.2%）；

HSCCC 残留物—次乌头碱（22.7mg，99.2%）

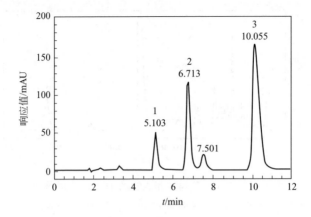

图 3-18　附子生物碱类粗提物的 HPLC 分析图[9]

HPLC 条件：Agilent Zorbax Eclipse XB-C$_8$ 柱（2.1mm×150mm，5μm）；紫外检测波长 235nm；柱温 25℃；流速 1.0mL/min；进样量 10μL；流动相，2g/L 庚烷磺酸钠（含 0.2％三乙胺，用磷酸调 pH 至 3.0)-乙腈（65∶35，体积比）；等度洗脱时间为 15min。

1—北草乌碱；2—中乌头碱；3—次乌头碱

（3）分离方法三

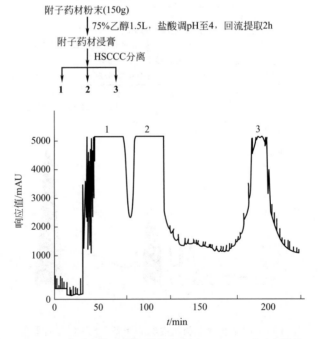

图 3-19　附子生物碱类粗提物的制备 HSCCC 分离图[10]

HSCCC 条件：溶剂系统，氯仿-甲醇-0.3mol/L 盐酸（10∶3∶4），上相作为固定相，下相作为流动相；流速 1.2mL/min。3—苯甲酰新乌头原碱

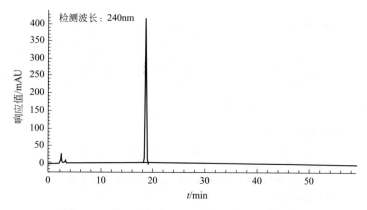

图 3-20　苯甲酰新乌头原碱的 HPLC 分析图[10]

3.9　钩藤

钩藤为茜草科植物钩藤 *Uncaria rhynchophylla*（Miq.）Miq. ex Havil.、大叶钩藤 *Uncaria macrophylla* Wall.、毛钩藤 *Uncaria hirsuta* Havil.、华钩藤 *Uncaria sinensis*（Oliv.）Havil. 或无柄果钩藤 *Uncaria sessilifructus* Roxb. 的干燥带钩茎枝，具息风定惊、清热平肝的功效。现代药理研究表明，钩藤具有镇静作用、降压作用，其中以异钩藤碱的降压作用为最强；钩藤对中枢神经系统的突出传递过程有明显的抑制效应，具有抗癫痫作用；钩藤总碱有明显的神经传导阻滞、浸润麻醉和椎管内麻醉作用。钩藤主要成分为生物碱，并以吲哚类生物碱为主，包括毛钩藤碱、去氢毛钩藤碱、钩藤碱 C、钩藤碱 E、钩藤碱、去氢钩藤碱等。

【主要化学成分与结构】

编号	名称	CAS 号	分子式	分子量
1	毛钩藤碱（hirsutine）	7729-23-9	$C_{22}H_{28}N_2O_3$	368
2	去氢毛钩藤碱（hirsuteine）	35467-43-7	$C_{22}H_{26}N_2O_3$	366
3	钩藤碱 C（uncarine C）	5629-60-7	$C_{21}H_{24}N_2O_4$	368
4	钩藤碱 E（uncarine E）	5171-37-9	$C_{21}H_{24}N_2O_4$	368
5	钩藤碱（rhynchophylline）	76-66-4	$C_{22}H_{28}N_2O_4$	384
6	去氢钩藤碱（corynoxeine）	630-94-4	$C_{22}H_{26}N_2O_4$	382

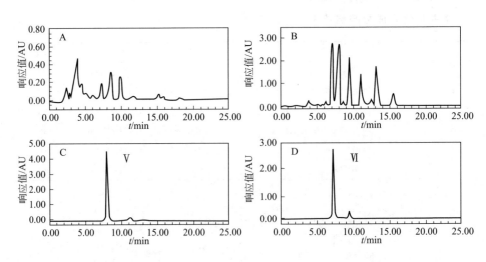

结构式 4、5、6

【主要化学成分提取、分离】[11]

钩藤药材粉末(10kg)

↓ 10L 95%乙醇提取3次，过滤，合并滤液，减压浓缩干燥

乙醇提取物

↓ 溶于1000mL水，氨水调pH=9.5，氯仿萃取，减压浓缩干燥

生物碱粗提物

↓ pH-区带精制CCC分离

Ⅰ　Ⅱ　Ⅲ　Ⅳ　Ⅴ　Ⅵ

图 3-21　钩藤粗提物的制备 pH 区带逆流色谱分离图

pH 区带逆流色谱条件：柱体积 300mL；溶剂系统，MtBE-乙腈-水（4∶0.5∶5），固定相含 10mmol/L 的三乙胺，流动相含 5mmol/L 的盐酸，上相作为固定相，下相作为流动相；流速 2mL/min；转速 800r/min；进样量 2.8g；检测波长 254nm；固定相保留率 52％。Ⅰ—毛钩藤碱（36mg，纯度 97.8％）；Ⅱ—去氢毛钩藤碱（48mg，纯度 96.1％）；Ⅲ—钩藤碱 C（82mg，纯度 97.5％）；Ⅳ—钩藤碱 E（73mg，纯度 96.9％）；Ⅴ—钩藤碱（163mg，纯度 97.1％）；Ⅵ—去氢钩藤碱（149mg，纯度 96.2％）

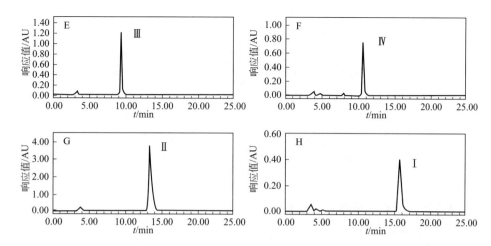

图 3-22 钩藤粗提物及分离组分的 HPLC 分析图

HPLC 条件：Shim-pack VP-ODS 柱（50mm×4.6mm id）；检测波长 241nm；柱温 30℃；
流速 1.0mL/min；流动相，A（甲醇），B（2mmol/L 的乙酸铵，三乙胺调 pH＝8.0），0～30min，
60％～100％ A。Ⅰ—毛钩藤碱；Ⅱ—去氢毛钩藤碱；Ⅲ—钩藤碱 C；Ⅳ—钩藤碱 E；
Ⅴ—钩藤碱；Ⅵ—去氢钩藤碱

3.10 钩吻

钩吻为马钱科植物葫蔓藤 *Gelsemium elegans* Benth. 的全草，具有攻毒拔毒、散瘀止痛、杀虫止痒等功效。钩吻吲哚类生物碱是钩吻的主要活性成分，钩吻总生物碱具有显著的镇静、镇痛、抗肿瘤、促进造血、抑制血小板聚集和免疫调节等作用，其中主要的活性成分包括 19-oxo-gelsenicine、钩吻素己、钩吻素子、11-甲氧基钩吻内酰胺、钩吻素甲、胡蔓藤碱乙等。

【主要化学成分与结构】

编号	名称	CAS 号	分子式	分子量
1	19-oxo-gelsenicine	113900-77-9	$C_{19}H_{20}N_2O_4$	340
2	钩吻素甲（gelsemine）	509-15-9	$C_{20}H_{22}O_2N_2$	322
3	钩吻素子（koumine）	1358-76-5	$C_{20}H_{22}N_2O$	306
4	11-甲氧基钩吻内酰胺（11-methoxygelsemamide）	122297-35-2	$C_{21}H_{26}N_2O_4$	370
5	钩吻素己（gelsenicine）	82354-38-9	$C_{19}H_{22}N_2O_3$	326
6	胡蔓藤碱乙（humantenine）	82375-29-9	$C_{21}H_{26}N_2O_3$	354

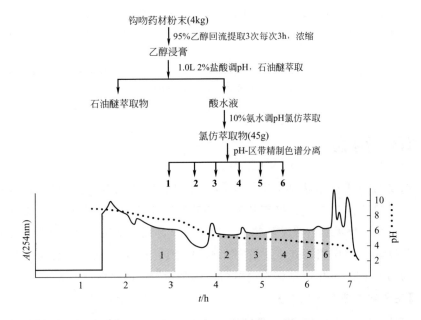

【主要化学成分提取、分离】[12~14]

（1）分离方法一

钩吻药材粉末(4kg)

↓ 95%乙醇回流提取3次每次3h，浓缩

乙醇浸膏

↓ 1.0L 2%盐酸调pH，石油醚萃取

石油醚萃取物 ｜ 酸水液

↓ 10%氨水调pH氯仿萃取

氯仿萃取物(45g)

↓ pH-区带精制色谱分离

1 2 3 4 5 6

图 3-23　钩吻粗提物的 pH 区带逆流色谱图[12]

pH 区带逆流色谱条件：柱体积 350mL；溶剂系统，正己烷-乙酸乙酯-甲醇-水
（3∶7∶1∶9，体积比），上相加 10mmol/L 三乙胺，下相加 10mmol/L 盐酸，上相作为
固定相，下相作为流动相；流速 1.5mL/min；进样量 4.5g。1—19-oxo-gelsenicine
（420mg，95.8%）；2—钩吻素甲（456mg，95.1%）；3—钩吻素子（723mg，
96.0%）；4—11-甲氧基钩吻内酰胺（379mg，96.2%）；5—钩吻素己
（342mg，95.5%）；6—葫蔓藤碱乙（318mg，97.2%）

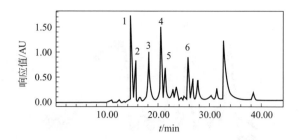

图 3-24 钩吻粗提物和分离后组分的 HPLC 分析图[12]

HPLC 条件：Shim-pack VP-ODS（4.6mm×250mm，5μm）；紫外检测波长 254nm；柱温 30℃；

流速 1.0mL/min；流动相，乙腈-水（含 0.1％乙酸）；梯度洗脱，0～60min，乙腈体积比由 10％

线性变为 70％。1—19-oxo-gelsenicine；2—钩吻素甲；

3—钩吻素子；4—11-甲氧基钩吻内酰胺；

5—钩吻素己；6—葫蔓藤碱乙

（2）分离方法二

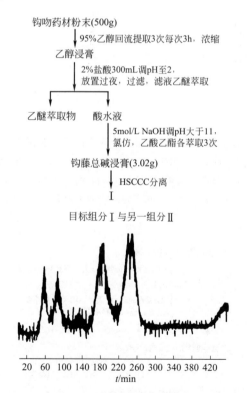

图 3-25a 钩吻粗提物的制备 HSCCC 分离图[13]

HSCCC 条件：溶剂系统，正己烷-乙酸乙酯-无水乙醇-水（3∶3∶2∶3，体积比）；

上相作为固定相，下相作为流动相；流速 1.5mL/min；进样量 300mg；固定相保留率 71.3％

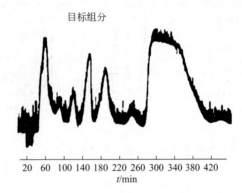

图 3-25b　Ⅰ和Ⅱ的制备 HSCCC 分离图[13]

HSCCC 条件：溶剂系统，氯仿-甲醇-0.2mol/L HCl（4∶3∶1.5，体积比），
上相作为固定相，下相作为流动相；流速 1.5mL/min；固定相保留率 66%。

Ⅰ为目标组分钩吻素甲（30.78mg，97.76%）

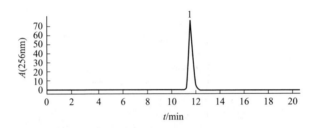

图 3-26　钩吻分离后组分的 HPLC 分析图[13]

HPLC 条件：Hypersil ODS2（4.6mm×250mm，5μm）；紫外检测波长
256nm；柱温 25℃；流速 1.0mL/min；流动相，甲醇-0.2%正丁胺水
溶液=（50∶50）。1—钩吻素甲

（3）分离方法三

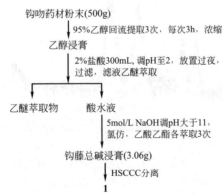

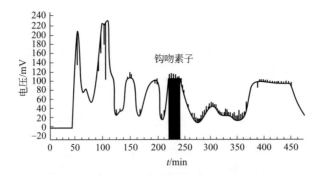

图 3-27　钩吻粗提物的制备 HSCCC 分离图[14]

HSCCC 条件：溶剂系统，氯仿-甲醇-0.1mol/L HCl（4∶4∶2，体积比），上相作为固定相，下相作为流动相；流速 1.5mL/min；进样量 300mg。钩吻素子（75mg，99.2%）

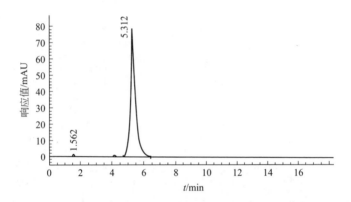

图 3-28　钩吻粗提物分离后组分钩吻素子的 HPLC 分析图[14]

HPLC 条件：Hypersil ODS2（4.6mm×250mm，5μm）；紫外检测波长 256nm；柱温 30℃；流速 1.0mL/min；流动相，乙腈-0.2%正丁胺=（60∶40）

3.11　古柯

古柯 *Erythroxylum pervillei* Baillon 为古柯科古柯属常绿灌木，古柯属 *Erythroxylum* 植物，约 200 种，产自热带、亚热带地区，主产美洲及马达加斯加岛。古柯属植物含有生物碱类成分，其中最为熟知的为托烷二酯生物碱可卡因。除了托品烷类和其他类生物碱之外，二萜、类黄酮、丹宁和三萜也在古柯属植物中发现。古柯属植物中的生物碱类化合物具有镇痛、麻醉、抗高血压和阻断神经的效果，具有相当大的药用价值。

【主要化学成分与结构】

编号	名称	CAS号	分子式	分子量
1	3α-(E)-(3,4,5-三甲氧基肉桂酰氧)-6β-羟基托烷(pervilleine G)	876313-92-7	$C_{20}H_{27}NO_6$	377
2	3α-(E)-(3,4,5-三甲氧基肉桂)-6β,7β-二羟基托烷(pervilleine H)	876313-93-8	$C_{20}H_{27}NO_7$	393
3	3α-(3,4,5-三甲氧基苯甲酸)-6β-(Z)-(3,4,5-三甲氧基桂皮酰氧)托烷(cis-pervilleine B)	392232-07-4	$C_{30}H_{37}NO_{10}$	571
4	3α-苯基乙酰氧基-6β-(Z)-(3,4,5-三甲氧基桂皮酰氧)托烷(cis-pervilleine F)	392232-17-6	$C_{27}H_{31}NO_7$	481

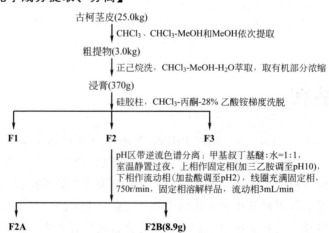

【主要化学成分提取、分离】[15]

古柯茎皮(25.0kg)

↓ CHCl₃、CHCl₃-MeOH和MeOH依次提取

粗提物(3.0kg)

↓ 正己烷洗，CHCl₃-MeOH-H₂O萃取，取有机部分浓缩

浸膏(370g)

↓ 硅胶柱，CHCl₃-丙酮-28%乙酸铵梯度洗脱

F1　　　F2　　　F3

↓ pH区带逆流色谱分离：甲基叔丁基醚:水=1:1，
室温静置过夜，上相作固定相(加三乙胺调至pH10)，
下相作流动相(加盐酸调至pH2)，线圈充满固定相，
750r/min，固定相溶解样品，流动相3mL/min

F2A　　　　F2B(8.9g)

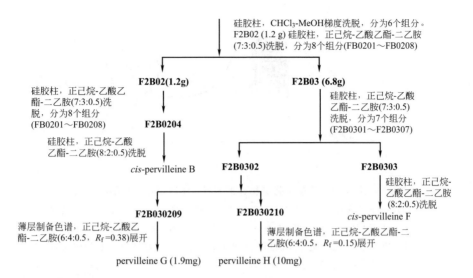

硅胶柱，CHCl₃-MeOH梯度洗脱，分为6个组分。
F2B02 (1.2 g) 硅胶柱，正己烷-乙酸乙酯-二乙胺
(7:3:0.5)洗脱，分为8个组分（FB0201～FB0208）

F2B02(1.2g)　　　**F2B03 (6.8g)**

硅胶柱，正己烷-乙酸乙
酯-二乙胺(7:3:0.5)洗
脱，分为8个组分
(FB0201～FB0208)

硅胶柱，正己烷-乙酸
乙酯-二乙胺(7:3:0.5)
洗脱，分为7个组分
(F2B0301～F2B0307)

F2B0204

硅胶柱，正己烷-乙酸
乙酯-二乙胺(8:2:0.5)洗脱

cis-pervilleine B　　　**F2B0302**　　　**F2B0303**

硅胶柱，正己烷-
乙酸乙酯-二乙胺
(8:2:0.5)洗脱

F2B030209　　　**F2B030210**　　　*cis*-pervilleine F

薄层制备色谱，正己烷-乙酸乙
酯-二乙胺(6:4:0.5，R_f=0.38)展开

薄层制备色谱，正己烷-乙酸乙酯-二
乙胺(6:4:0.5，R_f=0.15)展开

pervilleine G (1.9mg)　　pervilleine H (10mg)

3.12　荷梗

荷梗为睡莲科莲属植物莲 *Nelumbo nucifera* Gaertn. 的莲叶叶柄。荷梗主要的化学成分为生物碱类及黄酮类成分。荷梗中生物碱类成分具有降脂减肥、抗病毒及抑菌等药理作用，其中主要活性成分包括 *O*-去甲荷叶碱等。

【主要化学成分与结构】

编号	名称	CAS 号	分子式	分子量
1	*O*-去甲荷叶碱(*O*-nornuciferin)	3153-55-7	$C_{18}H_{19}NO_2$	281

1

【主要化学成分提取、分离】[16]

荷梗粉末(5kg)

↓ 90%乙醇渗漉提取，合并提取液，浓缩

乙醇提取物

↓ 依次用石油醚、氯仿萃取3次氯仿萃取液浓缩

氯仿萃取物(30g)

↓ 盐酸水溶液溶解，加入氨水，搅拌生物碱析出，过滤

生物碱粗样(6g)

↓ pH区带逆流色谱分离

1

图 3-29

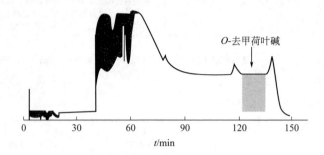

图 3-29　荷梗生物碱粗样的制备 pH 区带逆流色谱分离图

pH 区带逆流色谱条件：溶剂系统，石油醚-乙酸乙酯-甲醇-水（3：7：1：9），上相添加三乙胺
（10mmol/L）作为固定相，下相添加盐酸（5mmol/L）作为流动相；流速 2mL/min；转速 850r/min；
紫外检测波长 272nm；进样量 2.10g；固定相保留率 56%；O-去甲荷叶碱（53mg，98%）

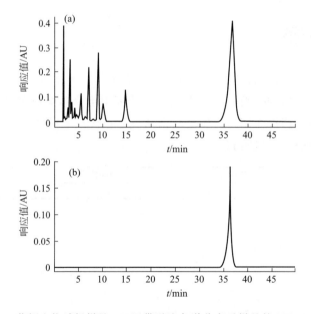

图 3-30　荷梗生物碱粗样及 pH 区带逆流色谱分离后样品的 HPLC 分析图

HPLC 条件：Inertsil ODS-3（4.6mm×250mm，5μm）；紫外检测波长 272nm；
柱温 25℃；流速 1.0mL/min；流动相，甲醇-0.1%三乙胺水溶液＝50：50。
（a）荷梗生物碱粗样的 HPLC 分析图；（b）O-去甲荷叶碱的 HPLC 分析图

3.13　荷叶

荷叶为睡莲科植物莲 *Nelumbo nucifera* Gaertn. 的干燥叶，具有清暑化湿、升发清阳、凉血止血等功效。荷叶作为我国传统中药药材之一，临床应用较多的是以复方的形式用于降脂、止血、清热解毒，也可制成中成药、胶囊等，主要用于防治冠心病、动脉粥样硬化及高脂血症。荷叶生物碱的化学成分主要为 N-去甲基荷叶碱、莲碱和荷叶碱。

【主要化学成分与结构】

编号	名称	CAS 号	分子式	分子量
1	N-去甲基荷叶碱(N-nornuciferine)	4846-19-9	$C_{18}H_{19}NO_2$	281
2	荷叶碱(nuciferine)	475-83-2	$C_{19}H_{21}NO_2$	295
3	莲碱(roemerine)	548-08-3	$C_{18}H_{17}NO_2$	279

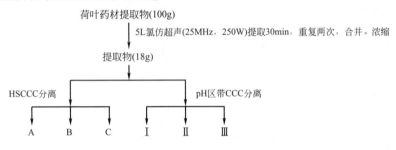

【主要化学成分提取、分离】[17]

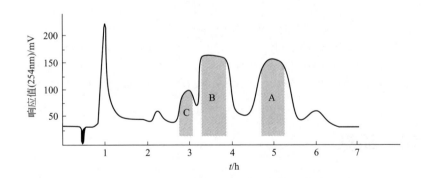

图 3-31　荷叶粗提物的制备 HSCCC 分离图

HSCCC 条件：柱体积 230mL，溶剂系统，四氯化碳：氯仿：甲醇：0.1mol/L HCl（1∶3∶3∶2），上相作为固定相，下相作为流动相；紫外检测波长 254nm；转速 800r/min；流速 1.5mL/min；进样量 120mg；固定相保留率 78%。A—N-去甲基荷叶碱（3mg，99%）；B—荷叶碱（28mg，98.7%）；C—莲碱（2mg，98.1%）

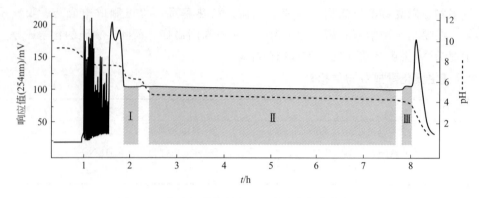

图 3-32　荷叶粗提物的 pH 区带逆流色谱分离图

pH 区带逆流色谱条件：溶剂系统，石油醚-乙酸乙酯-甲醇-水（5∶5∶2∶8），上相添加 10mmol/L 三乙胺作为固定相，下相添加 5mmol/L 盐酸作为流动相；流速 1.5mL/min；进样量 4g；固定相保留率 60%。

Ⅰ—N-去甲基荷叶碱（120mg，98.7%）；Ⅱ—荷叶碱（1020mg，99%）；Ⅲ—莲碱（96mg，98%）

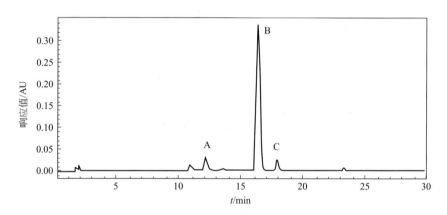

图 3-33　荷叶粗生物碱的 HPLC 分析图

HPLC 条件：Welch Materials C$_{18}$（4.6mm×250mm，5μm）；紫外检测波长 270nm；
柱温 25℃；流速 1mL/min；流动相，乙腈（A），0.1% 三乙胺（B），0~15min 40%~70% A；
15~20min 70%~100% A。A—N-去甲基荷叶碱；B—荷叶碱；C—莲叶碱

3.14　胡椒

　　胡椒为胡椒科植物胡椒 *Piper nigrum* L. 的干燥近成熟或成熟果实，具有温中散寒、下气、消痰等功效。胡椒有"香料之王"的美称，是世界上古老而著名的香料作物，广泛用作厨房烹饪调味料。此外，还可以作为祛风剂与退热剂，用来治疗消化不良与普通感冒并有微弱的抗疟作用。其主要活性成分为生物碱类化合物。

【主要化学成分与结构】

编号	名称	CAS 号	分子式	分子量
1	荜茇壬三烯哌啶(dehydropipernonaline)	107584-38-3	$C_{21}H_{25}NO_3$	339
2	胡椒碱(piperine)	7780-20-3	$C_{17}H_{19}NO_3$	285
3	(2E,4E,12Z)-N-isobutyl-octadecatrienamide	151391-69-4	$C_{22}H_{39}NO$	333
4	假荜茇酰胺 A(retrofractamide-A)	54794-74-0	$C_{20}H_{25}NO_3$	327
5	(2E,4E)-N-isobutyl-decadienamide	18836-52-7	$C_{14}H_{25}NO$	223
6	假荜茇酰胺 C(retrofractamide-C)	96386-33-3	$C_{20}H_{27}NO_3$	329
7	胡椒油碱 A(piperoleine A)	30505-92-1	$C_{19}H_{25}NO_3$	315
8	dehydropiperoleine A	147030-09-9	$C_{19}H_{23}NO_3$	313
9	胡椒酰胺(retrofractamide-B)	54794-74-0	$C_{22}H_{29}NO_3$	355
10	胡椒油碱 B(piperoleine B)	30505-89-6	$C_{21}H_{29}NO_3$	343
11	荜茇壬二烯哌啶(pipernonaline)	88660-10-0	$C_{21}H_{27}NO_3$	341
12	pipercyclobutanamides A	500757-86-8	$C_{34}H_{38}N_2O_6$	570
13	(2E,4E,14Z)-N-isobutyl-eicosatrienamide	151391-70-7	$C_{24}H_{43}NO$	361

【主要化学成分提取、分离】[18,19]

(1) 分离方法一

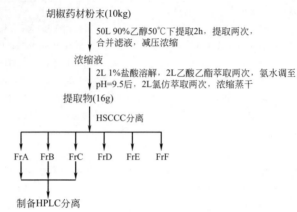

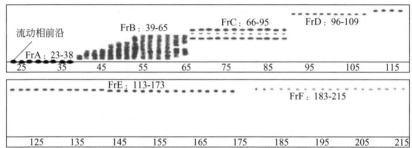

图 3-34 胡椒粗提物的制备 HSCCC 分离各组分的 TLC 色谱图[18]

HSCCC 条件：柱体积 1200mL，溶剂系统，正己烷-乙酸乙酯-甲醇-水（2∶6∶3∶2），

上相作为固定相，下相作为流动相；流速 5mL/min；进样量 3.5g。FrD—荜茇壬三烯哌啶

（135mg，96.2%）；FrE—胡椒碱（85mg，97.4%）；FrF—(2E,4E,12Z)-N-isobutyl-octadecatrienamide

（265mg，99.5%）；TLC 板，硅胶 G_{254} 铝板；展开溶剂，乙酸乙酯∶正己烷(3∶2)；显色剂，10%硫酸乙醇

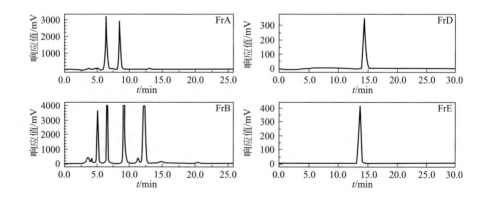

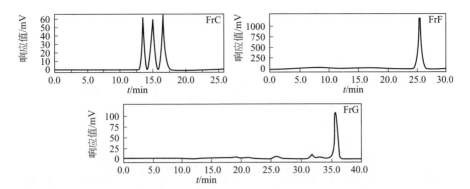

图 3-35　胡椒 HSCCC 分离后组分的 HPLC 分析图[18]

HPLC 条件：Alliance 2695 C_{18}（3.9mm×150mm，5μm）；紫外检测波长 254nm；柱温 25℃；
流速 0.8mL/min；流动相，甲醇(A)-水(B)，0～40min，40%～100% A。FrA—假荜茇酰胺-A、
(2E,4E)-N-isobutyl-decadienamide 混合物；FrB—假荜茇酰胺 C、胡椒油碱 A、
Dehydropiperoleine A、retrofractamide-B 混合物；FrC—胡椒油碱 B、荜茇壬二烯哌啶、pipercyclob-
utanamides A、(2E,4E,14Z)-N-isobutyl-eicosatrienamide 混合物；
FrD—荜茇壬三烯哌啶；FrE—胡椒碱；
FrF—(2E,4E,12Z)-N-isobutyl-octadecatrienamide

（2）分离方法二

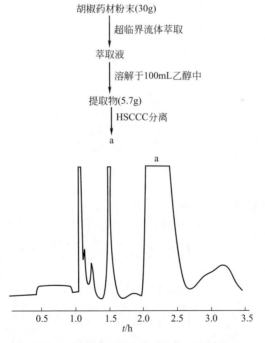

图 3-36　胡椒粗提物的制备 HSCCC 分离图[19]

HSCCC 条件：柱体积 400mL；溶剂系统，石油醚-乙酸乙酯-甲醇-水（1∶0.8∶1∶0.8），
上相作为固定相，下相作为流动相；流速 2mL/min；转速 800r/min；检测波长 254nm；
进样量 300mg；固定相保留率 45.3%。a—胡椒碱（65.2mg，99.1%）

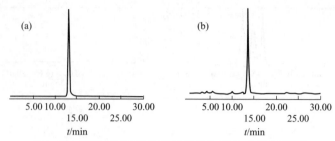

图 3-37　胡椒 HSCCC 分离后组分的 HPLC 分析图[19]
HPLC 条件：Shim-pack VP-ODS（4.6mm×250mm，5μm）；紫外检测波长 343nm；
柱温 25℃；流速 1mL/min；流动相，甲醇（A）-水（B）=70:30。(a) 胡椒碱；(b) 粗提物

3.15　黄柏

黄柏为芸香科植物黄皮树 *Phellodendron chinense* Schneid. 的干燥树皮，具清热燥湿、泻火解毒、退虚热及消肿祛腐的功效。黄柏中含生物碱类化合物，主要活性成分有小檗碱、巴马亭等。药理研究表明，黄柏具有抗菌、抗溃疡、抗炎、免疫抑制作用；黄柏还能增强单核巨噬细胞的吞噬功能，提高机体的非特异性免疫力；小檗碱有明显的降血糖作用。

【主要化学成分与结构】

编号	名称	CAS 号	分子式	分子量
1	小檗碱(berberine)	2086-83-1	$C_{20}H_{18}NO_4^+$	336
2	巴马亭(palmatine)	3486-67-7	$C_{21}H_{22}NO_4^+$	352

【主要化学成分提取、分离】[20]

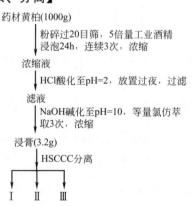

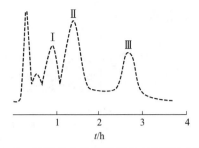

图 3-38 黄柏总生物碱的制备 HSCCC 分离图

HSCCC 条件：溶剂系统，氯仿-甲醇-0.2mol/L HCl（2∶1∶1），上相作为固定相，下相作为流动相；流速 2mL/min；转速 800r/min；进样量 200mg；检测器波长 254nm。I—盐酸巴马亭（20.4mg，纯度＞99%）；Ⅱ—盐酸小檗碱（64.8mg，纯度＞99%）；Ⅲ—混合物（16.9mg）

3.16 黄花乌头

黄花乌头为毛茛科乌头属植物 *Aconitum coreanum*（Lèvl.）Rapaics 的块根，具有祛风、化痰、燥湿和止痛等功效。黄花乌头的主要活性成分为生物碱类化合物，具有抗心痛血瘀、中风痰壅、偏正头痛、风痰眩晕、风湿痹痛等药理作用，其中主要活性成分包括关附未素、关附巳素、关附庚素等。

【主要化学成分与结构】

编号	名称	CAS 号	分子式	分子量
1	关附未素（guanfu base R）	1004550-87-1	$C_{27}H_{35}NO_7$	485
2	关附巳素（guanfu base P）	1004550-88-2	$C_{28}H_{37}NO_7$	499
3	关附庚素（guanfu base G）	78969-72-9	$C_{26}H_{33}NO_7$	471
4	关附己素（guanfu base F）	79030-10-7	$C_{26}H_{35}NO_6$	457
5	关附 Z 素（guanfu base Z）	103847-13-8	$C_{24}H_{33}NO_5$	415
6	关附辰素（guanfu base O）	150901-10-3	$C_{25}H_{33}NO_6$	443
7	关附甲素（guanfu base A）	1394-48-5	$C_{24}H_{31}NO_6$	429
8	关附壬素（guanfu base Ⅰ）	110225-59-7	$C_{22}H_{29}NO_5$	387
9	关附 T 素（guanfu base T）	1072131-39-5	$C_{20}H_{25}NO_4$	343
10	关附 U 素（guanfu base U）	1072131-40-8	$C_{20}H_{25}NO_4$	343
11	附子碱（atisine）	466-43-3	$C_{22}H_{33}NO_2$	343

	R^1	R^2	R^3
1	丙酰基	Ac	Ac
2	异丁酰基	Ac	Ac
3	Ac	Ac	Ac
4	异丁酰基	H	Ac
5	异丁酰基	H	H
6	丙酰基	H	Ac
7	Ac	H	Ac
8	Ac	H	H

9   10   11

【主要化学成分提取、分离】[21~23]

（1）分离方法一

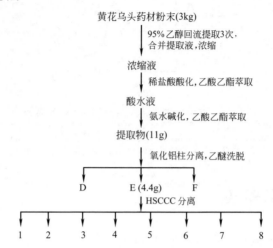

（2）分离方法二

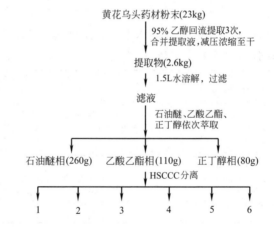

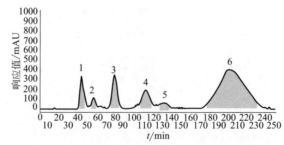

图 3-39　黄花乌头粗提物的制备 HSCCC 分离图[22]

HSCCC 条件：柱体积 260mL；溶剂系统，正己烷-乙酸乙酯-甲醇-0.2mol/L HCl（1∶3.5∶2∶4.5），上相作为固定相，下相作为流动相；流速 4mL/min；进样量 2.0g。1—关附已素（10.4mg，纯度 96.9%）；2—关附庚素（9.2mg，纯度 95.7%）；3—关附己素（9.5mg，纯度 91.5%）；4—附子碱（8.9mg，纯度 98.9%）；5—关附甲素（11.9mg，纯度 95.8%）；6—关附壬素（25.7mg，纯度 95.5%）

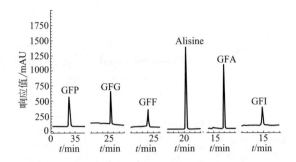

图 3-40　黄花乌头分离后组分 HPLC 分析图[22]

HPLC 条件：Diamonsil C$_{18}$柱（4.6mm×250mm，5μm）；紫外检测波长 205nm；流速 1.0mL/min；
流动相，2mg/mL 正庚烷磺酸钠（磷酸调 pH=3.0）（A）-乙腈（B），0～20min，17%～30% B；
20～40min，30%～35% B

（3）分离方法三

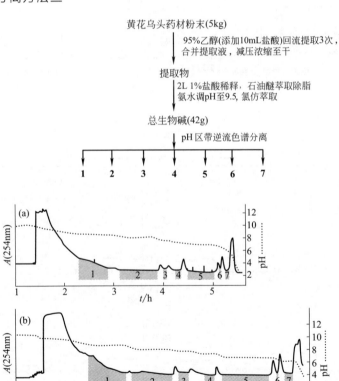

图 3-41

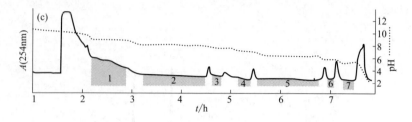

图 3-41 黄花乌头 pH 区带逆流色谱的分离图[23]

pH 区带逆流色谱条件：柱体积 300mL；溶剂体系，石油醚-乙酸乙酯-甲醇-水，A，5：5：4：6；
B，5：5：3：7；C，5：5：1：9，体积比)，上相加入 10mmol/L 三乙胺作为固定相，下相加入 10mmol/L 的
盐酸作为流动相；进样量 2.0g；流速 2mL/min；检测波长 254nm；转速 850r/min；固定相保留率 53% (a)，
55% (b)，62% (c)。1—关附壬素 (356mg，纯度 96.4%)；2—关附甲素 (578mg，纯度 97.2%)；
3—附子碱 (74mg，纯度 97.5%)；4—关附己素 (94mg，纯度 98.1%)；5—关附庚素 (423mg，
纯度 98.9%)；6—关附未素 (67mg，纯度 98.3%)；7—关附巳素 (154mg，纯度 98.4%)

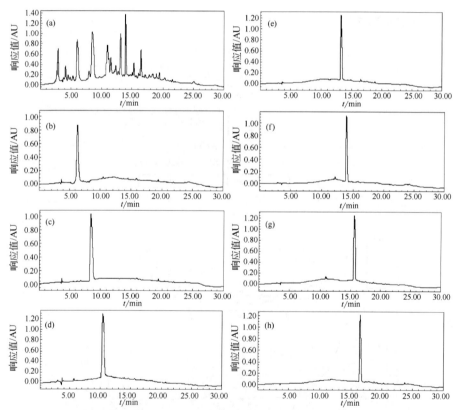

图 3-42 黄花乌头粗提物 (a) 及 pH 区带逆流色谱分离化合物的 HPLC 分析图[23]

HPLC 条件：色谱柱 Waters Symmetry Shield™ RP18 柱 (250mm×4.6mm，I.D.，5μm)；
柱温 25℃；流动相，乙腈-2mg/mL 正庚烷磺酸钠溶液 (含有 0.2% 三乙胺，用磷酸调 pH 到 3)
梯度洗脱，乙腈，0～10min，10%～30%；20～21min，60%～10%；21～30min，10%；
流速 1mL/min；检测波长 200nm。(b) 关附壬素；(c) 关附甲素；(d) 附子碱；
(e) 关附己素；(f) 关附庚素；(g) 关附未素；(h) 关附巳素

3.17　黄连

　　黄连为毛茛科植物黄连 *Coptis chinensis* Franch.、三角叶黄连 *Coptis del-toidea* C. Y. Cheng et Hsiao 或云连 *Coptis teeta* Wall. 的干燥根茎，具有清热燥湿、泻火解毒等功效。黄连的主要活性成分为生物碱类化合物，具有抗菌、抗炎、抗肿瘤等药理作用，主要活性成分包括巴马丁、小檗碱、表小檗碱、黄连碱、非洲防己碱、药根碱、木兰花碱、胆碱、groenlandicine、小檗红碱、氧化小檗碱、8-氧黄连碱等。

【主要化学成分与结构】

编号	名称	CAS 号	分子式	分子量
1	巴马丁（palmatine）	3486-67-7	$C_{21}H_{22}NO_4^+$	352
2	小檗碱（berberine）	2086-83-1	$C_{20}H_{18}NO_4^+$	336
3	表小檗碱（epiberberine）	6873-09-2	$C_{20}H_{18}NO_4^+$	336
4	黄连碱（coptisine）	3486-66-6	$C_{19}H_{14}NO_4^+$	320
5	非洲防己碱（columbamine）	3621-36-1	$C_{20}H_{20}NO_4^+$	338
6	药根碱（jatrorrhizine）	3621-38-3	$C_{20}H_{20}NO_4^+$	338
7	木兰花碱（magnoflorine）	2141-09-5	$C_{20}H_{24}NO_4^+$	342
8	胆碱（choline）	62-49-7	$C_5H_{14}NO^+$	104
9	groenlandicine	38691-95-1	$C_{19}H_{16}NO_4^+$	322
10	小檗红碱（berberrubine）	15401-69-1	$C_{19}H_{16}NO_4^+$	322
11	氧化小檗碱（oxyberberine）	549-21-3	$C_{20}H_{17}NO_5$	351
12	8-氧黄连碱（8-oxocoptisine）	19716-61-1	$C_{19}H_{13}NO_5$	335
13	worenine	38763-29-0	$C_{20}H_{16}NO_4^+$	334

	R¹	R²	R³	R⁴
1	OMe	OMe	OMe	OMe
2	−OCH₂O−		OMe	OMe
3	OMe	OMe	−OCH₂O−	
4	−OCH₂O−		−OCH₂O−	
5	OH	OMe	OMe	OMe
6	OMe	OH	OMe	OMe
9	OMe	OH	−OCH₂O−	
10	−OCH₂O−		OH	OMe

	R¹	R²	R³	R⁴
11	−OCH₂O−		OMe	OMe
12	−OCH₂O−		−OCH₂O−	

13

【主要化学成分提取、分离】[24～27]

（1）分离方法一

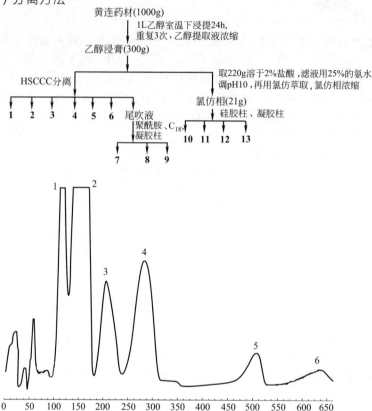

图 3-43　黄连粗提物的制备 HSCCC 分离图[24]

HSCCC 条件：溶剂系统，氯仿-甲醇-0.2mol/L HCl（4∶2∶2），上相作为固定相，下相作为流动相；
流速 2.0mL/min；进样量 300mg/12mL，固定相保留率 76.7%。1—巴马丁（18mg，95%）；2—小檗碱
（61mg，95%）；3—表小檗碱（14mg，97%）；4—黄连碱（21mg，91%）；
5—非洲防己碱（10mg，85%）；6—药根碱（6mg，86%）

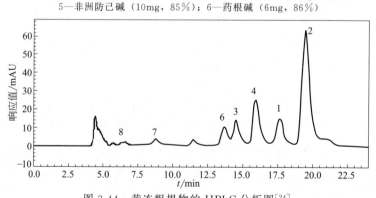

图 3-44　黄连粗提物的 HPLC 分析图[24]

HPLC 条件：Hypersil ODS2 柱（4.6mm×250mm，5μm）；紫外检测波长 254nm；柱温 30℃；
流速 0.6mL/min；进样量 20μL；流动相，乙腈-50mmol/L 磷酸二氢钾水溶液
（pH=4.0，含 15mmol/L 十二烷基硫酸钠）=50∶50。1—巴马丁；2—小檗碱；
3—表小檗碱；4—黄连碱；6—药根碱；7—木兰花碱；8—阿魏酸

（2）分离方法二

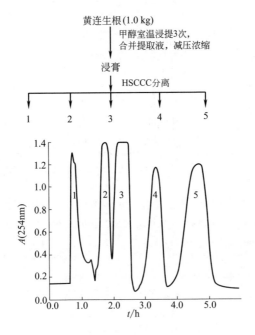

图 3-45　黄连粗提物的制备 HSCCC 分离图[25]

HSCCC 条件：柱体积 230mL，溶剂系统，氯仿-甲醇-0.2mol/L HCl

（4∶1.5∶2，体积比），上相作为固定相，下相作为流动相；

流速 2mL/min；进样量 200mg/10mL；固定相保留率 73.3%。

1—未知物；2—巴马丁；3—小檗碱；4—表小檗碱；5—黄连碱

（3）分离方法三

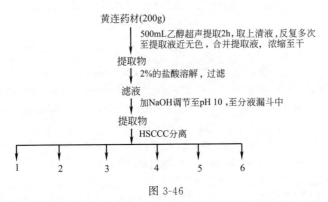

图 3-46

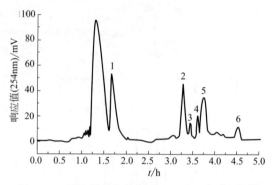

图 3-46　黄连粗提物的制备 HSCCC 色谱图[26]

HSCCC 条件：柱体积 220mL，溶剂系统，正己烷-乙酸乙酯-甲醇-水（2∶5∶2∶5），上相作为固定相，下相作为流动相；流速 2mL/min（0～2.5h），5mL/min（2.5～5h）；进样量 20mg；固定相保留率 66.3%。

1—巴马丁（4.7mg，98.5%）；2—小檗碱（7.1mg，94.1%）；3—worenine（0.8mg，90.4%）；4—表小檗碱（1.5mg，95.5%）；5—黄连碱（1.9mg，88.4%）；

6—药根碱（0.6mg，91.1%）

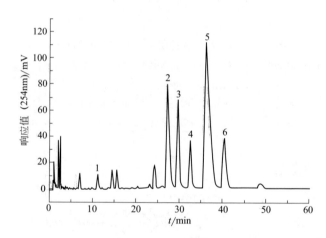

图 3-47　黄连粗提物的 HPLC 分析图[26]

HPLC 条件：紫外检测波长 210nm，254nm，280nm，320nm，450nm；柱温 30℃；流速 1.5mL/min；进样量 20μL；流动相，A（甲醇-水-三氟乙酸=10∶89.9∶0.1），B（甲醇-水-三氟乙酸=89.9∶10∶0.1），0～20min，5%～15% B；20～30min，15%～25% B；30～60min，25%～30% B。

1—worenine；2—巴马丁；3—小檗碱；

4—表小檗碱；5—黄连碱；6—药根碱

（4）分离方法四

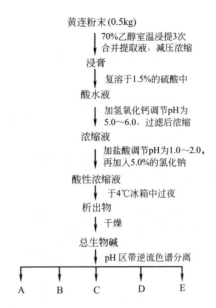

黄连粉末(0.5kg)

↓ 70%乙醇室温浸提3次
　合并提取液，减压浓缩

浸膏

↓ 复溶于1.5%的硫酸中

酸水液

↓ 加氢氧化钙调节pH为
　5.0～6.0，过滤后浓缩

浓缩液

↓ 加盐酸调节pH为1.0～2.0，
　再加入5.0%的氯化钠

酸性浓缩液

↓ 于4℃冰箱中过夜

析出物

↓ 干燥

总生物碱

↓ pH区带逆流色谱分离

A　B　C　D　E

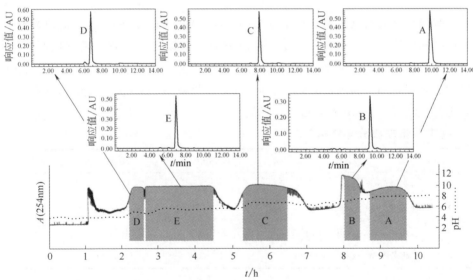

图 3-48　黄连粗提物的 pH 区带逆流色谱分离图[27]

pH-区带逆流色谱条件：溶剂系统，氯仿-甲醇-水（4：3：3），上相加 60mmol/L 盐酸，下相加 5mmol/L 三乙胺；转速 850r/min；流速 2mL/min；进样量 1.0g；检测波长 254nm。

A—非洲防己碱；B—药根碱；C—黄连碱；D—巴马丁；E—小檗碱

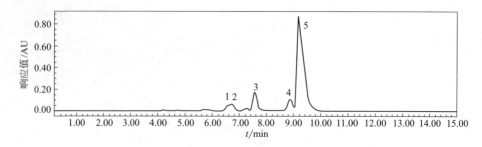

图 3-49　黄连粗提物的 HPLC 分析图[27]

HPLC 条件：流动相，乙腈-0.1％三乙胺和 2％冰醋酸水溶液

（35∶65）；流速 0.7mL/min；检测波长 345nm；进样量 10μL。

1—非洲防己碱；2—药根碱；3—黄连碱；

4—巴马丁；5—小檗碱

3.18　苦参

苦参为豆科植物苦参 *Sophora flavescens* Ait. 的干燥根，具有清热燥湿、杀虫、利尿等功效。苦参的主要活性成分为生物碱类化合物。具有抗菌、抗炎、抗肿瘤、抗心律不齐等药理作用，主要活性成分包括苦参碱（matrine，MT）、槐果碱（sophocarpine，SC）、氧化槐果碱（oxysophocarpine，OSC）、氧化苦参碱（oxymatrine，OMT）等。

【主要化学成分与结构】

编号	名称	CAS 号	分子式	分子量
1	苦参碱（matrine）	519-02-8	$C_{15}H_{24}N_2O$	248
2	槐果碱（sophocarpine）	145572-44-7	$C_{15}H_{22}N_2O$	246
3	氧化槐果碱（oxysophocarpine）	26904-64-3	$C_{15}H_{22}N_2O_2$	262
4	氧化苦参碱（oxymatrine）	16837-52-8	$C_{15}H_{24}N_2O_2$	264

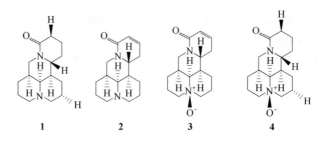

【主要化学成分提取、分离】[28,29]

（1）分离方法一

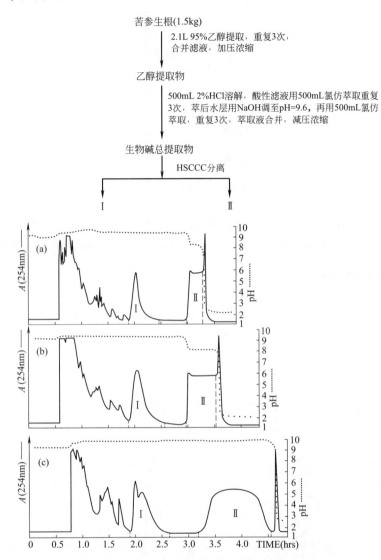

苦参生根(1.5kg)

　　2.1L 95%乙醇提取，重复3次，
　　合并滤液，加压浓缩

乙醇提取物

　　500mL 2%HCl溶解，酸性滤液用500mL氯仿萃取重复
　　3次，萃后水层用NaOH调至pH=9.6，再用500mL氯仿
　　萃取，重复3次，萃取液合并，减压浓缩

生物碱总提取物

　　HSCCC分离

　　Ⅰ　　　　　　　　　Ⅱ

图 3-50　苦参粗提物的制备 HSCCC 分离图[28]

HSCCC 条件：溶剂系统，甲基叔丁基醚-水（1∶1），上相（加 10mmol/L）三乙胺作为固定相，
下相 [（a）和（b）中加 10mmol/L 盐酸，（c）中加 5mmol/L 盐酸] 作为流动相，转速 800r/min，
流速 1.5mL/min，进样量 1.0g(a)，2.0g(b)，1.0g(c) 分别溶于 20mL（a），30mL（b），
20mL（c）。固定相保留率 66%。Ⅰ—苦参碱（600mg，>98%）；
Ⅱ—槐果碱（170mg，>98%）

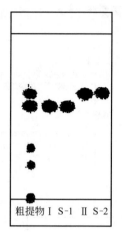

图 3-51　苦参粗提物和分离后组分的 TLC 分析图[28]

TLC 条件：硅胶 G 薄层板，展开剂，苯-乙酸乙酯-丙酮-25％氨水（2∶3∶4∶0.2，体积比），碘化铋钾显色，左边为总生物碱粗提物；Ⅰ—峰Ⅰ；S-1—苦参碱标准物；Ⅱ—峰Ⅱ；S-2—槐果碱标准物

（2）分离方法二

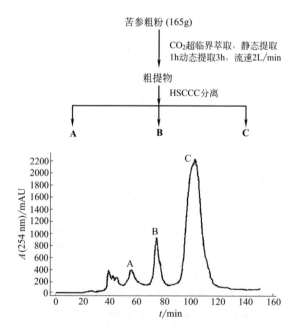

图 3-52　苦参粗提物的制备 HSCCC 分离图[29]

HSCCC 条件：柱体积 260mL；溶剂系统，氯仿-甲醇-0.023mol/L NaH₂PO₄（27.5∶20∶12.5，
体积比），上相作为固定相，下相作为流动相；流速 2mL/min；进样量 175mg/4.5mL；固定相
保留率 75.6％。A—苦参碱（10.02mg，95.6％）；B—氧化槐果碱（22.07mg，95.8％）；
C—氧化苦参碱（79.93mg，99.6％）

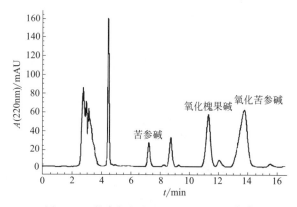

图 3-53　苦参粗提物的 HPLC 分析图[29]

HPLC 条件：Zorbax NH₂ 柱（250mm×4.6mm，5μm）；紫外检测波长 220nm；柱温 30℃；

流速 1.0mL/min；流动相，乙腈：乙醇：H₃PO₄（pH 2）=（80：10：10，体积比）

3.19　苦地丁

苦地丁为罂粟科植物紫堇 *Corydalis bungeana* Turcz. 的全草，具有清热解毒、散结消肿等功效。苦地丁全草成分中含生物碱、香豆精或内酯、甾体化合物、酚性物质、中性树脂等多种化学成分。中医用于清热解毒、活血消肿，治疗感冒、咳嗽等多种炎症，尤其对风湿病、心肌炎有较好疗效，是具有广泛应用价值的植物药。苦地丁中生物碱类成分含量较高，主要的有效成分有紫堇灵、乙酰紫堇灵等。

【主要化学成分与结构】

编号	名称	CAS 号	分子式	分子量
1	紫堇灵（corynoline）	18797-79-0	C₂₁H₂₁NO₅	367
2	乙酰紫堇灵（acetylcorynoline）	18797-80-3	C₂₃H₂₃NO₆	409
3	原阿片碱（protopin）	130-86-9	C₂₀H₁₉NO₅	353
4	紫堇洛星碱（corynoloxine）	31470-65-2	C₂₁H₁₉NO₅	365

【主要化学成分提取、分离】[30]

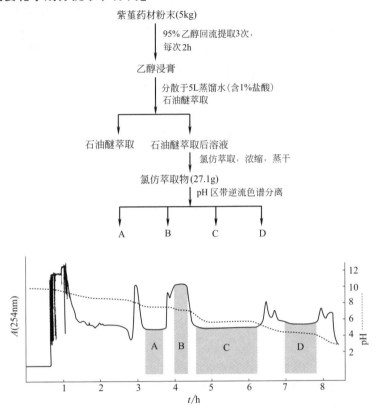

图 3-54　苦地丁 pH 区带逆流色谱图

pH 区带逆流色谱条件：溶剂系统，石油醚-乙酸乙酯-甲醇-水（5∶5∶2∶8，体积比），上相作为固定相（10mmol/L 三乙胺），下相作为流动相（5mmol/L 盐酸）；流速 1.5mL/min；进样量 3.0g；固定相保留率 68%。A—原阿片碱（285mg，99.1%）；B—紫堇洛星碱（86mg，98.3%）；C—紫堇灵（430mg，99.0%）；D—乙酰紫堇灵（115mg，98.5%）

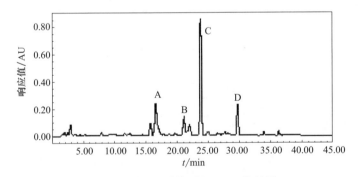

图 3-55　苦地丁粗提物 HPLC 分析图

HPLC 条件：Welch Materials C₁₈（4.6mm×250mm，5μm）；紫外检测波长 280nm；柱温 25℃；流速 1.0mL/min；流动相，甲醇-水（0.1%三乙胺），0～30min，60%～90%甲醇，30～35min，90%～100%的甲醇，35～40min，100%～60%的甲醇，40～45min，60%的甲醇。A—原阿片碱；B—紫堇洛星碱；C—紫堇灵；D—乙酰紫堇灵

3.20 苦豆子

苦豆子为豆科植物苦豆子 *Sophora alopecuroides* L. 的全草及种子。苦豆子的主要活性成分是生物碱类化合物。具有清热解毒、抗菌消炎、止痛杀虫等药理作用，主要活性成分包括金雀花碱、槐定碱、氧化苦参碱等多种生物碱类成分。

【主要化学成分与结构】

编号	名称	CAS 号	分子式	分子量
1	金雀花碱（cytisine）	485-35-8	$C_{11}H_{14}N_2O$	190
2	槐定碱（sophoridine）	83148-91-8	$C_{15}H_{24}N_2O$	248
3	氧化苦参碱（oxymatrine）	16837-52-8	$C_{15}H_{24}N_2O_2$	264

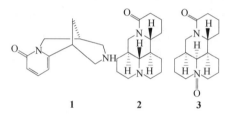

1　　　　**2**　　　　**3**

【主要化学成分提取、分离】[31]

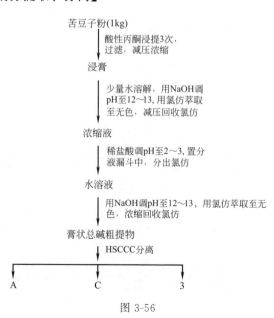

苦豆子粉(1kg)

酸性丙酮浸提3次，过滤，减压浓缩

浸膏

少量水溶解，用NaOH调pH至12～13，用氯仿萃取至无色，减压回收氯仿

浓缩液

稀盐酸调pH至2～3，置分液漏斗中，分出氯仿

水溶液

用NaOH调pH至12～13，用氯仿萃取至无色，浓缩回收氯仿

膏状总碱粗提物

HSCCC分离

A　　　C　　　3

图 3-56

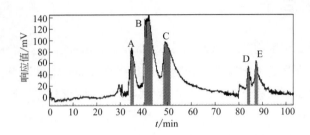

图 3-56　苦豆子总碱粗提物的 HSCCC 分离图 (一)

HSCCC 条件：溶剂系统，氯仿-甲醇-0.08mol/L KH₂PO₄（27∶20∶13），上相作为固定相，

下相作为流动相；流速 2mL/min；转速 750r/min；检测波长 245nm。A—金雀花碱（纯度 96.37%）；

C—槐定碱（纯度 98.10%）

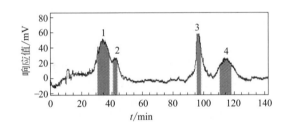

图 3-57　苦豆子总碱粗提物的 HSCCC 分离图 (二)

HSCCC 条件：溶剂系统，氯仿-甲醇-0.08mol/L KH₂PO₄（27∶20∶21），上相作为固定相，

下相作为流动相；流速 2mL/min；转速 750r/min；检测波长：245nm。

3—氧化苦参碱（纯度 92.53%）

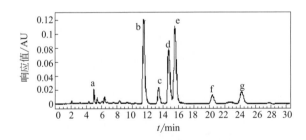

图 3-58　苦豆子总碱粗提物的 HPLC 分析图

HPLC 条件：YMC-Pack ODS-A 柱（250mm×4.6mm，5μm）；紫外检测波长 210nm；

流速 1.0mL/min；柱温 25℃；进样量 20μL；流动相，甲醇-0.2mol/L KH₂PO₄ 水溶液=9∶91。

a—金雀花碱；b—苦参碱；c—槐定碱；d—槐果碱；e—氧化槐果碱；f—氧化苦参碱；g—氧化槐定碱

3.21　苦木

苦木为苦木科植物苦木 *Picrasma quassioides*（D. Don）Benn. 的干燥枝和叶。具清热解毒、祛湿的功效。苦木生物碱对 CAMP 磷酸二酯酶有抑制作用，并且具有抗癌、消炎、降压、抗病毒、抗溃疡等药理作用；苦木中的 β-咔啉在体外有抗单纯性疱疹病毒的活性。主要活性成分为铁屎米酮类生物碱和 β-咔啉类生物碱，其中主要包括苦木酮碱、甲基苦木酮碱等。

【主要化学成分与结构】

编号	名称	CAS 号	分子式	分子量
1	3-methylcanthin-2,6-dione	82652-21-9	$C_{15}H_{10}N_2O_2$	250
2	苦木酮碱（nigakinone）	18110-86-6	$C_{15}H_{10}N_2O_3$	266
3	1-methoxycarbonyl-β-carboline	3464-66-2	$C_{13}H_{10}N_2O_2$	226
4	甲基苦木酮碱（methylnigakinone）	18110-87-7	$C_{16}H_{12}N_2O_3$	280
5	5-methoxycanthin-6-one	15071-56-4	$C_{15}H_{10}N_2O_2$	250
6	1-methoxy-β-carboline	30151-92-9	$C_{12}H_{10}N_2O$	198
7	1-ethyl-4,8-dimethoxy-β-carboline	30467-79-9	$C_{15}H_{16}N_2O_2$	256
8	1-ethoxycarbonyl-β-carboline	72755-19-2	$C_{14}H_{12}N_2O_2$	240
9	1-vinyl-4,8-dimethoxy-β-carboline	65236-62-6	$C_{15}H_{14}N_2O_2$	254
10	1-vinyl-4-dimethoxy-β-carboline	26585-13-7	$C_{14}H_{12}N_2O$	224

【主要化学成分提取、分离】[32~34]

（1）分离方法一

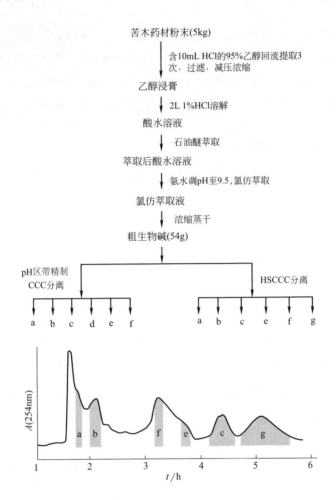

图 3-59　苦木粗提物的制备 HSCCC 分离图[32]

HSCCC 条件：柱体积 300mL；溶剂系统，石油醚-乙酸乙酯-甲醇-水（5∶5∶4.5∶5.5），上相作为
固定相，下相作为流动相；流速 2mL/min；进样量 200mg；转速 850r/min；检测波长 254nm；
固定相保留率 46％。a—5-methoxycanthin-6-one（4mg，纯度 93.4％）；b—1-methoxy-β-
carboline（8mg，纯度 95.7％）；c—1-ethyl-4,8-dimethoxy-β-carboline（13mg，
纯度 96.1％）；e—1-vinyl-4,8-dimethoxy-β-carboline（8mg，纯度 95.4％）；
f—1-vinyl-4-dimethoxy-β-carboline（11mg，纯度 97.7％）；
g—甲基苦木酮碱（14mg，纯度 97.1％）

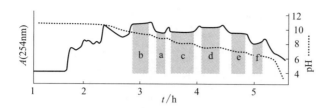

图 3-60 苦木粗提物的 pH 区带逆流色谱图[32]

pH 区带条件：柱体积 300mL；溶剂系统，石油醚-乙酸乙酯-正丁醇-水(3：2：7：9)，固定相含 10mmol/L
的三乙醇胺，流动相含 5mmol/L 的 HCl，上相作为固定相，下相作为流动相；流速 2mL/min；
进样量 2.0g；转速 850r/min；检测波长 254nm；固定相保留率 34%。a—5-methoxycanthin-6-one
（87mg，纯度 98.1%）；b—1-methoxy-β-carboline（38mg，纯度 98.2%）；c—1-ethyl-
4,8-dimethoxy-β-carboline（76mg，纯度 98.4%）；d—1-ethoxycarbonyl-β-
carboline（74mg，纯度 98.7%）；e—1-vinyl-4,8-dimethoxy-β-carboline（56mg，
纯度 99.1%）；f—1-vinyl-4-dimethoxy-β-carboline（26mg，纯度 98.1%）

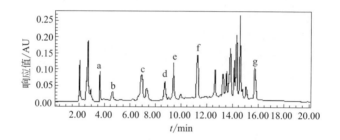

图 3-61 苦木粗提物的 HPLC 分析图[32]

HPLC 条件：Waters SymmetryShield™ RP18 柱（250mm×4.6mm，5μm）；室温；紫外检测
波长 254nm；流速 1.0mL/min；流动相，乙腈（A)-0.2%磷酸水溶液（B)：20%~80% A
（0~20min）。a—5-methoxycanthin-6-one；b—1-methoxy-β-carboline；c—1-ethyl-
4,8-dimethoxy-β-carboline；d—1-ethoxycarbonyl-β-carboline；e—1-vinyl-
4,8-dimethoxy-β-carboline；f—1-vinyl-4-dimethoxy-β-carboline

（2）分离方法二

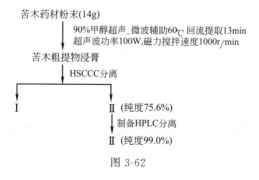

图 3-62

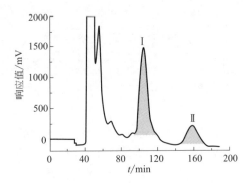

图 3-62　苦木粗提物的制备 HSCCC 色谱图[33]

HSCCC 条件：柱体积 240mL；溶剂系统，正己烷-乙酸乙酯-甲醇-2％乙酸水溶液（9∶11∶9∶11），
上相作为固定相，下相作为流动相；流速 2mL/min；进样量 5mL；检测波长 240nm。
Ⅰ—苦木酮碱（2.1mg，纯度 96.8％）；Ⅱ—甲基苦木酮碱（0.16mg，纯度 75.6％），经制备 HPLC
（条件：Shim-Park PREP-ODS（H）KIT（250mm×20mm，5μm）；流动相，（an∶水＝42∶58，
流速 5.0mL/min；检测波长 240nm），得甲基苦木酮碱（0.12mg，纯度 99.0％）

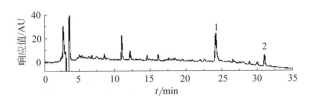

图 3-63　苦木粗提物的 HPLC 分析图[33]

HPLC 条件：Kromasil C$_{18}$柱（250mm×4.6mm，5μm）；紫外检测波长 240nm；流速 1.0mL/min；
流动相，乙腈（A)-0.3％乙酸水溶液（B），18％～50％ A（0～30min），
50％～50％ A（30～35min）。1—苦木酮碱；2—甲基苦木酮碱

（3）分离方法三

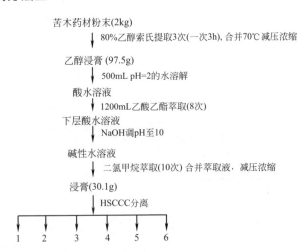

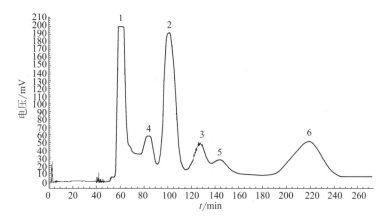

图 3-64　苦木粗提物的制备 HSCCC 色谱图[34]

HSCCC 条件：柱体积 260mL；溶剂系统，正己烷-乙酸乙酯-甲醇-水（2∶2∶2∶2），上相作为固定相，

下相作为流动相；流速 2mL/min；转速 800r/min；柱温 25℃；进样量 100mg，10mL；检测波长

254nm。1—3-methylcanthin-2,6-dione（22.1mg，纯度 89.30％）；2—苦木酮碱（4.9mg，

纯度 98.32％）；3—1-methoxycarbonyl-β-carboline（1.2mg，纯度 98.19％）

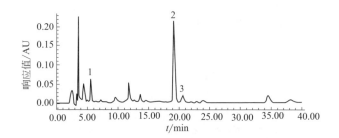

图 3-65　苦木粗提物的 HPLC 分析图[34]

HPLC 条件：Welchrom C$_{18}$柱（250mm×4.6mm，5μm）；紫外检测波长 254nm；柱温 30℃；

流速 1.0mL/min；进样量 20μL；流动相，A（乙腈）-B（0.1％甲酸水溶液），0～7min，25％ A；

7～8min，25％～30％ A；9～40min，30％ A。1—3-methylcanthin-2,6-dione；

2—苦木酮碱；3—1-methoxycarbonyl-β-carboline

3.22　辣椒

　　辣椒为茄科植物辣椒 *Capsicum annuum* L. 或其栽培变种的干燥成熟果实，具有温中散寒、开胃消食等功效。现代药理研究表明，辣椒生物碱类成分具有镇痛、消炎、促进食欲、改善消化、抗菌杀虫及对神经递质的选择性等药理作用，其中主要活性成分包括二氢辣椒素、天然辣椒素、降二氢辣椒碱等。

【主要化学成分与结构】

编号	名称	CAS 号	分子式	分子量
1	二氢辣椒素（dihydrocapsaicin）	19408-84-5	$C_{18}H_{29}NO_3$	307
2	天然辣椒素（capsaicin）	404-86-4	$C_{18}H_{27}NO_3$	305
3	降二氢辣椒碱（nordihydrocapsaicin）	28789-35-7	$C_{17}H_{27}NO_3$	293

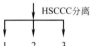

【主要化学成分提取、分离】[35]

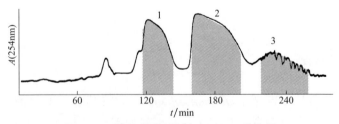

辣椒药材粉末(3kg)

　　45L 60%乙醇在60℃下提取，重复3次，乙醇
　　提取液合并，60℃下减压浓缩至 20L

乙醇提取物

　　HPD-100A型大孔树脂，依次用水、25%乙醇、60%
　　乙醇洗脱，收集60%乙醇洗脱液，减压浓缩，干燥

粗提物(7.6g)

　　石油醚-乙醚(3:1)重结晶

粗晶(3.5g)

　　HSCCC分离

1　2　3

图 3-66　辣椒粗晶的制备 HSCCC 分离图

HSCCC 条件：柱体积 230mL；溶剂系统，四氯化碳-甲醇-水（4：3：2，体积比），上相作为固定相，下相作为流动相；检测波长 254nm；流速 1.0mL/min；样品量 150mg/6mL；固定相保留率 65％。
1—二氢辣椒素（33mg，97.4％）；2—天然辣椒素（68mg，99.0％）；
3—降二氢辣椒碱（4mg，94.5％）

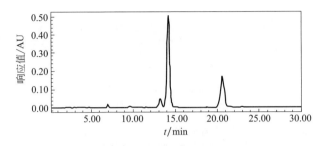

图 3-67 辣椒粗晶的 HPLC 分析图

HPLC 条件：Shim-pack VP-ODS 柱（250mm×4.6mm，5μm）；

紫外检测波长 254nm；柱温 25℃；流速 0.8mL/min；进样量 10μL；

流动相，甲醇-0.1%的磷酸（70：30，体积比）

3.23 莲子心

莲子心为睡莲科植物莲 *Nelumbo nucifera* Gaertn. 的成熟种子中的干燥幼叶及胚根。莲子心具有清心安神、交通心肾、涩精止血等功能，主治热入心包，神昏谵语，心肾不交，失眠遗精，血热吐血。主要活性成分为莲心碱、异莲心碱、甲基莲心碱等化合物。

【主要化学成分与结构】

编号	名称	CAS 号	分子式	分子量
1	莲心碱(liensinine)	2586-96-1	$C_{37}H_{42}N_2O_6$	610
2	异莲心碱(isoliensinine)	6817-41-0	$C_{37}H_{42}N_2O_6$	610
3	甲基莲心碱(neferine)	2292-16-2	$C_{38}H_{44}N_2O_6$	624

	R^1	R^2
1	H	Me
2	Me	H
3	Me	Me

【主要化学成分提取、分离】[36]

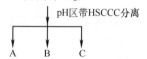

莲子心药材粉末(1.2kg)

95%乙醇回流，重复3次，每次时间分别为3h、2h、2h，合并提取液，减压浓缩

粗提物

0.5L2%HCl溶解后，2L氯仿、氨水依次萃取，滤去非碱性物质后，氨水调节pH9.5

提取物(12.5g)

pH区带HSCCC分离

A　B　C

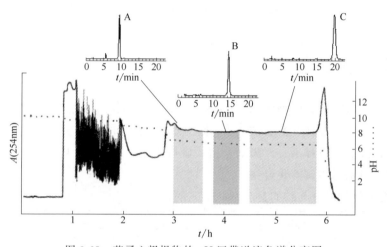

图 3-68　莲子心粗提物的 pH 区带逆流色谱分离图

pH 区带逆流色谱条件：柱体积 230mL；溶剂系统，正己烷-乙酸乙酯-甲醇-水（5∶5∶2∶8），上相添加 10mmol/L 三乙胺作为固定相，下相添加 5mmol/L HCl 作为流动相；检测波长 254nm；转速 800r/min；进样量 1.5g；流速 1.5mL/min；固定相保留率 57％。A—莲心碱（90mg，93.1％）；B—异莲心碱（66mg，90.0％）；C—甲基莲心碱（330mg，97.2％）

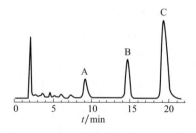

图 3-69　莲子心生物碱粗品的 HPLC 分析图

HPLC 条件：Shim-pack VP-ODS C_{18}（4.6mm×250mm，5μm）；紫外检测波长 280nm；柱温 25℃；流速 1mL/min；流动相，甲醇-0.3％二乙胺＝70∶30。

A—莲心碱；B—异莲心碱；C—甲基莲心碱

3.24 骆驼蓬子

骆驼蓬子为蒺藜科植物骆驼蓬 *Peganum harmala* L. 的种子，具有止咳平喘、祛风湿等功效。骆驼蓬子的主要活性成分为生物碱类化合物。骆驼蓬子生物碱类成分具有抗肿瘤等药理作用，其中主要活性成分包括哈马灵、哈尔明等。

【主要化学成分与结构】

编号	名称	CAS 号	分子式	分子量
1	哈马灵（harmaline）	304-21-2	$C_{13}H_{14}N_2O$	214
2	哈尔明（harmine）	442-51-3	$C_{13}H_{12}N_2O$	212

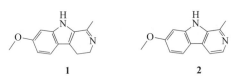

【主要化学成分提取、分离】[37]

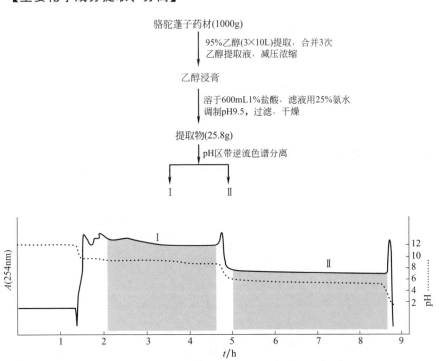

图 3-70 骆驼蓬子粗提物的 pH 区带逆流色谱分离图

pH 区带逆流色谱条件：柱体积 230mL；溶剂系统，叔丁基甲醚-四氢呋喃-水（2∶2∶3），上相加 10mmol/L 三乙胺作为固定相，下相加 5mmol/L 盐酸作为流动相；转速 800r/min；流速 1.5mL/min；检测波长 254nm；进样量 1.2g/10mL；固定相保留率 48.1%。

Ⅰ—哈马灵（325mg，96.1%）；Ⅱ—哈尔明（554mg，97.2%）

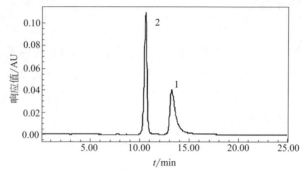

图 3-71　骆驼蓬子粗提物的 HPLC 分析图

HPLC 条件：Shim-pack VP-ODS 色谱柱（4.6mm×250mm，5μm）；

紫外检测波长 320nm；柱温 25℃；流速 1mL/min；进样量 10μL；

流动相，甲醇-0.1％三乙胺水溶液＝70：30。

1—哈马灵；2—哈尔明

3.25　马钱子

马钱子为马钱科植物马钱 *Strychons nux-vomica* L. 的干燥成熟种子，具有通络止痛、散结消肿的功效。马钱种子极毒，含有多种生物碱，其中主要活性成分为番木鳖碱和马钱子碱等。番木鳖碱对整个中枢神经系统都有兴奋作用，并提高大脑皮质的感觉中枢机能，马钱子碱有镇痛、镇静作用。

【主要化学成分与结构】

编号	名称	CAS 号	分子式	分子量
1	番木鳖碱（strychnine）	57-24-9	$C_{21}H_{22}N_2O_2$	334
2	马钱子碱（brucine）	357-57-3	$C_{23}H_{26}N_2O_4$	394

	R^1	R^2
1	H	H
2	OMe	OMe

【主要化学成分提取、分离】[38]

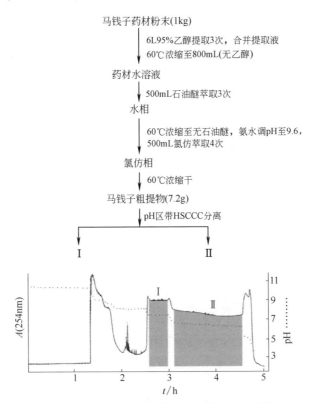

马钱子药材粉末(1kg)

　　↓ 6L95%乙醇提取3次，合并提取液
　　↓ 60℃浓缩至800mL(无乙醇)

药材水溶液

　　↓ 500mL石油醚萃取3次

水相

　　↓ 60℃浓缩至无石油醚，氨水调pH至9.6，
　　↓ 500mL氯仿萃取4次

氯仿相

　　↓ 60℃浓缩干

马钱子粗提物(7.2g)

　　↓ pH区带HSCCC分离

Ⅰ　　　　　　　Ⅱ

图 3-72　马钱子粗提物 pH 区带逆流色谱图

pH 区带逆流色谱条件：柱体积 230mL；溶剂系统，正己烷-乙酸乙酯-异丙醇-水（1：3：1.5：4.5），上相含三乙胺 10mmol/L，下相含盐酸 5mmol/L，上相作为固定相，下相作为流动相；流速 1.5mL/min；检测波长 254nm；进样量 1.5g；转速 800r/min；固定相保留率 51％。Ⅰ—番木鳖碱（176mg，纯度 95.1％）；Ⅱ—马钱子碱（480mg，纯度 97.0％）

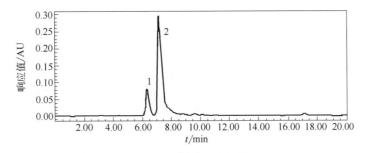

图 3-73　马钱子粗提物的 HPLC 分析图

HPLC 条件：Symmetry Shield RP C$_{18}$柱（250mm×4.6mm，I. D.）；紫外检测波长 282nm；柱温 25℃；流速 1.0mL/min；进样量 10μL；流动相，乙腈-水（含 0.2％乙酸和 0.2％三乙胺）=20：80。

1—番木鳖碱；2—马钱子碱

3.26 千层塔

千层塔为石杉科石杉属植物蛇足石杉 *Huperzia serrata*（Thunb.）Trev 的全草，具有散瘀消肿、解毒、止痛等功效。现代药理研究表明，抑制胆碱酯酶，对早老性痴呆症、单纯记忆障碍及重症肌无力症治疗有显著疗效，其中主要活性成分包括石杉碱甲、石杉碱乙等。

【主要化学成分与结构】

编号	名称	CAS 号	分子式	分子量
1	石杉碱甲（huperzines A）	120786-18-7	$C_{15}H_{18}N_2O$	242
2	石杉碱乙（huperzines B）	103548-82-9	$C_{16}H_{20}N_2O$	256

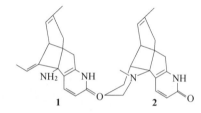

【主要化学成分提取、分离】[39]

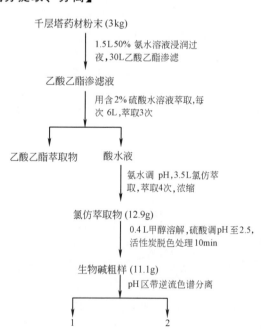

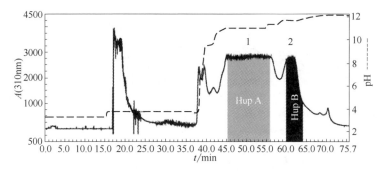

图 3-74　千层塔粗提物的制备 pH 区带逆流色谱图

pH 区带逆流色谱条件：柱体积 200mL；溶剂系统，正庚烷-乙酸乙酯-正丙醇-水（10：30：15：45，体积比）上相作为固定相（8mmol/L 三乙胺），下相作为流动相（6mmol/L 甲磺酸）；流速 6mL/min；进样量 1.4g；固定相保留值 70％。1—石杉碱甲（105mg，＞99％）；2—石杉碱乙（90mg，＞96％）

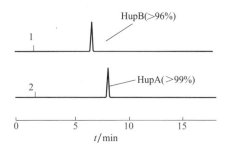

图 3-75　千层塔粗提物分离后组分的 HPLC 分析图

HPLC 条件：Uptisphere 5HDO-25QS C$_{18}$（4.6mm×250mm，5μm）；紫外检测波长 310nm；柱温 25℃；流速 0.8mL/min；流动相，甲醇-水（乙酸调 pH 至 3.5）＝30：70。1—石杉碱甲；2—石杉碱乙

3.27　牵牛子

牵牛子为旋花科植物裂叶牵牛 *Pharbitis nil*（L.）Choisy 或圆叶牵牛 *Pharbitis purpurea*（L.）Voigt 的干燥成熟种子，具有泻水通便、消痰涤饮、杀虫攻积的功效。牵牛子含生物碱类成分，主具有泻下、利尿、消肿、驱虫等作用，主治肢体水肿、肾炎水肿、肝硬化腹水、便秘、虫积腹痛等症，其主要活性成分包括麦角醇、裸麦角碱等。

【主要化学成分与结构】

编号	名称	CAS 号	分子式	分子量
1	麦角醇（lysergol）	602-85-7	C$_{16}$H$_{18}$N$_2$O	254
2	裸麦角碱（chanoclavine）	2390-99-0	C$_{16}$H$_{20}$N$_2$O	256

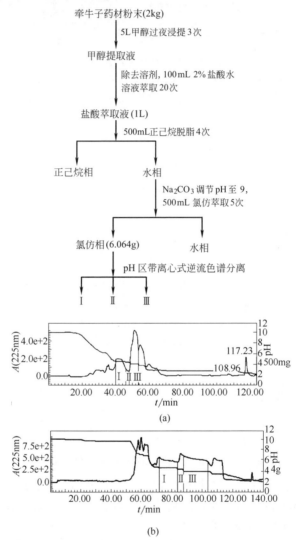

【主要化学成分提取、分离】[40]

牵牛子药材粉末(2kg)

↓ 5L甲醇过夜浸提3次

甲醇提取液

↓ 除去溶剂, 100mL 2%盐酸水
溶液萃取20次

盐酸萃取液(1L)

↓ 500mL正己烷脱脂4次

正己烷相　　　水相

↓ Na₂CO₃调节pH至9,
500mL 氯仿萃取5次

氯仿相(6.064g)　　　水相

↓ pH区带离心式逆流色谱分离

Ⅰ　Ⅱ　Ⅲ

(a)

(b)

图 3-76　pH区带离心式逆流色谱分离牵牛子中麦角醇和裸麦角碱的色谱图

pH区带逆流色谱条件：柱体积200mL；溶剂体系，叔丁基甲醚-乙腈-水（4∶1∶5，体积比），上相加入
10mmol/L三乙胺作为固定相，下相加入10mmol/L的三氟乙酸作为流动相；进样量（a）500mg；
（b）4.0g；流速3.0mL/min；检测波长225nm；转速1250r/min；固定相保留率70%～80%。
Ⅰ—麦角醇（210mg，97%）（b）；Ⅲ—裸麦角碱（182mg，79.6%）（a）

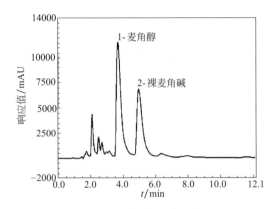

图 3-77　牵牛子粗提物的 HPLC 分析图

HPLC 条件：色谱柱 RP-18e（100mm×4.6mm）；柱温 25℃；流动相，

乙腈-0.01mol/L 磷酸二氢钠水溶液（含 0.2%三氟乙酸）（15∶85，体积比）；

流速 1.0mL/min；检测波长 225nm

3.28　青风藤

青风藤为防己科植物青藤 *Sinomenium acutum*（Thunb.）Rehd. et Wils. 和毛青藤 *Sinomenium acutum*（Thunb.）Rehd. et Wils. var. *cinereum* Rehd. et Wils. 的干燥藤茎，具有祛风湿、通经络、利小便等功效。现代研究表明青藤碱有抗炎、免疫抑制、镇痛、降血压、抗心律失常等药理作用。

【主要化学成分与结构】

编号	名称	CAS 号	分子式	分子量
1	青藤碱（sinomenine）	115-53-7	$C_{19}H_{23}NO_4$	329
2	尖防己碱（acutumine）	17088-50-5	$C_{19}H_{24}ClNO_6$	397

【主要化学成分提取、分离】[41]

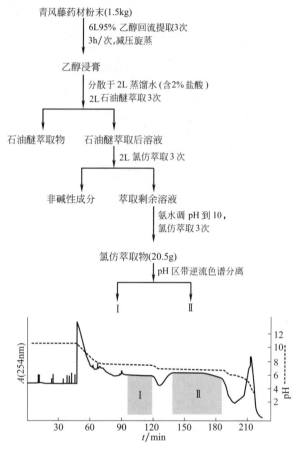

图 3-78　青风藤 pH 区带逆流色谱图

pH区带逆流色谱条件：柱体积 230mL；溶剂系统：甲基叔丁基醚-乙腈-水（4∶0.5∶5，体积比），上相作为固定相（10mmol/L 三乙胺），下相作为流动相（5mmol/L 盐酸）；流速 1.5mL/min；进样量 0.82g；固定相保留率67.4％。Ⅰ—尖防己碱（85mg，98.7％）；Ⅱ—青藤碱（376mg，98.1％）

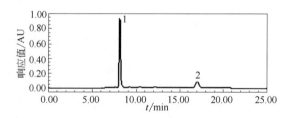

图 3-79　青风藤粗提物的 HPLC 分析图

HPLC 条件：Symmetry Shield™ RP-C$_{18}$（4.6mm×250mm，5μm）；紫外检测波长 254nm；柱温 25℃；流速 1.0mL/min；进样量 10μL；流动相，乙腈-水（0.2％三乙胺）＝25∶75。

1—青藤碱；2—尖防己碱

3.29 三尖杉

三尖杉（*Cephalotaxus fortunei* Hook F.）为三尖杉科三尖杉属植物。三尖杉枝、叶中含有多种生物碱，其中主要活性成分为三尖杉碱类生物碱，包括三尖杉酯碱、异三尖杉酮碱、高三尖杉酯碱等。现代药理研究表明，三尖杉碱对戊巴比妥的中枢神经有加强作用，有抗癌的功效；三尖杉酯碱、高三尖杉酯碱对脑瘤 22 存在抑制作用。

【主要化学成分与结构】

编号	名称	CAS 号	分子式	分子量
1	三尖杉酯碱（harringtonine）	26833-85-2	$C_{28}H_{37}NO_9$	531
2	异三尖杉酮碱（isoharringtonine）	26833-86-3	$C_{28}H_{37}NO_9$	531
3	高三尖杉酯碱（homoharringtonine）	26833-87-4	$C_{29}H_{39}NO_9$	545

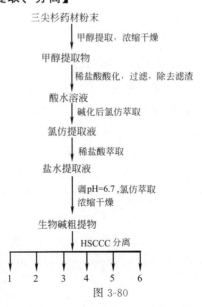

【主要化学成分提取、分离】[42]

三尖杉药材粉末
↓ 甲醇提取，浓缩干燥
甲醇提取物
↓ 稀盐酸酸化，过滤，除去滤渣
酸水溶液
↓ 碱化后氯仿萃取
氯仿提取液
↓ 稀盐酸萃取
盐水提取液
↓ 调pH=6.7,氯仿萃取
↓ 浓缩干燥
生物碱粗提物
↓ HSCCC 分离

1　2　3　4　5　6

图 3-80

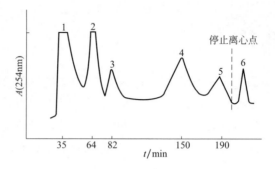

图 3-80　三尖杉粗提物的制备 HSCCC 分离图

HSCCC 条件：柱体积 230mL；溶剂系统，氯仿-0.07mol/L 磷酸钠缓冲溶液（1∶1）（pH＝5.0），
上相作为固定相，下相作为流动相；流速 2mL/min；进样量 10～20mg；检测波长 254nm。

2—异三尖杉酮碱；4—高三尖杉酯碱；6—三尖杉酯碱

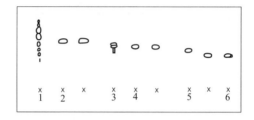

图 3-81　三尖杉高速逆流色谱分离物的薄层色谱图

薄层色谱条件：展开剂，乙酸乙酯-丙酮（6∶2.5），碘化铋钾显色。

2—异三尖杉酮碱；4—高三尖杉酯碱；6—三尖杉酯碱

3.30　石蒜

　　石蒜 *Lycoris radiata* 为石蒜科植物石蒜的干燥鳞茎，具有镇痛、抗炎、抗病毒、抗胆碱和抗肿瘤的作用，外用治疗淋巴结结核、疔疮疖肿、风湿关节痛、水肿等。石蒜的主要活性成分为生物碱类化合物。现代药理研究表明，其主要活性成分包括 ungiminorine、lycorine、haemanthamin、11-hydroxyvittatin、9-norpluviine、galanthamine、lycoramine 等。

【主要化学成分与结构】

编号	名称	CAS 号	分子式	分子量
1	ungiminorine	27857-09-6	$C_{17}H_{19}NO_5$	317
2	lycorine	476-28-8	$C_{16}H_{17}NO_4$	287
3	haemanthamin	466-75-1	$C_{17}H_{19}NO_4$	301
4	11-hydroxyvittatin		$C_{16}H_{17}NO_4$	287
5	9-norpluviine	857202-86-9	$C_{16}H_{19}NO_3$	273
6	galanthamine	357-70-0	$C_{17}H_{21}NO_3$	287
7	lycoramine	21133-52-8	$C_{17}H_{23}NO_3$	289

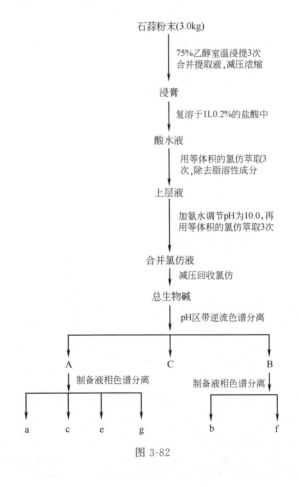

【主要化学成分提取、分离】[43]

石蒜粉末(3.0kg)

↓ 75%乙醇室温浸提3次
合并提取液,减压浓缩

浸膏

↓ 复溶于1L0.2%的盐酸中

酸水液

↓ 用等体积的氯仿萃取3
次,除去脂溶性成分

上层液

↓ 加氨水调节pH为10.0,再
用等体积的氯仿萃取3次

合并氯仿液

↓ 减压回收氯仿

总生物碱

↓ pH区带逆流色谱分离

A　　　　C　　　　B

A ↓ 制备液相色谱分离　　　制备液相色谱分离 ↓ B

a　c　e　g　　　　b　f

图 3-82

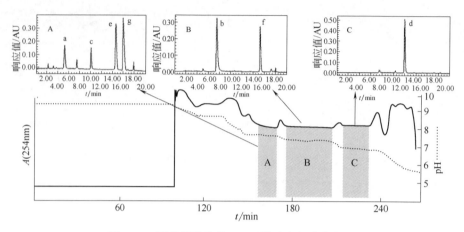

图 3-82　石蒜粗提物的 pH 区带逆流色谱分离图

pH 区带逆流色谱条件：溶剂系统，石油醚-乙酸乙酯-正丁醇-水（1∶9.5∶0.5∶10，体积比）；

上相加入 10mmol/L 三乙胺，下相加入 10mmol/L 盐酸；转速 850r/min；流速 2mL/min；

进样量 2.5g；检测波长 254nm

HPLC 条件：色谱柱 Shim-pack VP-ODS 柱（250mm×4.6mm i.d.，5μm）；流动相，甲醇

（溶剂 A）-0.2%三乙胺（溶剂 B）（0～11min，40%～85% A；11～15min，85%～85% A；

15～16min，85%～100% A；16～20min，100%～100% A）；流速 1.0mL/min；检测波长 290nm；

柱温 25℃；进样体积 10μL。a—ungiminorine；b—lycorine；c—haemanthamin；

d—11-hydroxyvittatin；e—9-norpluviine；f—galanthamine；g—lycoramine

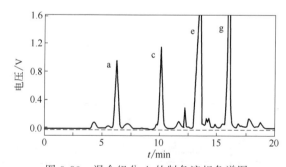

图 3-83　混合组分 A 的制备液相色谱图

制备液相色谱条件：样品浓度 2mg/mL；色谱柱 Shim-pack PREP-ODS 柱（250mm×20mm i.d.，15μm）；

流动相，甲醇（溶剂 A）-0.2%三乙胺（溶剂 B）=55∶45，流速 8.0mL/min；检测波长 290nm；

进样体积 200μL。a—ungiminorine（6.5mg，>95%）；c—haemanthamin（5.2mg，>95%）；

e—9-norpluviine（11.6mg，>95%）；g—lycoramine（14.8mg，>95%）

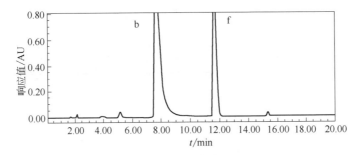

图 3-84　混合组分 B 的制备液相色谱图

制备液相色谱条件：样品浓度 1.5mg/mL；色谱柱 Shim-pack PREP-ODS 柱（250mm×20mm

i. d.，15μm）。流动相，甲醇（溶剂 A)-0.2％三乙胺（溶剂 B）＝60∶40；流速 8.0mL/min；

检测波长 290nm；柱温 25℃；进样体积 250μL。b—lycorine

（9.2mg，＞95％）；f—galanthamine（12.8mg，＞95％）

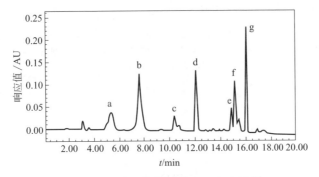

图 3-85　石蒜总生物碱的 HPLC 色谱图

HPLC 条件：色谱柱 Shim-pack VP-ODS 柱（250mm×4.6mm i. d.，5μm）；流动相，

甲醇（溶剂 A)-0.2％三乙胺（溶剂 B）（0～11min，40％～85％ A；11～15min，

85％～85％ A；15～16min，85％～100％ A；16～20min，100％～100％ A）；流速 1.0mL/min；

检测波长 290nm；柱温 25℃；进样体积 10μL。a—ungiminorine；b—lycorine；c—haemanthamin；

d—11-hydroxyvittatin；e—9-norpluviin；f—galanthamin；g—lycoramine

3.31　太子参

　　太子参为石竹科植物孩儿参 *Pseudostellaria heterophylla*（Miq.）Pax
ex Pax et Hoffm. 的干燥块根，具有益气健脾、生津润肺等功效。用于脾
虚体倦，食欲不振，病后虚弱，气阴不足，自汗日渴，肺燥干咳。现代
研究表明含环肽类、糖苷类、挥发性物质、脂肪酸及酯类等化学成分，
具有心肌保护，免疫增强，抗氧化，抗应激，治疗糖尿病及止咳等药理
作用。

【主要化学成分与结构】

编号	名称	CAS 号	分子式	分子量
1	环肽 B(pseudostellarin B)	156430-21-6	$C_{33}H_{46}N_8O_8$	682

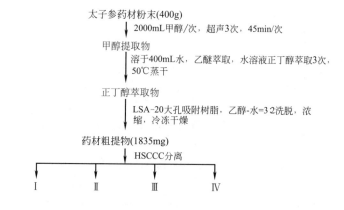

R=苯基

1

【主要化学成分提取、分离】[44]

太子参药材粉末(400g)

↓ 2000mL甲醇/次，超声3次，45min/次

甲醇提取物

↓ 溶于400mL水，乙醚萃取，水溶液正丁醇萃取3次，50℃蒸干

正丁醇萃取物

↓ LSA-20大孔吸附树脂，乙醇-水=3∶2洗脱，浓缩，冷冻干燥

药材粗提物(1835mg)

↓ HSCCC分离

I   II   III   IV

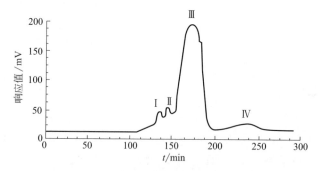

图 3-86　太子参粗提物的制备 HSCCC 分离图

HSCCC 条件：溶剂系统，正丁醇-乙酸乙酯-水（0.6∶4.4∶5，体积比），上相作为固定相，下相作为流动相；流速 1.6mL/min；进样量 60mg。III—环肽 B（3mg，96.2%）

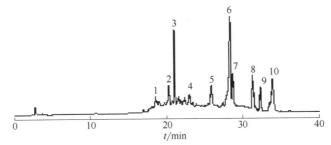

图 3-87　太子参粗提物的 HPLC 分析图

HPLC 条件：SinoChrom ODSBP C₁₈柱（4.6mm×200mm，5μm）；紫外检测波长 213nm，
柱温 25℃，流速 1.0mL/min；流动相，乙腈-水＝2％（0min）～10％（10min）～
45％（30min）～55％（40min）。6—环肽 B

3.32　王不留行

　　王不留行为石竹科麦蓝菜 *Vaccaria segetalis*（Neck.）Garcke. 的干燥成熟种子，具有活血通经、下乳消肿、利尿通淋等功效。王不留行含多种环苷、环肽和黄酮苷类成分，有行血通经、催生下乳、消肿敛疮等功效，现代研究表明具有抗早孕、抗肿瘤、兴奋子宫、促进乳汁分泌等药理作用。

【主要化学成分与结构】

编号	名称	CAS 号	分子式	分子量
1	王不留行环肽 B(segetalin B)	164991-89-3	$C_{24}H_{32}N_6O_5$	484
2	王不留行环肽 A(segetalin A)	161875-97-4	$C_{31}H_{43}N_7O_6$	609

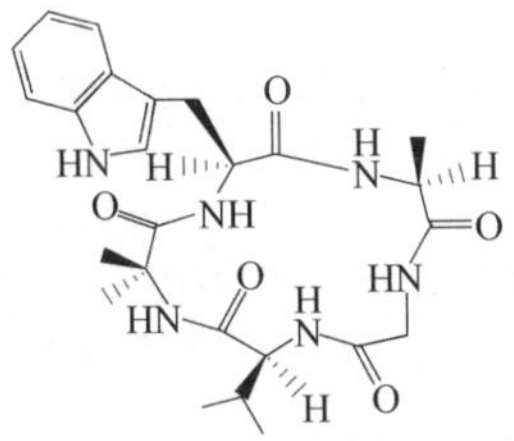

1 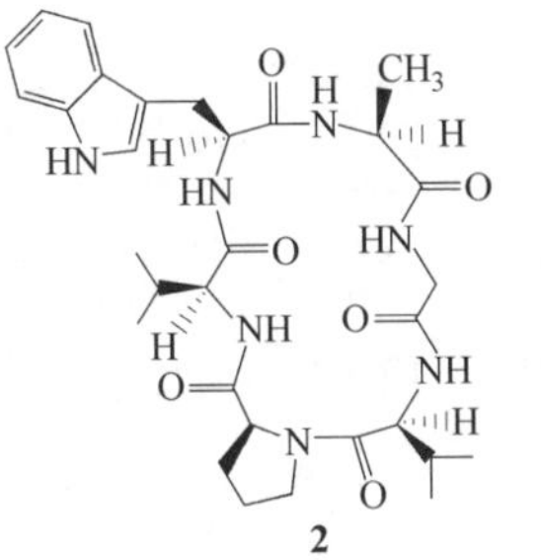　　　　　　　　2

【主要化学成分提取、分离】[45]

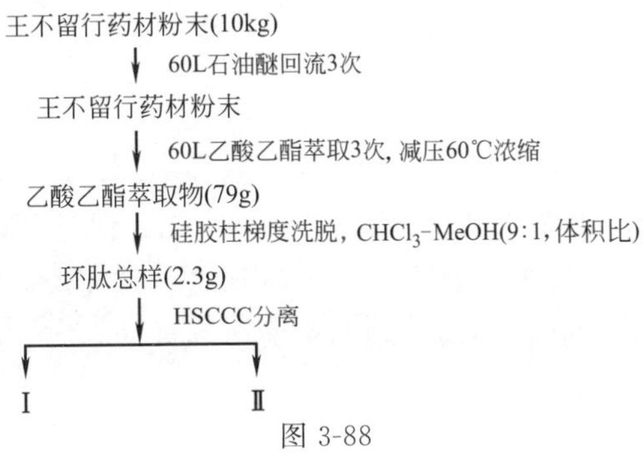

王不留行药材粉末(10kg)

↓ 60L石油醚回流3次

王不留行药材粉末

↓ 60L乙酸乙酯萃取3次, 减压60℃浓缩

乙酸乙酯萃取物(79g)

↓ 硅胶柱梯度洗脱, CHCl₃-MeOH(9:1,体积比)

环肽总样(2.3g)

↓ HSCCC分离

Ⅰ　　　　　　Ⅱ

图 3-88

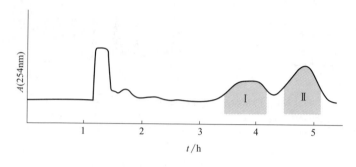

图 3-88　王不留行粗提物的制备 HSCCC 分离图

HSCCC 条件：柱体积 230mL；溶剂系统，石油醚-乙酸乙酯-甲醇-水

（0.5：3.5：1：5，体积比），上相作为固定相，下相作为流动相；

流速 1.5mL/min；进样量 190mg；固定相保留率 65％。

Ⅰ—王不留行环肽 B（38.0mg，98.1％）；

Ⅱ—王不留行环肽 A（28.5mg，95.6％）

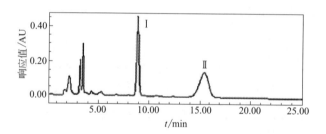

图 3-89　王不留行粗提物的 HPLC 分析图

HPLC 条件：Welch Materials C_{18}（4.6mm×250mm，5μm）；紫外检测波长 280nm；

柱温 25℃；流速 1.0mL/min；进样量 10μL；流动相，乙腈-0.1％甲酸＝30：70。

Ⅰ—王不留行环肽 B；Ⅱ—王不留行环肽 A

3.33　乌头

乌头 *Aconitum carmicaedii* Debx. 为毛茛科植物，母根为乌头，侧根（子根）入药叫附子，具有抗炎止痛、利尿、强心、促进新陈代谢等功效。乌头的主要活性成分为生物碱。具有强心、抗休克、抗炎等药理作用，其中主要活性成分包括乌头碱、新乌头碱、刺乌头碱、毛茛叶乌碱、苯甲酰新乌头原碱和苯甲酰次乌头原碱等。

【主要化学成分与结构】

编号	名称	CAS 号	分子式	分子量
1	刺乌头碱（lappaconitine）	32854-75-4	$C_{32}H_{44}N_2O_8$	584
2	毛茛叶乌头碱（ranaconitine）	1360-76-5	$C_{32}H_{44}N_2O_9$	600
3	中乌头碱（mesaconitine）	2752-64-9	$C_{33}H_{45}NO_{11}$	631
4	次乌头碱（hypaconitine）	6900-87-4	$C_{33}H_{45}NO_{10}$	615
5	去氧乌头碱（deoxyaconitine）	3175-95-9	$C_{34}H_{47}NO_{10}$	629

【主要化学成分提取、分离】[46,47]

（1）分离方法一

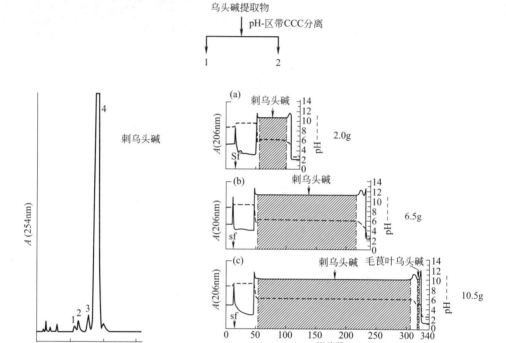

图 3-90　乌头提取物的 HPLC 分析图及 pH 区带逆流色谱分离图[46]

HPLC 条件：Kaseisorb LC ODS-300-5 柱（250mm×4.6mm）；紫外检测波长 254nm；

流速 1.0mL/min；流动相，甲醇-水-氯仿-三乙胺（60：40：2：0.1）

pH 区带逆流色谱条件：柱体积 320mL；溶剂系统，甲基二丁醚-四氢呋喃-水（2：2：3），

上相添加 10mmol/L 三乙胺作为固定相，下相添加 10mmol/L HCl 作为流动相；

流速 3mL/min；进样量 2.0g（a），6.5g（b），10.5g（c）；固定相保留率

75.8%（a），75%（b），75.6%（c）。刺乌头碱：（a）（1.75g，

纯度＞99%），（b）（5.6g，纯度＞99%），（c）（9.0g，纯度＞99%）。

3—毛茛叶乌头碱；4—刺乌头碱

（2）分离方法二

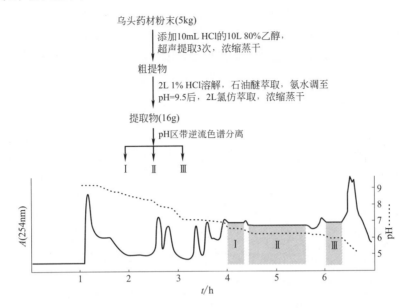

图 3-91　乌头粗提物的 pH 区带逆流色谱分离图[47]

pH 区带逆流色谱条件：柱体积 300mL；溶剂系统，石油醚-乙酸乙酯-甲醇-水（5∶5∶1∶9），

上相添加 10mmol/L 三乙胺作为固定相，下相添加 10mmol/L HCl 作为流动相；流速 2.0mL/min；

进样量 2.5g；固定相保留率 62%。Ⅰ—中乌头碱（104mg，纯度 93%）；

Ⅱ—次乌头碱（424mg，纯度 95%）；Ⅲ—去氧乌头碱（126.25mg，纯度 96%）

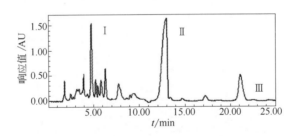

图 3-92　乌头粗提物的 HPLC 分析图[47]

HPLC 条件：Inertsil ODS-SP C$_{18}$柱（4.6mm×250mm，5μm）；紫外检测波长 230nm；

柱温 25℃；流速 1.0mL/min；流动相，甲醇-0.2%三乙胺＝80∶20。

Ⅰ—中乌头碱；Ⅱ—次乌头碱；Ⅲ—去氧乌头碱

3.34　吴茱萸

吴茱萸为芸香科植物吴茱萸 *Euodia rutaecarpa*（Juss.）Benth.、石虎

Euodia rutaecarpa（Juss.）Benth. var. *officinalis*（Dode）Huang 或疏毛吴
茱萸 *Euodia rutaecarpa*（Juss.）Benth. var. *bodinieri*（Dode）Huang 的干
燥近成熟果实，具有散寒止痛、降逆止呕、助阳止泻等功效。现代药理研究表
明，吴茱萸碱具有强心、舒张血管、调节血压、松弛胃肠平滑肌、抗肿瘤等作
用，其主要活性成分为生物碱类化合物，包括吴茱萸碱、吴茱萸次碱等。

【主要化学成分与结构】

编号	名称	CAS号	分子式	分子量
1	吴茱萸碱（evodiamine）	518-17-2	$C_{19}H_{17}N_3O$	303
2	吴茱萸次碱（rutaecarpin）	84-26-4	$C_{18}H_{13}N_3O$	287
3	1-甲基-2-十一烷基-4(1H)-喹诺酮	68353-24-2	$C_{19}H_{27}NO$	285
4	1-methyl-2-[(Z)-5-undecenyl]-4(1H)-quinolone	120693-49-4	$C_{20}H_{27}NO$	297
5	1-methyl-2-undecyl-4(1H)-quinolone	59443-02-6	$C_{21}H_{31}NO$	313
6	1-methy-2-[(6Z,9Z)]-6,9-pentadecadienyl-4-(1H)-quinolone	120693-52-9	$C_{25}H_{35}NO$	365
7	二氢吴茱萸卡品碱（dihydroevocarpine）	15266-35-0	$C_{23}H_{35}NO$	341
8	吴茱萸新碱（evocarpine）	15266-38-3	$C_{23}H_{33}NO$	339
9	1-methyl-2-[(Z)-10-pentadecenyl]-4(1H)-quinolone	120693-50-7	$C_{25}H_{37}NO$	367
10	1-methyl-2-[(Z)-6-pentadecenyl]-4(1H)-quinolone	1265226-95-6	$C_{25}H_{37}NO$	367

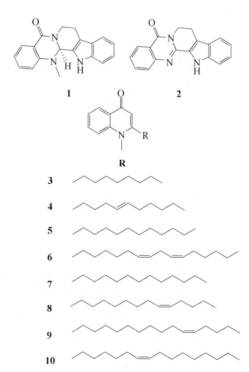

【主要化学成分提取、分离】[48,50]

（1）分离方法一

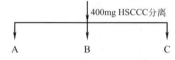

吴茱萸粗粉(75g)

│ 750mL乙醇浸泡30min，超声1h，
│ 过滤，重复3次，合并提取液，
│ 45℃下减压浓缩，真空干燥

吴茱萸粗提物(5.16g)

│ 5g样品加分散于100mL蒸馏水，依次用300mL
│ 石油醚萃取6次，300mL二氯甲烷萃取3次，合
│ 并二氯甲烷萃取液，减压浓缩

二氯甲烷粗提物(2.24g)

│ 400mg HSCCC分离

A   B   C

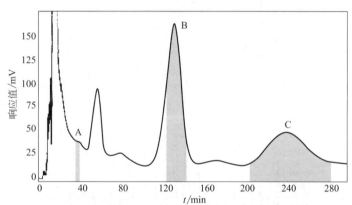

图 3-93　吴茱萸二氯甲烷粗提物的制备 HSCCC 分离图[48]

　　HSCCC 条件：柱体积 125mL；溶剂系统，正己烷-乙酸乙酯-甲醇-水（5：5：5：5），上相作为固定相，下相作为流动相；转速 855r/min；流速 2.0mL/min；进样量 400mg/10mL；检测波长 254nm。
A—柠檬苦素（6.2mg，96.2％）；B—吴茱萸碱（10.4mg，98.1％）；C—吴茱萸次碱（10.5mg，95.4％）

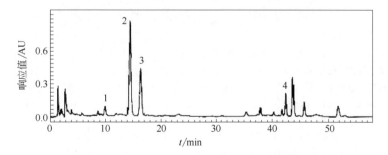

图 3-94　吴茱萸二氯甲烷萃取物的 HPLC 分析图[48]

　　HPLC 条件：Hypersil BDS C$_{18}$色谱柱（4.6mm×200mm，5μm）；紫外检测波长 225nm；柱温，室温；流速 1.0mL/min；进样量 10μL；流动相，乙腈-水，0～30min，40％～50％乙腈；30～35min，50％～75％乙腈；35～55min，75％～80％乙腈。1—柠檬苦素；2—吴茱萸碱；3—吴茱萸次碱；4—1-甲基-2-十一烷基-4(1H)-喹诺酮

（2）分离方法二

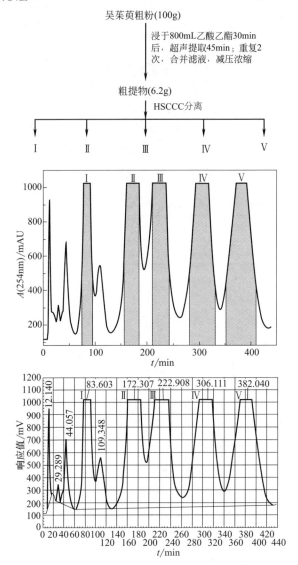

图 3-95　吴茱萸粗提物的制备 HSCCC 分离图[49]

HSCCC 条件：柱体积 260mL；溶剂系统，正己烷-乙酸乙酯-甲醇-水（5∶5∶7∶5，体积比），
上相作为固定相，下相作为流动相；转速 900r/min；流速 2mL/min；进样量 180mg/4mL；
检测波长 254nm；固定相保留率 50%。Ⅰ—吴茱萸碱（28mg，98.7%）；Ⅱ—吴茱萸次碱
（19mg，98.4%）；Ⅲ—吴茱萸新碱（21mg，96.9%）；Ⅳ—1-methy-2-[(6Z,9Z)]-
6,9-pentadecadienyl-4-(1H)-quinolone（16mg，98.0%）；
Ⅴ—1-methyl-2-dodecyl-4-(1H)-quinolone（12mg，97.2%）

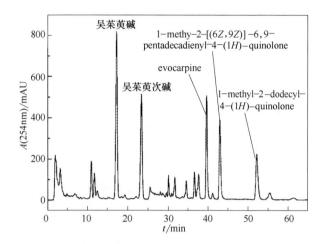

图 3-96　吴茱萸粗提物的 HPLC 分析图[49]

HPLC 条件：SPHERIGEL ODS C$_{18}$色谱柱（4.6mm×250mm，5μm）；

紫外检测波长 254nm；流速 1.0mL/min；流动相，

甲醇-乙腈-水（0～22min，15∶38∶47；22～65min，

45∶38∶17）

（3）分离方法三

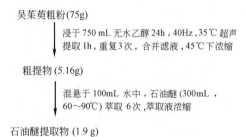

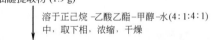

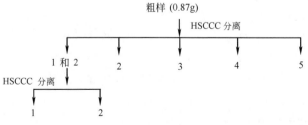

图 3-97

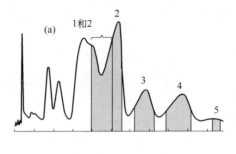

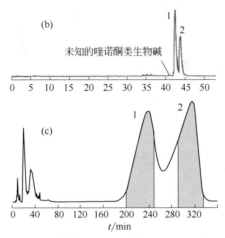

图 3-97 吴茱萸粗提物的制备 HSCCC 分离图（a）及 1 和 2 组分的 HPLC
分析图（b）及二次 HSCCC 分离图（c）[50]

HSCCC 条件：柱体积 250mL；溶剂系统，正己烷-乙酸乙酯-甲醇-水（3∶2∶3∶2）（a）；
（12∶8∶11∶8）（c）；上相作为固定相，下相作为流动相；转速 855r/min；流速 2mL/min；
进样量 500mg/10mL。1—1-methyl-2-undecyl-4(1H)-quinolone（25.9mg，94.3%）；
2—吴茱萸新碱（66.7mg，95.2%）；3—1-methy-2-[(6Z,9Z)]-6,9-pentadecadienyl-4-(1H)-
quinolone（29.2mg，96.8%）；4—二氢吴茱萸卡品碱（28.0mg，98.3%）；5—1-methyl-2-
[(Z)-10-pentadecenyl]-4(1H)-quinolone and 1-methyl-2-[(Z)-6-pentadecenyl]-4(1H)-quinolone
（6.8mg,96.8%）

HPLC 条件：Hypersil BDS C$_{18}$柱（4.6mm×200mm,5μm）；检测波长 225nm；
柱温 25℃；流速 1.0mL/min；流动相,乙腈(A)-水(B),0～30min,40%～50%A,
30～35min,50%～75%A,35～55min,75%～80%A,55～60min,80%A

3.35 喜树

喜树 *Camptotheca acuminata* Decne. 为山茱萸科喜树属植物，其果实、根、树皮、树枝、叶均可入药。喜树主要含有抗肿瘤的生物碱，其中主要活性成分为喜树碱。喜树碱具有抗肿瘤、免疫抑制、抗病毒、抗早孕、改变皮肤表皮的角化过程等药理作用。

【主要化学成分与结构】

编号	名称	CAS 号	分子式	分子量
1	喜树碱（camptothecine）	7689-03-4	C$_{20}$H$_{16}$N$_2$O$_4$	348

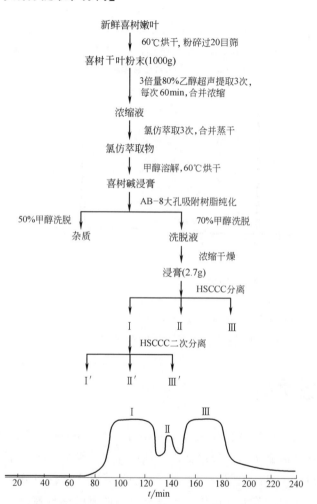

1

【主要化学成分提取、分离】[51]

新鲜喜树嫩叶

↓ 60℃烘干, 粉碎过20目筛

喜树干叶粉末(1000g)

↓ 3倍量80%乙醇超声提取3次,
每次60min,合并浓缩

浓缩液

↓ 氯仿萃取3次,合并蒸干

氯仿萃取物

↓ 甲醇溶解,60℃烘干

喜树碱浸膏

↓ AB-8大孔吸附树脂纯化

50%甲醇洗脱　　　　　　　　　　　70%甲醇洗脱

杂质　　　　　　　　　　洗脱液

↓ 浓缩干燥

浸膏(2.7g)

│ HSCCC分离

Ⅰ　　　　　Ⅱ　　　　　Ⅲ

│ HSCCC二次分离

Ⅰ′　　　Ⅱ′　　　Ⅲ′

图 3-98　喜树叶粗提物第一次高速逆流色谱分离图

HSCCC 条件：溶剂系统，氯仿-正己烷-甲醇-水（6∶4∶6∶4），氯仿-正己烷（6∶4）作为固定相，甲醇-水（6∶4）作为流动相；流速 2mL/min；进样量 200mg。Ⅰ—喜树碱粗品（50mg，纯度 71%）

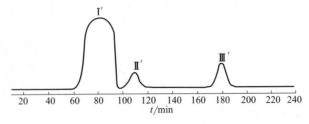

图 3-99　第二次高速逆流色谱纯化图

HSCCC 条件：溶剂系统，氯仿-正己烷-甲醇-pH 8.0 的 NaOH 水溶液（8∶2∶6∶4），
甲醇-pH 8.0 的 NaOH 水溶液（6∶4）作为流动相；流速 2mL/min；
进样体积 20mL。Ⅰ′—高纯度喜树碱（纯度 97.99%）

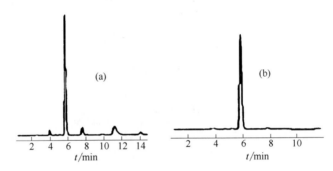

图 3-100　喜树碱粗品及喜树碱对照品的 HPLC 分析图

HPLC 条件：Waters C$_{18}$（4.6mm×150mm，5μm）；紫外检测波长 254nm；柱温，
室温；流速 0.8mL/min；进样量 20μL；流动相，甲醇-水＝60∶40。
（a）第 1 次 HSCCC 峰Ⅰ的 HPLC 分析图；（b）喜树碱

3.36　夏天无

夏天无为罂粟科植物伏生紫堇 *Corydalis decumbens*（Thunb.）Pers. 的干燥块茎，具有活血止痛、舒筋活络、祛风除湿等功效。主要用于治疗中风偏瘫、跌扑损伤、风湿性关节炎、坐骨神经痛等，其中活性成分为生物碱类化合物，包括原阿片碱、苏元胡碱甲、比枯枯灵和四氢巴马亭等。

【主要化学成分与结构】

编号	名称	CAS 号	分子式	分子量
1	原阿片碱（protopine）	130-86-9	C$_{20}$H$_{19}$NO$_5$	353
2	苏元胡碱甲（humosine A）	11014-02-1	C$_{20}$H$_{19}$NO$_6$	369
3	比枯枯灵（bicuculline）	485-49-4	C$_{20}$H$_{17}$NO$_6$	367
4	四氢巴马亭（tetrahydropalmatine）	10097-84-4	C$_{21}$H$_{25}$NO$_4$	355

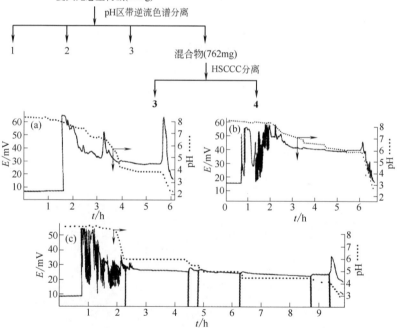

【主要化学成分提取、分离】[52,53]

（1）分离方法一

图 3-101　夏天无生物碱的制备 pH 区带逆流色谱分离图[52]

pH-HSCCC 条件：溶剂系统，正己烷-乙酸乙酯-甲醇-水，（a）5∶5∶1∶9，上相加 10mmol/L 三乙胺作为固定相，下相加 10mmol/L 盐酸作为流动相；转速 800r/min；固定相保留率 43%；（b）5∶5∶2∶8，上相加 10mmol/L 三乙胺作为固定相，下相加 10mmol/L 盐酸作为流动相，固定相保留率 48%；（c）5∶5∶2∶8，上相加 5mmol/L 三乙胺作为固定相，下相加 5mmol/L 盐酸作为流动相；固定相保留率 41%；流速 2mL/min；检测波长 254nm；进样量 3.0g（用 10mL 加碱的上相和 10mL 未加酸下相，超声振荡溶解）。（c）方法分离效果较理想，130~246min 得原阿片碱（375mg，97.5%），288~347min 得苏元胡碱甲（362mg，95.6%），488~522min 得比枯枯灵（246mg，97.1%）；358~484min 得比枯枯灵和四氢巴马亭的混合物（850mg），再经 HSCCC 进行二次分离（正己烷-乙酸乙酯-甲醇-水＝1∶0.8∶1.1∶1）分离纯化分别得到比枯枯灵（105mg，99.1%）、四氢巴马亭（470mg，99.7%）

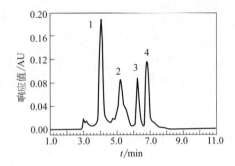

图 3-102 夏天无总生物碱的 HPLC 分析图[52]

HPLC条件：Waters C$_{18}$色谱柱（4.6mm×250mm，5μm）；紫外检测波长 280nm；

柱温 25℃；流速 1mL/min；进样量 10μL；流动相，乙腈-乙酸/乙酸钠

缓冲溶液＝70：30（pH 5.0）

（2）分离方法二

夏天无根 (2.8kg)

⬇ 15L95%乙醇提取5次，合
并滤液，减压浓缩

乙醇提取物

⬇ 600mL 1%HCl溶解得酸性提取液，用
氨水碱化至pH=9.5，过滤，干燥

粗提物 (10.9g)

⬇ pH 区带逆流色谱分离

1　　　　　2　　　　　3

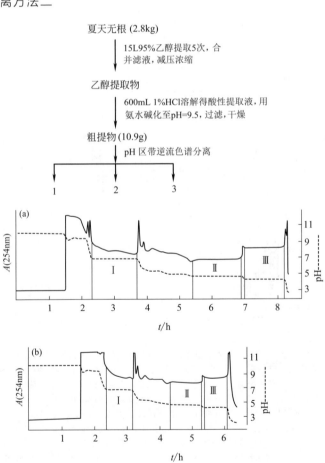

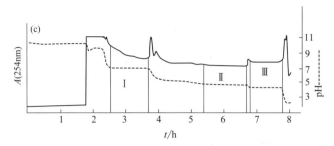

图 3-103　夏天无生物碱的制备 pH 区带 HSCCC 分离图[53]

pH 区带 HSCCC 条件：柱体积 230mL；溶剂系统，甲基叔丁基醚-乙腈-水（2∶2∶3），（a）上相加 5mmol/L 三乙胺作为固定相，下相加 5mmol/L 盐酸作为流动相；固定相保留率 43%；进样量 2.0g；（b）上相加 10mmol/L 三乙胺作为固定相，下相加 10mmol/L 盐酸作为流动相；固定相保留率 27%；进样量 2.0g；（c）上相加 10mmol/L 三乙胺作为固定相，下相加 10mmol/L 盐酸作为流动相；固定相保留率 24%；转速 800r/min；进样量 3.1g；流速 2mL/min；检测波长 254nm。Ⅰ—原阿片碱（495mg，96.1%）；Ⅱ—四氢巴马亭（626mg，93%）；Ⅲ—比枯枯灵（423mg，96.9%）

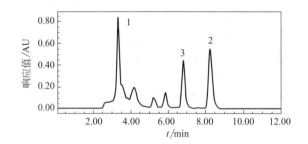

图 3-104　夏天无总生物碱的 HPLC 分析图[53]

HPLC 条件：Shim-pack VP-ODS 柱（4.6mm×250mm，5μm）；紫外检测波长 282nm；柱温 25℃；流速 1mL/min；进样量 10μL；流动相，乙腈-0.2mol/L 乙酸/乙酸钠缓冲溶液（pH 5.0）＝70∶30。1—原阿片碱；2—四氢巴马亭；3—比枯枯灵

3.37　小蔓长春花

小蔓长春花 *Vinca minor L.* 为夹竹桃科蔓长春花属植物，以全草入药。含生物碱类化合物，主要活性成分为长春胺、长春辛等。现代药理研究表明，小蔓长春花对脑血管引起的各种症状，如偏瘫、失语症、老年性脑退化等都有治疗作用；长春胺能有效地改善脑内微环境，在治疗间歇性脑供血不足、脑血管痉挛、脑动脉内膜炎等疾病上具有较好的疗效，此外还有轻微的镇静、降压作用。

【主要化学成分与结构】

编号	名称	CAS 号	分子式	分子量
1	长春胺（vincamine）	1617-90-9	$C_{21}H_{26}N_2O_3$	354
2	长春辛（vincine）	4752-37-8	$C_{22}H_{28}N_2O_4$	384

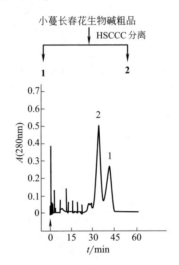

R

1 H

2 OMe

【主要化学成分提取、分离】[54]

小蔓长春花生物碱粗品
↓ HSCCC 分离
1   2

图 3-105　小蔓长春花生物碱粗样的制备 HSCCC 分离图

HSCCC 条件：溶剂系统，正己烷-乙醇-水（6∶5∶5），上相作为固定相，下相作为流动相；

流速 0.8mL/min；进样量 40μg。1—长春胺；2—长春辛

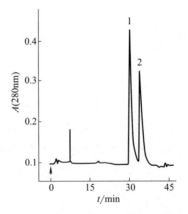

图 3-106　小蔓长春花生物碱粗样的制备 HPLC 分析图

HPLC 条件：Zorbax-ODS 柱（4.6mm×25cm）；紫外检测波长 280nm；流速 1.5mL/min；

流动相，乙腈-水-磷酸溶液（85%）-三乙胺（60∶250∶1∶1.4）。

1—长春胺；2—长春辛

3.38 延胡索

延胡索为罂粟科植物延胡索 *Corydalis yanhusuo* W. T. Wang 的干燥块茎,具有活血、行气、止痛等功效。现代药理研究表明,延胡索生物碱类成分具有镇痛解痉、活血利气以及对心血管系统的药理作用。其主要活性成分包括延胡索乙素和原阿片碱、脱氢紫堇碱、黄藤素、黄连碱、非洲防己碱等。

【主要化学成分与结构】

编号	名称	CAS 号	分子式	分子量
1	延胡索乙素(dl-tedrahydropalmatine)	2934-97-6	$C_{21}H_{25}NO_4$	355
2	原阿片碱(protopine)	130-86-9	$C_{20}H_{19}NO_5$	353
3	脱氢紫堇碱(dehydrocorydaline)	30045-16-0	$C_{22}H_{24}NO_4^+$	366
4	黄藤素(palmatine)	3486-67-7	$C_{21}H_{22}NO_4^+$	352
5	黄连碱(coptisine)	6020-18-4	$C_{19}H_{14}NO_4^+$	320
6	非洲防己碱(columbamine)	3621-36-1	$C_{20}H_{20}NO_4^+$	338

	R^1	R^2	R^3	R^4	R^5
3	Me	Me	Me	Me	Me
4	Me	Me	Me	Me	H
5	CH$_2$		CH$_2$		H
6	Me	H	Me	Me	H

【主要化学成分提取、分离】[55~58]

(1)分离方法一

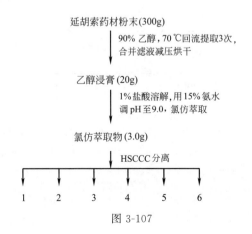

图 3-107

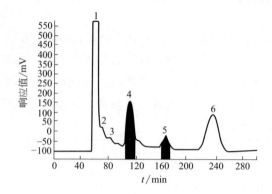

图 3-107　延胡索粗提物的制备 HSCCC 分离图[55]

HSCCC 条件：柱体积 300mL；溶剂系统，石油醚-乙酸乙酯-甲醇-水 （22∶25∶23∶17），

上相作为固定相，下相作为流动相；流速 2mL/min；进样量 100mg。4—原阿片碱

（16.9mg，99.3%）；5—延胡索乙素 （14.7mg，98.8%）

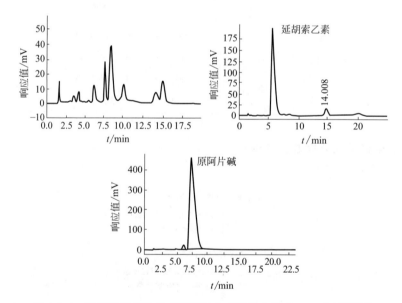

图 3-108　延胡索粗提物及 HSCCC 分离后组分的 HPLC 分析图[55]

HPLC 条件：Agilent C_{18} （4.6mm×150mm，5μm）；紫外检测波长 280nm；柱温 25℃；

进样量 10μL；流动相，甲醇-0.1%磷酸缓冲液 （三乙胺调 pH 6.0）＝35∶65

（2）分离方法二

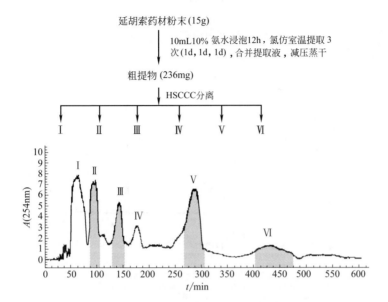

图 3-109　延胡索粗提物的制备 HSCCC 分离图[56]

HSCCC 条件：柱体积 260mL；溶剂系统，四氯化碳-三氯甲烷-甲醇-0.2mol/L 盐酸
（1∶7∶3∶4，体积比）（0～150min），氯仿-甲醇 0.2mol/L 盐酸（7∶3∶4，体积比）
（150～600min），上相作为固定相，下相作为流动相；流速 2mL/min；进样量 200mg；
固定相保留率 57.7%。Ⅰ—未知化合物；Ⅱ—脱氢紫堇碱（27.1mg，99.1%）；
Ⅲ—黄藤素（11.5mg，97.1%）；Ⅳ—未知化合物；Ⅴ—黄连碱（20.0mg，99.7%）；
Ⅵ—非洲防己碱（3.0mg，94.9%）

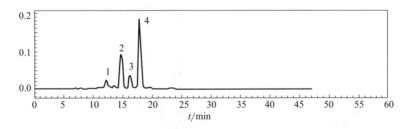

图 3-110　延胡索粗提物的 HPLC 分析图[56]

HPLC 条件：Shim-Pack CLC-ODS C_{18}（6mm×250mm，5μm）；紫外检测波长 345nm；
流速 0.6mL/min；流动相，乙腈-0.03mol/L 磷酸二氢钾（1.670g SDS/L）=32∶68。
1—脱氢紫堇碱；2—黄藤素；3—黄连碱；4—非洲防己碱

（3）分离方法三

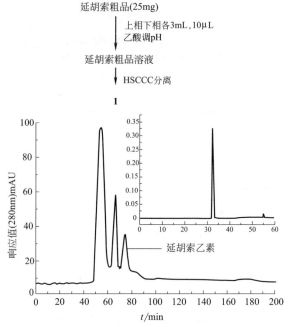

图 3-111　延胡索粗提物的制备 HSCCC 分离图[57]

HSCCC 条件：柱体积 220mL；溶剂系统，正己烷-乙酸乙酯-甲醇-水（4：6：5：5），
上相作为固定相，下相作为流动相（6mL 样品溶液中加 10μL 乙酸）；紫外检测波长 280nm；
转速 850r/min；流速 1.5mL/min；进样量 25mg/6mL；固定相保留率 63%。

延胡索乙素（4.37mg，92.7%）

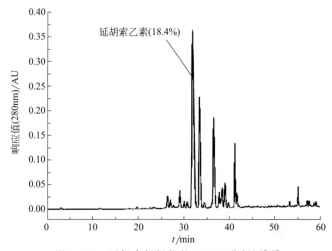

图 3-112　延胡索粗提物的 HPLC 分析图[57]

HPLC 条件：Ultrasphere C_{18}（4.6mm×250mm，5μm）；紫外检测波长 280nm；流速 0.9mL/min；
进样量 20μL；流动相，溶剂 A [甲醇-水-乙酸-三乙胺（10：89.1：0.8：0.1）]，溶剂 B
[甲醇-水-乙酸-三乙胺（89.1：10：0.8：0.1）]，梯度洗脱：0~10min 1%~16% B，
10~35min 16%~40% B，35~60min 40%~100% B

（4）分离方法四

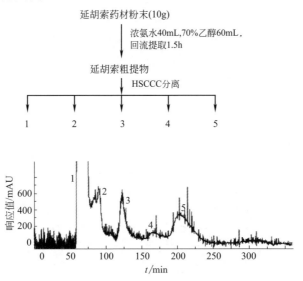

图 3-113　延胡索粗提物的制备 HSCCC 分离图[58]

HSCCC 条件：溶剂系统，石油醚-乙酸乙酯-甲醇-水（15：30：21：20），上相作为固定相，
下相作为流动相；转速 850r/min；检测波长 280nm；温度 20℃；流速 1.2mL/min；进样量 200mg；
固定相保留率 55.21%。5—延胡索乙素（8.6mg, 96.4%）

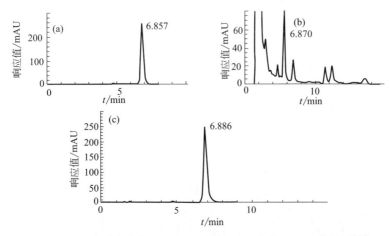

图 3-114　延胡索粗提物及 HSCCC 分离后组分的 HPLC 分析图[58]

HPLC 条件：YMC C_{18}（4.6mm×150mm，5μm）；紫外检测波长 280nm；流速 1mL/min；
进样量 20μL；流动相，甲醇-0.1%磷酸（加入二乙胺，pH 6.0）（65：35，体积比）。
（a）延胡索乙素对照品；（b）延胡索粗提物；（c）HSCCC 分离得到的延胡索乙素

3.39　岩黄连

　　岩黄连为罂粟目罂粟科紫堇属植物石生黄堇 *Corydalis saxicola* Bunting
的全草，具有清热解毒、利湿、止痛止血等功效。岩黄连的主要活性成分是生物碱类化合物。现代药理研究表明，岩黄连生物碱类成分具有抗病毒、抗炎、抗肿瘤、保肝利胆等药理作用，其中主要活性成分包括 scoulerine、isocorydine、dehydrocheilanthifoline、dehydrocavidine、palmatine、berberine、cheilanthifoline、thalictrifoline、tetrahydropalmatine、canadine 等。

【主要化学成分与结构】

编号	名称	CAS 号	分子式	分子量
1	dehydrocavidine	83218-34-2	$C_{21}H_{18}NO_4^+$	348
2	cheilanthifoline	483-44-3	$C_{19}H_{19}NO_4$	325
3	thalictrifoline	83218-34-2	$C_{21}H_{18}NO_4$	348
4	tetrahydropalmatine	10097-84-4	$C_{21}H_{25}NO_4$	355
5	canadine	522-97-4	$C_{20}H_{21}NO_4$	339

【主要化学成分提取、分离】[59]

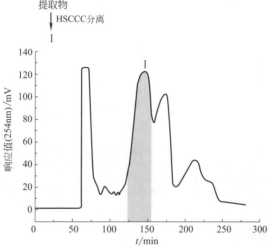

图 3-115　岩黄连粗提物的制备 HSCCC 分离图

HSCCC 条件：柱体积 240mL；溶剂系统，氯仿-甲醇-0.3mol/L 盐酸（4∶0.5∶2，体积比），上相作为固定相，下相作为流动相；流速 2mL/min；转速 800r/min；进样量 300mg/12mL；固定相保留率 48%。Ⅰ—dehydrocavidine（42.1mg，98.9%）

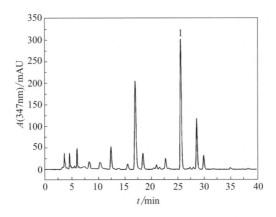

图 3-116　岩黄连粗提物的 HPLC 分析图

HPLC 条件：紫外检测波长 347nm；柱温 30℃；流速 0.8mL/min；
进样量 20μL。流动相：A（乙腈），B（0.2％的磷酸水溶液含
20mmol 的磷酸铵和 10mmol 三乙胺），0～10min，15％～20％ A；
10～20min，20％ A；20～40min，20％～35％ A。

1—dehydrocavidine

3.40　一枝蒿

一枝蒿为菊科植物岩蒿 *Artemisia rupetris* L. 的全草，具有祛风解表、健胃消积、活血散瘀的功效。一枝蒿的主要活性成分是倍半萜和黄酮类化合物。现代药理研究表明，一枝蒿中的倍半萜和黄酮成分具有祛风解表、健胃消积、活血散瘀等药理作用，其中主要活性成分包括 rupestine 等多种倍半萜类。

【主要化学成分与结构】

编号	名称	CAS 号	分子式	分子量
1	rupestine	1067991-97-2	$C_{15}H_{19}NO_2$	245

1

【主要化学成分提取、分离】[60]

一枝蒿花粉末(2kg)

↓ 30L氯仿渗滤提取5次，合并滤液浓缩

浓缩液

↓ 用5%H₂SO₄萃取3次，并过滤。酸水层用NaOH调至pH=14，用氯
仿萃取；碱水层用5%H₂SO₄调至pH=12，分别用氯仿和正丁醇萃取
3次，合并正丁醇相，减压浓缩

浸膏(2.0g)

↓ HSCCC分离

1

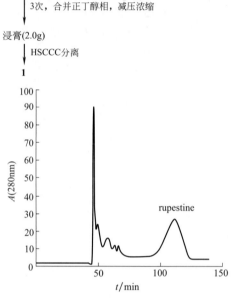

图 3-117 一枝蒿粗提物的 HSCCC 分离图

HSCCC 条件：柱体积 230mL；溶剂系统，乙酸乙酯-甲醇-水（8：1：7，体积比）；上相作为
固定相，下相作为流动相；流速 2.0mL/min；转速 800r/min；检测波长 280nm；
进样量 200mg；进样体积 6mL；固定相保留率 65%；rupestine（56.5mg，97%）

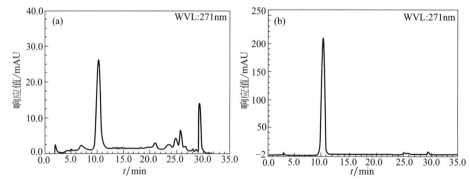

图 3-118 一枝蒿粗提物和 HSCCC 分离 rupestine 组分的 HPLC 分析图

HPLC 条件：C₁₈柱（250mm×4.6mm，5μm）；紫外检测波长 271nm；
流速 1.0mL/min；流动相，甲醇（A）-水（B），梯度洗脱，0～30min（25%～95% A），
30～35min（95% A）；柱温 35℃

3.41　蛹虫草

蛹虫草 *Cordyceps militaris*（Fr.）Link，属子囊菌亚门，麦角菌目，麦角菌科，虫草属。具保肺益肾、止血化痰的功效。蛹虫草含多种活性物质，其中虫草素是其主要活性成分之一。现代药理研究表明，虫草素具有抗菌、抗HIV-Ⅰ型病毒、抑制肿瘤、提高机体免疫力等药理活性。

【主要化学成分与结构】

编号	名称	CAS 号	分子式	分子量
1	虫草素（cordycepin）	73-03-0	$C_{10}H_{13}N_5O_3$	251

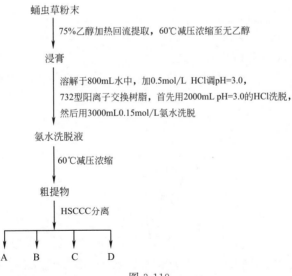

【主要化学成分提取、分离】[61~63]

（1）分离方法一

蛹虫草粉末

　　75%乙醇加热回流提取，60℃减压浓缩至无乙醇

浸膏

　　溶解于800mL水中，加0.5mol/L HCl调pH=3.0，
　　732型阳离子交换树脂，首先用2000mL pH=3.0的HCl洗脱，
　　然后用3000mL0.15mol/L氨水洗脱

氨水洗脱液

　　60℃减压浓缩

粗提物

　　HSCCC分离

A　　B　　C　　D

图 3-119

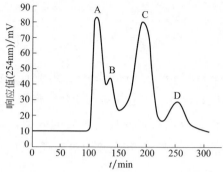

图 3-119　蛹虫草纯化后粗提物的制备 HSCCC 分离图[61]

HSCCC 条件：柱体积 40mL；溶剂系统，正己烷-正丁醇-甲醇-水（23：80：30：155），上相作为固定相，下相作为流动相；流速 2.0mL/min；转速 850r/min；温度 30℃；进样量 216.2mg；进样体积 10mL；固定相保留率 54%；检测波长 254nm。C—虫草素（64.8mg，纯度 98.9%）

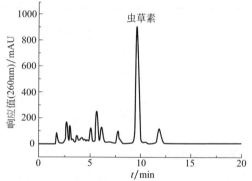

图 3-120　蛹虫草纯化后粗提物的 HPLC 分析图[61]

HPLC 条件：reversed-phase Prodigy C$_{18}$柱（4.6mm×250mm，5μm）；紫外检测波长 260nm；柱温 30℃；流速 1.0mL/min；流动相，甲醇-水=15：85

（2）分离方法二

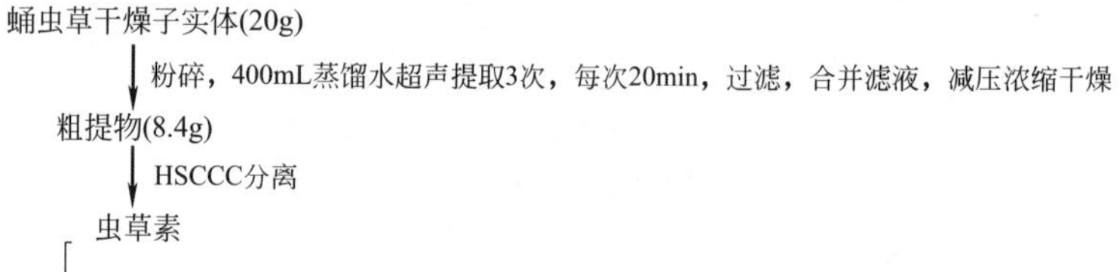

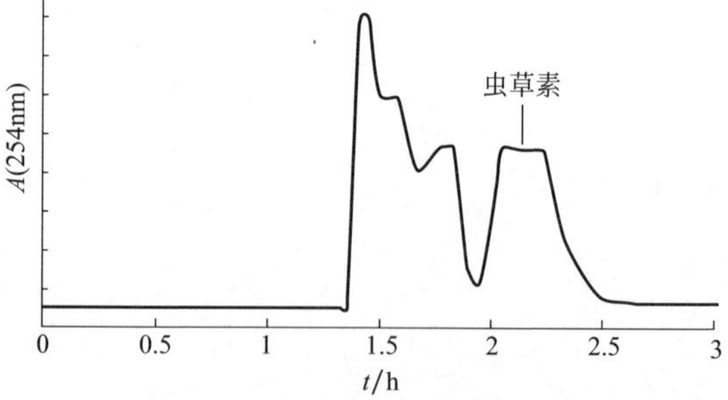

蛹虫草干燥子实体(20g)

↓ 粉碎，400mL蒸馏水超声提取3次，每次20min，过滤，合并滤液，减压浓缩干燥

粗提物(8.4g)

↓ HSCCC分离

图 3-121　蛹虫草粗提物的第一次制备 HSCCC 分离图[62]

HSCCC 条件：溶剂系统，乙酸乙酯-正丁醇-水（3：2：5），上相作为固定相，下相作为流动相；流速 2.0mL/min；转速 750r/min；进样量 500mg；进样体积 10mL；固定相保留率 25%；检测波长 254nm；虫草素（纯度 85.3%）

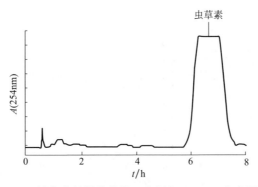

图 3-122 蛹虫草粗提物的第二次制备 HSCCC 分离图[62]

HSCCC 条件：柱体积 260mL；溶剂系统，氯仿-甲醇-正丁醇-水（2∶1∶0.25∶1），上相作为固定相，下相作为流动相；流速 2.0mL/min；转速 750r/min；进样量 50mg；进样体积 5mL；固定相保留率 73.1%；检测波长 254nm。虫草素（纯度 98.1%，得率 80.1%）

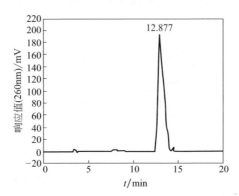

图 3-123 蛹虫草粗提物 HSCCC 分离后虫草素的 HPLC 分析图[62]

HPLC 条件：Alltima C_{18} 柱（4.6mm×250mm，5μm）；
紫外检测波长 260nm；柱温 25℃；流速 0.8mL/min；流动相，甲醇-水＝17∶83

（3）分离方法三

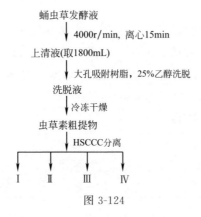

图 3-124

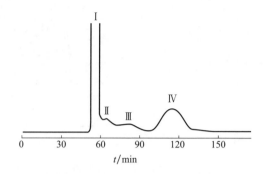

图 3-124　蛹虫草发酵液粗提物的制备 HSCCC 分离图[63]

HSCCC 条件：溶剂系统，乙酸乙酯-正丁醇-0.5％氨水（2：3：5），上相作为固定相，
下相作为流动相；流速 2.0mL/min；进样量 400mg；检测波长 254nm。Ⅳ—虫草素
（43.8mg，纯度 98.7％）

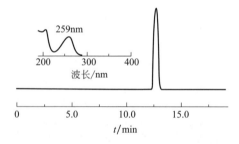

图 3-125　虫草素制备产品的 HPLC 分析图及紫外扫描图[63]

HPLC 条件：Shim-pack vp-ODS C_{18}柱（250mm×4.6mm，5μm），紫外检测
波长 260nm，柱温 35℃，流速 1.0mL/min；流动相，甲醇-水＝15：85

3.42　浙贝母

浙贝母为百合科植物浙贝母 *Fritillaria thunbergii* Miq. 的干燥鳞茎，具有清热化痰止咳、解毒散结、消痈的功效。浙贝母的主要活性成分有生物碱类、二萜类和脂肪酸类。具有抗癌、止血、抑菌、解痉等药理作用，其中主要活性成分包括贝母甲基、贝母乙素等。

【主要化学成分与结构】

编号	名称	CAS 号	分子式	分子量
1	贝母甲基（verticine）	23496-41-5	$C_{27}H_{45}NO_3$	431
2	贝母乙素（verticinone）	18059-10-4	$C_{27}H_{43}NO_3$	429

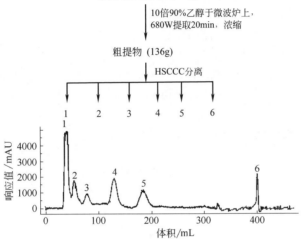

【主要化学成分提取、分离】[64]

浙贝母药材粉末 (100g)

↓ 10倍90%乙醇于微波炉上，
680W提取20min，浓缩

粗提物 (136g)

↓ HSCCC分离

图 3-126 浙贝母粗提物的制备 HSCCC 分离图

HSCCC 条件：柱体积 119mL；溶剂系统，氯仿-乙醇-0.2mol/L 盐酸（3∶2∶2，体积比），
上相作为固定相，下相作为流动相；流速 1.2mL/min；固定相保留值 58%；转速 800r/min；
温度 25℃；进样量 200mg。3—贝母乙素（25.6mg，96.8%）；5—贝母甲素（10.3mg，95.4%）

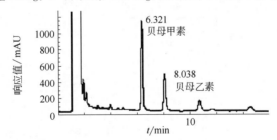

图 3-127 浙贝母粗提物的 HPLC 分析图

HPLC 条件：Aglient Exlipse XBD C$_{18}$（4.6mm×150mm，5μm）；紫外检测波长 335nm；
柱温 30℃；流速 1.0mL/min；流动相，乙腈-水-二乙胺（70∶30∶0.3，体积比）

3.43 紫金龙

紫金龙为罂粟科植物紫金龙 *Dactylicapnos scandens*（D. Don）Hutch. 的

根，具有镇痛、止血、抗癌等功效。紫金龙的主要化学成分为阿朴菲类生物碱和普罗托品类生物碱，具有镇痛、止血、降血压的作用，其主要的化学成分包括原阿片碱、紫堇定、异紫堇定等。

【主要化学成分与结构】

编号	名称	CAS 号	分子式	分子量
1	原阿片碱（protopin）	130-86-9	$C_{20}H_{19}NO_5$	353
2	紫堇定（(+)corydine）	476-69-7	$C_{20}H_{23}NO_4$	341
3	异紫堇定（(+)isocorydine）	475-67-2	$C_{20}H_{23}NO_4$	341
4	海罂粟碱（(+)glucine）	475-81-0	$C_{21}H_{25}NO_4$	355

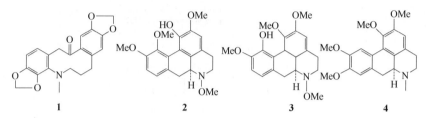

【主要化学成分提取、分离】[65]

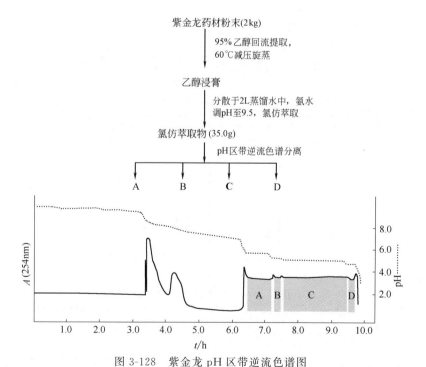

图 3-128 紫金龙 pH 区带逆流色谱图

pH 区带逆流色谱条件：柱体积 500mL；溶剂系统，石油醚-乙酸乙酯-甲醇-水（3∶7∶1∶9，体积比），上相作为固定相（20mmol/L 三乙胺），下相作为流动相（5mmol/L 盐酸）；流速 1.5mL/min；进样量 1.0g；固定相保留率 60%。A—原阿片碱（70mg，99.2%）；B—紫堇定（30mg，96.5%）；C—异紫堇定（120mg，99.3%）；D—海罂粟碱（40mg，99.5%）

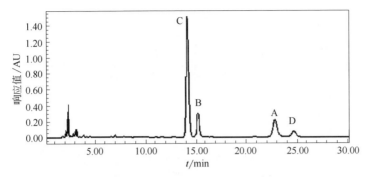

图 3-129　紫金龙粗提物的 HPLC 分析图

HPLC 条件：Welch Materials C₁₈（4.6mm×250mm，5μm）；紫外检测波长 254nm；
柱温 25℃；流速 1.0mL/min；流动相，甲醇-水（0.1％三乙胺）＝40∶60。
A—原阿片碱；B—紫堇定；C—异紫堇定；D—海罂粟碱

3.44　紫锥菊

紫锥菊 *Echinacea purpurea* 又称松果菊，是目前国际上受到普遍重视的一种免疫促进剂和免疫调节剂。紫锥菊的主要活性物质有菊苣酸、烷基酰胺类化合物等。其根中的烷基酰胺类化合物具有免疫及抗肿瘤活性。

【主要化学成分与结构】

编号	名称	CAS 号	分子式	分子量
1	dodeca-2*E*,4*E*,8*Z*,10*E*-tetraenoic acid isobutylamide	866602-52-0	$C_{16}H_{25}NO$	247
2	dodeca-2*E*,4*E*,8*Z*-trienoic acid isobutylamide	874003-37-9	$C_{16}H_{27}NO$	249
3	dodeca-2*E*,4*E*-dienoic acid isobutylamide	24738-51-0	$C_{16}H_{29}NO$	251
4	dodeca-2*E*,4*E*-dienoic acid 2-methylbutylamide	1256920-24-7	$C_{17}H_{31}NO$	265

【主要化学成分提取、分离】[66]

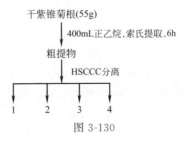

图 3-130

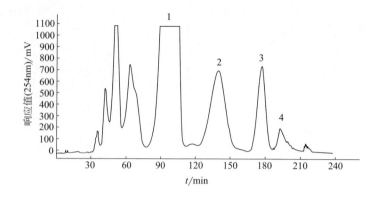

图 3-130 紫锥菊粗提物的 HSCCC 分离图

HSCCC 条件：溶剂系统，正乙烷：乙酸乙酯：甲烷：水（4：1：2：1）；进样量 250mg；流速 3mL/min；温度 20℃；转速 1000r/min；检测波长 254nm。1—dodeca-$2E,4E,8Z,10E$-tetraenoic acid isobutylamide （38.9mg，97％）；2—dodeca-$2E,4E,8Z$-trienoic acid isobutylamide（4.4mg，92％）；3—dodeca-$2E,4E$-dienoic acid isobutylamide（3.2mg，99％）；4—dodeca-$2E,4E$-dienoic acid 2-methylbutylamide（0.3mg，92％）

参 考 文 献

[1] 段文娟，董红敬，刘静，刘建华，王晓. 中华中医药学刊，2010，28（11）：2282-2284.

[2] 韩艳，张琰，刘新友，覃华，杜小燕. 西北药学杂志，2011，26（6）：395-397.

[3] Lü H T, Liu J, Deng R, Song J Y. Analysis, 2012，23：637-641.

[4] Dong H J, Zhang Y Q, Fang L, Duan W J, Wang X, Huang L Q. J. Chromatogr. B, 2011，879：945-949.

[5] Jiang L Y, Lu Y B, He S, Pan Y J, Sun C R, Wu T X. J. Sep. Sci. , 2008，31：3930-3935.

[6] 蔡定国，顾明娟，金涛，张天佑. 中国中药杂志，1992，17（10）：616-618.

[7] Zhang L J, Wang X, Liu J H, Duan W J, Wang D J, Geng Y L. Chromatographia, 2009，69：959-962.

[8] Liu D H, Shu X K, Wang X, Fan L, Huang L Q , Xi X J, Zhang Z J. Quim. Nova, 2013, 36（9）：1366-1369.

[9] 刘敏卓，张思佳，杨春华，夏烨，刘静涵，梁敬钰. 色谱，2011，05：430-434.

[10] 吴平丽，刘雯，卓超，张继全，沈平孃. 世界科学技术-中医药现代化，2009，02：260-262.

[11] Zhang Q H, Lin C H, Duan W J, Wang X, Luo A Q. Molecules, 2013，18：15490-15500.

[12] Fang L, Zhou J, Lin Y L, Wang X, Sun Q L, Li J L, Huang L Q. J. Chromatogr. A, 2013，1307：80-85.

[13] 刘浩，沈洁，刘铭，许盈，俞昌喜. 天然产物研究与开发，2013，04：479-483，488.

[14] 刘浩，沈洁，刘铭，许盈，俞昌喜. 中药新药与临床药理，2013，02：197-200.

[15] Chin Y, Jones Q P, Waybright T J, McCloud T G, Rasoanaivo P, Cragg G M, Cassady J M, Kinghorn A D. J. Nat. Prod. , 2006，69：414-417.

[16] 宋腾飞，许漫丽，巩法强，周洪雷，时新刚，王晓. 辽宁中医杂志，2013，40（4）：766-768.

[17]　Zheng Z J，Wang M L，Wang D J，DuanW J，Wang X，Zheng C C. J. Chromatogr. B，2010，878：1647-1651.

[18]　Jin Y Y，Qian D Y，Du Q Z. Ind. Crop. Prod. ，2013，44：258-262.

[19]　Wang X，Yuan J P，Geng Y L. Chem. and Ind. of Forest Products，2008，28：6-10.

[20]　颜继忠，褚建军，金洁. 浙江工业大学学报，2004，32（4）：156-158.

[21]　蒋凯，杨春华，刘静涵，汤庆发. 药学学报，2006，41（2）：128-131.

[22]　Tang Q F，Yang C H，Ye W C，Liu J H，Zhao S X. J. Chromatogr. A，2007，1144：203-207.

[23]　Wang X Y，Shu X K，Yu J Q，Jing F. Molecules，2014，19：12619-12629.

[24]　Chen H Y，Ye X L，Cui X L，He K，Jin Y N，Chen Z，Li X G. Fitoterapia，2012，83：67-73.

[25]　Yang F Q，Zhang T Y，Zhang R，Ito Y. J. Chromatogr. A，1998，829：137-141.

[26]　Zhang S J，Wang M Y，Wang C H. Sep. Purif. Technol. ，2011，76：428-431.

[27]　Sun C L，Li J，Wang X，Duan W J，Zhang T Y，Ito Y. J. Chromatogr. A，2014，1370：156-161.

[28]　Yang F Q，Quan J，Zhang T Y，Ito Y. J. Chromatogr. A，1998，822：316-320.

[29]　Ling J Y，Zhang G Y，Cui Z J，Zhang C K. J. Chromatogr. A，2007，1145：123-127.

[30]　Wang X，Dong H J，Shu X K ，Zheng Z J，Yang B，Huang L Q. Molecules，2012，17：14968-14974.

[31]　朱桂花，杨晋. 高速逆流色谱分离纯化苦豆子生物碱. 食品科技. 2011，36（12）：222-229.

[32]　Zhang Q H，Shu X K，Jing F，Wang X，Lin C H，Luo A Q. Molecules，2014，19：8752-8761.

[33]　Xiao X H，Si X X，Tong X，Li G K. Phytochem. Analysis，2012，23：540-546.

[34]　Zhao W N，He J，Zhang Y M，Ito Y，Su Q，Sun W J. J. Liq. Chromatogr. R. T. ，2012，35：1597-1606.

[35]　Li F W，Lin Y L，Wang X，Geng Y L，Wang D J. Sep. Purif. Technol. ，2009，64：304-308.

[36]　Wang X，Liu J H，Geng Y L，Wang D J，Dong H J，Zhang T Y. J. Sep. Sci. ，2010，33：539-544.

[37]　Wang X，Geng Y L，Wang D J，Shi X G，Liu J H. J. Sep. Sci. ，2008，31：3543-3547.

[38]　Wang X，Dong H J，Yang B，Yan R Y，Huang L Q. J. Liq. Chromatogr. R. T. ，2013，36：648-657.

[39]　Alix T，Eldra D，Bernard R，Karen P，Monique Z H，Nuzillard J M，Renault J H. J. Chromatogr. A，2007，1140：101-104.

[40]　Maurya A，Srivastava S K. J. Chromatogr. B，2009，877：1732-1736.

[41]　Wang X，Liu Y Q，Yang B，Geng Y L，Liu D H，Huang L Q. Sep. Sci. Technol. ，2011，46：1-5.

[42]　Cal D G，Gu M J，Zhu G P，Zhang J D，Zhang T Y，Ito Y. J. Liquid Chromatogr. R. T. ，1992，15（15&16）：2873-2881.

[43]　Sun C L，Duan W J，Wang X，Geng Y L，Li J，Wang D J. J. Liq. Chromatogr. Rel. Technol. DOI：10. 1080/10826076. 2014. 982868.

[44]　Han C，Chen J H，Liu J，Frank Sen-Chun Lee，Wang X R. Talanta，2007，71：801-805.

[45]　Wang X，Dong H J，Liu Y Q，Yang B，Wang X，Huang L Q. J. Chromatogr. B，2011，879：811-814.

[46]　Yang F Q，Ito Y. Separation of prepurified extract. J. Chromatogr. A，2001，923：281-285.

［47］ Liu D H，Shu X K，Wang X，Fang L，Huang L Q，Xi X J，Zheng Z J. Quim. Nova，2013，36（9）：1366-1369.

［48］ 潘碧妍，吴淳，邢小敏，谢智勇．世界科学技术-中医药现代化（中药研究），2011，13（2）：310-314.

［49］ Liu R M，Chu X，Sun A L，Kong L Y. J. Chromatogr. A，2005，1074：139-144.

［50］ Zhang P T，Pan B Y，Liao Q F，Yao M C，Xu X J，Wan J Z，Liu D L，Xie Z Y. Chinese Herbal Medicines（CHM），2014，6（1）：47-52.

［51］ 闫晓慧，胡晓宇，谈锋，朱顺琴，李连强，张莲莲，谢峻．中国中药杂志，2007，32（15）：1598-1600.

［52］ 王岱杰，刘建华，耿岩玲，王晓，段文娟，傅茂润．分析化学，2010，38（6）：783-788.

［53］ Wang X，Geng Y L，Li F W，Shi X G，Liu J H. J. Chromatogra. A，1115：267-270.

［54］ Lee Y W，Voyksner R D，Fang Q C，Cook C E，Ito Y. J. Liquid Chromatogr. R. T.，1988，11：153-171.

［55］ 吴三桥，冯自立，李新生，江海，张辰露．中国生化药物杂志，2009，02：89-92.

［56］ Tong S Q，Yan J Z，Lou J Z. J. Liq. Chromatogr. R. T.，2005，28：2979-2989.

［57］ Zhang S J，Wang X L，Ouyang F，Su Z G，Wang C H，Gu M. J. Liq. Chromatogr. R. T.，2008，31：2632-2642.

［58］ Liu Z L，Yu Y，Shen P N ，Wang J，Wang C Y，Shen Y J. Sep. Purif. Technol.，2008，58：343-346.

［59］ Deng J C，Xiao X H，Li G K，Ruan G H. Phytochem. Analysis，2009，20：498-502.

［60］ Su Z，Wu H K，Yang Y，Alsa H，Slukhan U，Aripova S. J. Sep. Sci，2008，31：2161-2166.

［61］ Xie H C，Liang Y，Lao D Q，Zhang T Y，Ito Y. J. Liq. Chromatogr. R. T.，2011，34：491-499.

［62］ Ju X Y，Sun Y，Cao X Y，Jiang J H，Zhang T Y，Ito Y. J. Liquid Chromatogra. & Related Technologies，2009，32：2417-2423.

［63］ 胡瑕，谢红旗，罗巍，夏志兰，刘东波．中草药，2013，44（5）：557-561.

［64］ Liu Z L，Jin Y，Shen P N，Wang J，Shen Y J. Talanta，2007，71：1873-1876.

［65］ Wang X，Dong H J，Yang B，Liu D H，Duan W J，Huang L Q. J. Chromatogr. B，2011，879：3767-3770.

［66］ Lopes-Lurz D，Mudge E，Ippolito R，Brown P，Schieber A. J. Agric. Food Chem.，2011，59：491-494.

第4章 黄酮类化合物

4.1 菝葜

菝葜为百合科菝葜属植物菝葜 *Milax china* L. 的干燥根茎，具有利湿去浊、祛风除痹、解毒散瘀的功效。菝葜的主要活性成分有三萜皂苷、黄酮类、二苯乙烯类和有机酸类。菝葜黄酮类化合物具有抑制辅酶 A 还原酶，抑制醛糖还原酶，保护肝脏，镇痛，抗水肿等药理作用，其中主要活性成分包括落新妇苷、异落新妇苷等。

【主要化学成分与结构】

编号	名称	CAS 号	分子式	分子量
1	落新妇苷（astilbin）	29838-67-3	$C_{21}H_{22}O_{11}$	450
2	异落新妇苷（isoastilbin）	54081-48-0	$C_{21}H_{22}O_{11}$	450

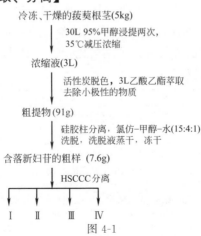

【主要化学成分提取、分离】[1]

图 4-1

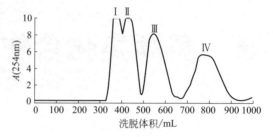

图 4-1　菥蓂提取物的制备 HSCCC 分离图

HSCCC 条件：溶剂系统，正己烷-正丁醇-水（1∶1∶2，体积比），上相为固定相，下相为流动相；
流速 2mL/min；转速 700r/min；固定相保留率 55%。Ⅰ，Ⅱ—未知物；Ⅲ—落新妇苷
（105mg，84.1%）；Ⅳ—异落新妇苷（48mg，98.3%）

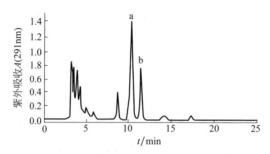

图 4-2　菥蓂提取物的 HPLC 分析图

HPLC 条件：Zorbax-ODS（4.6mm×250mm，5μm）；检测波长 254nm；流速 1.0mL/min；
流动相，甲醇-水-乙酸（37∶63∶0.5，体积比）。a—落新妇苷；b—异落新妇苷

4.2　白花败酱叶

　　白花败酱叶为败酱科多年草本生植物白花败酱 *Patrinia villosa* Juss. 的
叶。能散瘀消肿，活血排脓，治肠痈有脓，血气心腹痛，目赤障膜弩肉及敷疮
疖疥癣。对于阑尾炎、痢疾、肝炎、扁桃体炎、痈肿疮毒等症具有很好的疗
效。白花败酱叶的主要活性成分是黄酮类化合物，如异牡荆苷和异荭草苷等。

【主要化学成分与结构】

编号	名称	CAS 号	分子式	分子量
1	(2S)-5,7,2′,6′-tetrahydroxy-6,8-di(γ,γ-dimethylallyl) flavanone	869748-48-1	$C_{25}H_{28}O_6$	424
2	(2S)-5,7,2′,6′-tetrahydroxy-6-lavandulylated flavanone	889446-20-2	$C_{25}H_{28}O_6$	424
3	(2S)-5,7,2′,6′-tetrahydroxy-4′-lavandulylated flavanone	889446-21-3	$C_{25}H_{28}O_6$	424
4	(2S)-5,2′,6′-trihydroxy-2″,2″-dimethylpyrano[5″,6″:6,7] flavanone	889446-22-4	$C_{20}H_{18}O_6$	354
5	(2S,3″S)-5,2′,6′-trihydroxy-3″-γ-γ-dimethylallyl-2″,2″-dimethyl-3″,4″-dihydropyrano[5″,6″:6,7]flavanone	889446-23-5	$C_{25}H_{28}O_6$	424
6	甘草查尔酮 B(licoagrochalcone B)	58749-23-8	$C_{16}H_{14}O_5$	286

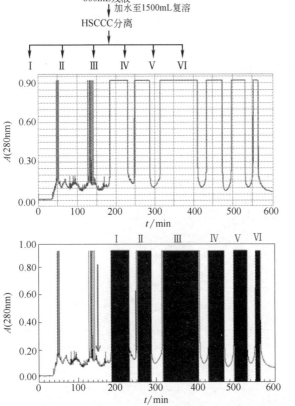

【主要化学成分提取、分离】[2]

白花败酱叶粉末(3000g)

↓ 30L的75%乙醇回流提取两次，60℃减压旋蒸至无乙醇

600mL残液

↓ 加水至1500mL复溶

HSCCC分离

图 4-3　白花败酱叶粗提物的制备 HSCCC 分离图

HSCCC 条件：柱体积 300mL；进样体积 10mL；溶剂系统，正己烷-乙酸乙酯-甲醇-水（10∶13∶13∶10，体积比），上相作为固定相，下相作为流动相；转速 900r/min；分离温度 35℃；固定相保留率 67%；样品回路 20mL；检测波长 280nm。Ⅰ—(2S)-5,7,2′,6′-tetrahydroxy-6,8-di(γ,γ-dimethylallyl) flavanone；Ⅱ—(2S)-5,7,2′,6′-tetrahydroxy-6-lavandulylated flavanone；Ⅲ—(2S)-5,7,2′,6′-tetrahydroxy-4′-lavandulylated flavanone；Ⅳ—(2S)-5,2′,6′-trihydroxy-2′′,2′′-dimethylpyrano[5′′,6′′;6,7] flavanone；Ⅴ—(2S,3′′S)-5,2′,6′-trihydroxy-3′′-γ,γ-dimethylallyl-2′′,2′′-dimethyl-3′′,4′′-dihydropyrano[5′′,6′′;6,7]flavanone；Ⅵ—甘草查尔酮 B

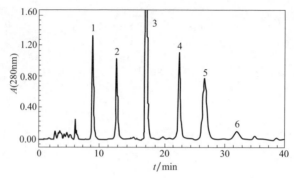

图 4-4　白花败酱叶粗提物的 HPLC 分析图

HPLC 条件：色谱柱 C_{18}（250mm×4.6mm I.D，5μm）；流动相，乙腈-甲醇-水-乙酸（40∶25∶35∶2，体积比）；检测波长 280nm；流速 0.8mL/min；柱温 30℃；进样量 20μL。
1—(2S)-5,7,2',6'-tetrahydroxy-6,8-di(γ,γ-dimethylallyl)flavanone；2—(2S)-5,7,2',6'-tetrahydroxy-6-lavandulylated flavanone；3—(2S)-5,7,2',6'-tetrahydroxy-4'-lavandulylated flavanone；4—(2S)-5,2',6'-trihydroxy-2'',2''-dimethylpyrano[5'',6'':6,7]flavanone；5—(2S,3''S)-5,2',6'-trihydroxy-3''-γ,γ-dimethylallyl-2'',2''-dimethyl-3'',4''-dihydropyrano[5'',6'':6,7]flavanone；6—甘草查尔酮 B

4.3　白花蛇舌草

白花蛇舌草为茜草科植物白花蛇舌草 *Oldenlandia diffusa*（Wind.）Roxb. 的干燥全草，具有清热解毒、利尿消肿、活血止痛的功效。药理研究表明，白花蛇舌草具有增强免疫、抗炎、抗菌、抗肿瘤、抗蛇毒的作用。白花蛇舌草主要化学成分为黄酮类化合物。

【主要化学成分与结构】

编号	名称	CAS 号	分子式	分子量
1	quercetin-3-O-[2''-O-(6'''-O-E-sinapoyl)-β-D-glucopyrano-syl]-β-D-glucopy-ranoside	926666-89-9	$C_{38}H_{40}O_{21}$	832
2	quercetin-3-O-[2''-O-(6'''-O-E-feruloyl)-β-D-glucopyrano-syl]-β-D-glucopyranoside	926666-90-2	$C_{37}H_{38}O_{20}$	802
3	quercetin-3-O-[2''-O-(6'''-O-E-feruloyl)-β-D-glucopyrano-syl]-β-D-galactopyranoside	448948-20-7	$C_{37}H_{38}O_{20}$	802

1　　　　　　　　　　　　　　　　　**2**

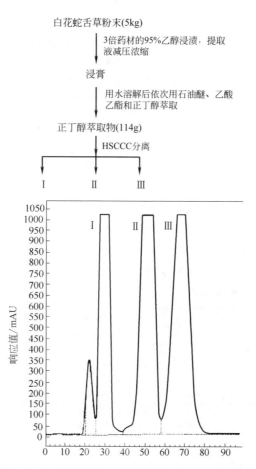

3

【主要化学成分提取、分离】[3]

白花蛇舌草粉末(5kg)

↓ 3倍药材的95%乙醇浸渍，提取
液减压浓缩

浸膏

↓ 用水溶解后依次用石油醚、乙酸
乙酯和正丁醇萃取

正丁醇萃取物(114g)

↓ HSCCC分离

Ⅰ   Ⅱ   Ⅲ

图 4-5 白花蛇舌草正丁醇萃取物 HSCCC 分离图

HSCCC 条件：溶剂系统，正己烷-乙酸乙酯-正丁醇-甲醇-1.0％酸水（1∶3∶5∶1∶4.5，体积比），
上相作为固定相，下相作为流动相；流速 2.0mL/min；进样量 200mg；固定相保留率 50％。

Ⅰ—quercetin-3-O-[2″-O-(6‴-O-E-sinapoyl)-β-D-glucopyranosyl]-β-D-glucopy-ranoside
（29.6mg，＞95％）；Ⅱ—quercetin-3-O-[2″-O-(6‴-O-E-feruloyl)-β-D-glucopyranosyl]-
β-D-glucopyranoside(35.1mg，＞95％)；Ⅲ—quercetin-3-O-[2″-O-(6‴-O-E-feruloyl)-
β-D-glucopyranosyl]-β-D-galactopyranoside(41.3mg，＞95％)

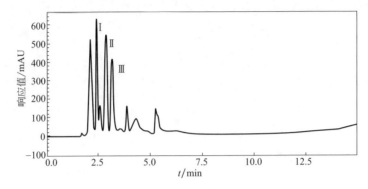

图 4-6 白花蛇舌草正丁醇部分 HPLC 分析图

HPLC 条件：Shimpack C_{18}（4.6mm×250mm，5μm）；紫外检测波长 254nm；柱温 25℃；

流速 1.0mL/min；进样量 10μL；流动相 0.1％乙酸水（A）-甲醇（B），0～15min（8％～25％ B）。

Ⅰ—quercetin-3-O-[2″-O-(6‴-O-E-sinapoyl)-β-D-glucopyranosyl]-β-D-glucopy-ranoside；

Ⅱ—quercetin-3-O-[2″-O-(6‴-O-E-feruloyl)-β-D-glucopyranosyl]-β-D-glucopyranoside；

Ⅲ—quercetin-3-O-[2″-O-(6‴-O-E-feruloyl)-β-D-glucopyranosyl]-β-D-galactopyranoside

4.4 草豆蔻

草豆蔻为姜科植物草豆蔻 *Alpinia katsumadai* Hayata 的干燥近成熟种子，具有燥湿行气、温中止呕的功效。其主要活性成分为黄酮类化合物，主要包括山姜素、乔松素、豆蔻明、pinocembrin chalcone，这些黄酮类成分具有抗炎、抗菌、抗氧化、抗突变、抗肿瘤等作用。

【主要化学成分与结构】

编号	名称	CAS 号	分子式	分子量
1	山姜素（alpinetin）	36052-37-6	$C_{16}H_{14}O_4$	270
2	乔松素（pinocembrin）	480-39-7	$C_{15}H_{12}O_4$	256
3	豆蔻素（cardamomin）	18956-16-6/19309-14-9	$C_{16}H_{14}O_4$	270
4	pinocembrin chalcone	4197-97-1	$C_{15}H_{12}O_4$	256
5	1,7-diphenyl-4,6-heptadien-3-one	33457-62-4	$C_{19}H_{18}O$	262

【主要化学成分提取、分离】[4,5]

（1）分离方法一

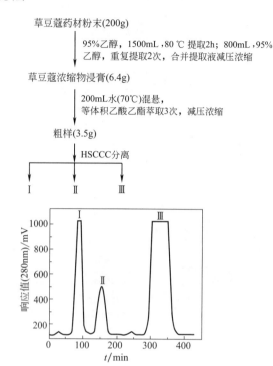

图 4-7 草豆蔻乙酸乙酯粗提物的制备 HSCCC 分离图[4]

HSCCC 条件：溶剂系统，正己烷-乙酸乙酯-甲醇-水（5∶5∶7∶3），上相作为固定相，
下相作为流动相；转速 800r/min；固定相保留率 50%；检测波长 300nm；流速 2.0mL/min；
进样量 100mg。Ⅰ—豆蔻素（25.1mg，97.5%）；Ⅱ—乔松素（3.5mg，99.4%）；
Ⅲ—山姜素（17.2mg，98.1%）

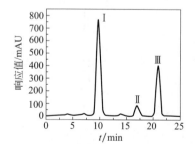

图 4-8 草豆蔻粗提物的 HPLC 分析图[4]

HPLC 条件：Spherigel ODS C_{18}（4.6mm×250mm，5μm）；紫外检测波长 300nm；
流速 1.0mL/min；流动相，甲醇（A）-水（B）梯度洗脱，0～25min（60%～90%A）。

Ⅰ—豆蔻素；Ⅱ—乔松素；Ⅲ—山姜素

（2）分离方法二

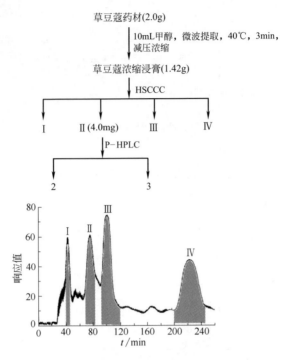

图 4-9　草豆蔻浓缩浸膏的 HSCCC 分离图[5]

HSCCC 条件：溶剂系统，正己烷-乙酸乙酯-甲醇-水（3∶7∶6∶4，体积比），上相作为固定相，下相作为流动相；转速 800r/min；固定相保留率 42%；检测波长 290nm；流速 2.5mL/min；进样量 2.0g。

Ⅰ—1,7-diphenyl-4,6-heptadien-3-one（2.6mg，98.3%）；Ⅱ—乔松素（2）和豆蔻素

（3）混合物；Ⅲ—pinocembrin chalcone（1.9mg，96.9%）；Ⅳ—山姜素（7.5mg，98.3%）

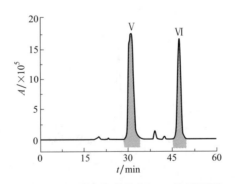

图 4-10　Fr Ⅱ 的半制备 HPLC 分析图[5]

HPLC 条件：Shim-Pack Prep-ODS（H）KIT（20mm×250mm，5μm）；紫外检测波长 340nm；流速 4.0mL/min；流动相，甲醇-水=75∶25。Ⅴ—乔松素（2.1mg，99.4%）；

Ⅵ—豆蔻素（1.4mg，99.8%）

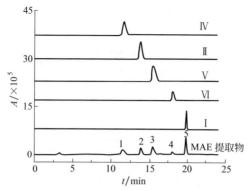

图 4-11　草豆蔻粗提物和分离后组分的 HPLC 分析图[5]

HPLC 条件：Kromasil C$_{18}$（4.6mm×250mm，5μm）；紫外检测波长 290nm；流速 1.0mL/min；流动相，甲醇（A）-水（B）梯度洗脱，0～7min（70% A），7～15min（70%～95% A），15～24min（95% A）。1—山姜素；2—乔松素；3—pinocembrin chalcone；4—豆蔻明

4.5　草棉花

草棉花 Flos gossypii 在中国新疆已经有一千年的药用历史，主要用于镇定，消肿，止痒，缓解烧伤疼痛，补益心脏和大脑。目前为止对于这种植物的化学系统研究很少，研究表明草棉花含有丰富的黄酮化合物。

【主要化学成分与结构】

编号	名称	CAS 号	分子式	分子量
1	槲皮素（quercetin）	117-39-5	C$_{15}$H$_{10}$O$_7$	302
2	槲皮素-3′-O-β-D-葡萄糖苷（quercetin-3′-O-β-D-glucoside）	482-35-9	C$_{21}$H$_{20}$O$_{12}$	464
3	槲皮素-3-O-β-D-葡萄糖苷（quercetin-3-O-β-D-glucoside）	482-35-9	C$_{21}$H$_{20}$O$_{12}$	464
4	槲皮素-7-O-β-D-葡萄糖苷（quercetin-7-O-β-D-glucoside）	491-50-9	C$_{21}$H$_{20}$O$_{12}$	464

【主要化学成分提取、分离】[6]

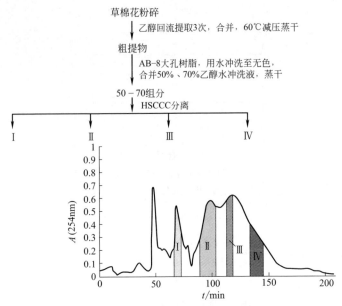

图 4-12　草棉花粗提物的制备 HSCCC 色谱图

HSCCC 条件：总体积 230mL；溶剂系统，氯仿-甲醇-异丙醇-水（5∶5∶1∶3），加 0.4%
磷酸的上相为固定相，下相为流动相；流速 2.0mL/min；旋转速度 800r/min；检测波长
254nm；进样量 100mg。Ⅰ—槲皮素；Ⅱ—槲皮素-3′-O-β-D-葡萄糖苷；
Ⅲ—槲皮素-3-O-β-D-葡萄糖苷；Ⅳ—槲皮素-7-O-β-D-葡萄糖苷

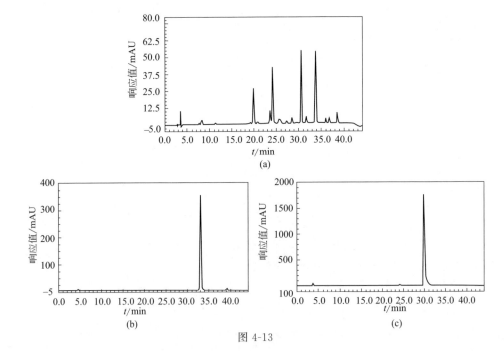

图 4-13

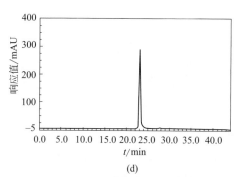
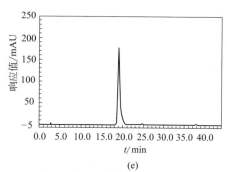

（d）　　　　　　　　　　　　　　　　　　　（e）

图 4-13　草棉花粗提物及分离物的 HPLC 分析图

HPLC 条件：C_{18} 柱（4.6mm×250mm I.D.，5μm）；紫外检测波长 360nm；柱温 35℃；流速 1.0mL/min；流动相，A 0.4% 磷酸-B 甲醇，色谱条件：0～15min，A-B 75：25 变化到 A-B 65：35，15～20min 变化到 A-B 60：40，20～34min 变化到 A-B 37：63，32～40min 保持 37：63。（a）粗提物；（b）槲皮素；（c）槲皮素-3'-O-β-D-葡萄糖苷；（d）槲皮素-3-O-β-D-葡萄糖苷；（e）槲皮素-7-O-β-D-葡萄糖苷

4.6　长瓣金莲花

　　长瓣金莲花为毛茛科植物金莲花 *Trollius chinensis* Bunge 的干燥花。现代药理研究表明，该花的水煎液对多种细菌有明显的抑制作用，具清热解毒的功效，临床观察表明，金莲花水浸膏片对急性阑尾炎、痢疾、上呼吸道感染及绿脓杆菌感染等有较好的疗效。长瓣金莲花主要含有荭草苷、牡荆苷等成分。

【主要化学成分与结构】

编号	名称	CAS 号	分子式	分子量
1	牡荆苷（vitexin）	3681-93-4	$C_{21}H_{20}O_{10}$	432

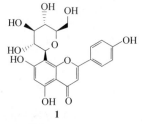

1

【主要化学成分提取、分离】[7]

金莲花药材(15g)

粉碎后用索氏抽提器抽提，先用乙醚脱脂，再用180mL
60%乙醇提取3次，每次90min，合并提取液，浓缩

醇提物

聚酰胺柱分离，先用水洗至洗脱液无色，
再用甲醇洗脱至洗脱液无色，收集甲醇洗脱液，
减压浓缩

总黄酮(220mg)

HSCCC

1　　　2　　　3　　　4

图 4-14

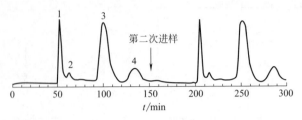

图 4-14 长瓣金莲花粗提物的制备 HSCCC 分离图

HSCCC 条件：溶剂系统，乙酸乙酯-甲醇-水（4：1：5，体积比）；上相为固定相，
下相为流动相；流速 2.0mL/min；进样量 220mg。4—牡荆苷

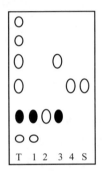

图 4-15 长瓣金莲花 HSCCC 各分离组分的薄层分离图

TLC 条件：聚酰胺薄膜色谱分离（展距为 8cm）；展开剂：氯仿-丙酮-甲醇-冰乙酸
（2：1：2：0.05，体积比）；显色剂：10g/L AlCl₃ 的乙醇溶液；紫外灯下观察；
1～4 分别为图 4-14 中峰 1～4 组分；S—牡荆苷标准品；T—金莲花总黄酮

4.7 川西獐牙菜

川西獐牙菜 *Swertia mussotii* Franch. 是龙胆科獐牙菜属植物，其全草入药，具清肝利胆，清热解毒、祛湿、消炎愈疮的功效。川西獐牙菜中含𠮿酮类化合物，主要有甲基当药𠮿酮、对叶当药𠮿酮等。药理研究表明，川西獐牙菜具有镇静、抗结核菌、抗病毒、退热、抗惊厥、保肝护胃以及治疗心血管疾病等药理活性。

【主要化学成分与结构】

编号	名称	CAS 号	分子式	分子量
1	甲基当药𠮿酮（methylswertianin）	22172-17-4	$C_{15}H_{12}O_6$	288
2	swerchirin	521-65-3	$C_{15}H_{12}O_6$	288
3	对叶当药𠮿酮（decussatin）	20882-69-3	$C_{16}H_{14}O_6$	302
4	1-*O*-primeverosyl-3,7,8-trimethoxyxanthone		$C_{27}H_{32}O_{15}$	596
5	异荭草苷（isoorientin）	4261-42-1	$C_{21}H_{20}O_{11}$	448

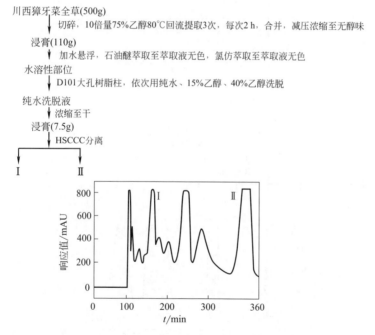

【主要化学成分提取、分离】[8,9]

（1）分离方法一

```
川西獐牙菜全草(500g)
    │切碎，10倍量75%乙醇80℃回流提取3次，每次2 h，合并，减压浓缩至无醇味
浸膏(110g)
    │加水悬浮，石油醚萃取至萃取液无色，氯仿萃取至萃取液无色
水溶性部位
    │D101大孔树脂柱，依次用纯水、15%乙醇、40%乙醇洗脱
纯水洗脱液
    │浓缩至干
浸膏(7.5g)
    │HSCCC分离
  ┌──┴──┐
  Ⅰ      Ⅱ
```

图 4-16　川西獐牙菜粗提物的制备 HSCCC 分离图[8]

HSCCC 条件：溶剂系统，正丁醇-氯仿-甲醇-水（3.4∶8∶5∶6），上相作为固定相，下相作为流动相；流速 2mL/min；210min 后流速调为 2.5mL/min；进样量 100mg。

Ⅰ—1-O-primeverosyl-3,7,8-trimethoxyxanthone（11mg，纯度＞99%）；

Ⅱ—异荭草苷（24mg，纯度＞99%）

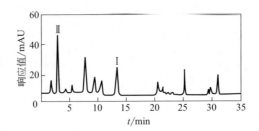

图 4-17　川西獐牙菜粗提物的 HPLC 分析图[8]

HPLC 条件：Eclipse XDB-C$_{18}$（5μm，4.6mm×150mm）；紫外检测波长 254nm；

柱温 25℃；流速 1.0mL/min；流动相，A（甲醇）-B（水），0～15min，

40％～50％ A；15～17min，50％～65％ A。Ⅰ—1-O-primeverosyl-3,7,8-

trimethoxyxanthone；Ⅱ—异荭草苷

（2）分离方法二

川西獐牙菜(500g)

　　粉碎，75%乙醇提取3次，分别提取2h，2h，1h，
　　合并，过滤，60℃减压浓缩干燥

粉末(0.11kg)

　　悬浮于3L蒸馏水中，分别用6L石油醚、
　　6L氯仿、6L正丁醇萃取

氯仿层

　　浓缩干燥

氯仿提取物(26g)

　　硅胶柱色谱分离，依次用石油醚和比例依次递增的
　　乙酸乙酯-石油醚洗脱得5个组分

组分4(6.4g)

　　HSCCC分离

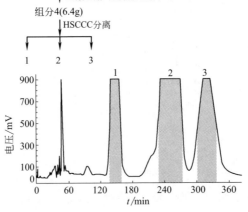

图 4-18　川西獐牙菜粗提物的制备 HSCCC 分离图[9]

HSCCC 条件：柱体积 280mL；溶剂系统：正己烷-乙酸乙酯-甲醇-水（5∶5∶10∶4），

上相作为固定相，下相作为流动相；流速 1.5mL/min；转速 800r/min；进样量 150mg。

1—甲基当药呫吨酮（8mg，纯度＞98％）；2—swerchirin（21mg，

纯度＞98％）；3—对叶当药呫吨酮（11mg，纯度＞98％）

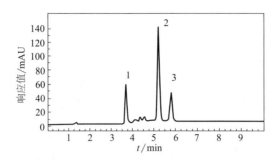

图 4-19　川西獐牙菜粗提物的 HPLC 分析图[9]

HPLC 条件：Eclipse XDB C_{18} 柱（150mm×4.6mm i.d.，5μm）；紫外检测波长 254nm；柱温 25℃；流速 1.0mL/min；流动相，A（甲醇)-B（水），0～2.5min，80%～85% A；2.5～9min，85%～95% A。1—甲基当药咕吨酮；2—swerchirin；3—对叶当药咕吨酮

4.8　淡豆豉

　　淡豆豉为豆科大豆属植物大豆 *Glycine* Max. 的成熟种子发酵加工品。其主要活性成分有大豆异黄酮和大豆皂苷两大类。淡豆豉黄酮类成分具有抗癌、减少血栓形成、预防骨质疏松等药理作用，其中主要活性成分包括大豆素、染料木素等。

【主要化学成分与结构】

编号	名称	CAS 号	分子式	分子量
1	大豆素（daidzein）	486-66-8	$C_{15}H_{10}O_4$	254
2	染料木素（genistein）	446-72-0	$C_{15}H_{10}O_5$	270

【主要化学成分提取、分离】[10]

淡豆豉药材
↓ 粉成粗粉
淡豆豉粗粉
↓ 5倍量的80%乙醇回流提取2h，过滤，再向滤渣中加3倍量80%乙醇回流提取2次，
　每次2h，过滤，合并滤液。滤液静置过夜，取上清液浓缩
浸膏
↓ 3倍体积石油醚萃取3次，除去大豆油，再用乙酸乙酯萃取3次，合并萃取
　液，浓缩近干。真空干燥箱35℃下干燥
黄棕色粉末
↓ HSCCC 分离

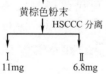

I　　　　　II
11mg　　　6.8mg

图 4-20

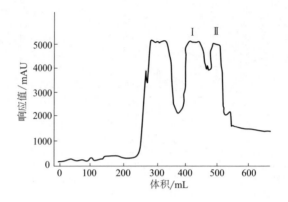

图 4-20 淡豆豉粗提物的制备 HSCCC 分离图

HSCCC 条件：溶剂系统，正己烷-乙酸乙酯-甲醇-水（5：6：5：6），上相作为固定相，

下相作为流动相；流速 2.0mL/min；进样量 20mL；样品浓度 10mg/mL；

转速 800r/min。Ⅰ—大豆素；Ⅱ—染料木素

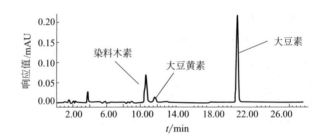

图 4-21 淡豆豉粗提物和分离后组分的 HPLC 分析图

HPLC 条件：Sunfire C_{18} 柱（70mm×120mm，5μm）；检测波长 210～400nm；

柱温 30℃；流速 1.0mL/min；进样量 10μL；梯度洗脱：0～15min，乙腈：0.2%乙

酸（25：75），15～30min，乙腈：0.2%乙酸（40：60）

4.9 淡竹叶

淡竹叶为禾本科植物淡竹叶 *Lophatherum gracile* Brongn. 的干燥茎叶，具有清热泻火、除烦止渴、利尿通淋的功效。现代药理研究表明，淡竹叶提取物具有解热、利尿、抗菌、抗肿瘤、降血糖等作用。淡竹叶的主要活性成分为黄酮苷类化合物，主要包括异荭草苷、荭草苷、日当药黄素等。

【主要化学成分与结构】

编号	名称	CAS 号	分子式	分子量
1	luteolin 6-*C*-β-D-galactopyranosiduronic acid（1→2)-β-D-glucopyranoside	1648932-64-2	$C_{27}H_{28}O_{17}$	624
2	luteolin 6-*C*-α-L-arabinopyranosyl-7-*O*-β-D-glucopyranoside	1354564-72-9	$C_{26}H_{28}O_{15}$	580
3	异荭草苷（isoorientin）	4261-42-1	$C_{21}H_{20}O_{11}$	448
4	荭草苷（orientin）	28608-75-5	$C_{21}H_{20}O_{11}$	448
5	日当药黄素（swertiajaponin）	6980-25-2	$C_{22}H_{22}O_{11}$	462
6	apigenin 6-*C*-β-D-galactopyranosiduronic acid（1→2)-β-D-glucopyranoside		$C_{27}H_{28}O_{16}$	608

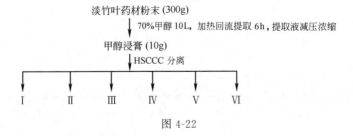

【主要化学成分提取、分离】[11]

图 4-22

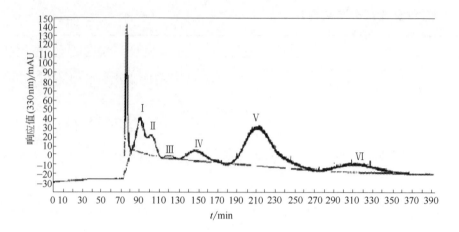

图 4-22　淡竹叶粗提物的制备 HSCCC 分离图

HSCCC 条件：溶剂系统，乙酸乙酯-正丁醇-甲醇-水（4：2：1.5：8.5，体积比），
上相作为固定相，下相作为流动相；流速 2.0mL/min；进样量 500mg。Ⅰ—luteolin 6-C-
β-D-galactopyranosiduronic acid（1→2)-β-D-glucopyranoside（19.9mg，95.2%）；
Ⅱ—luteolin 6-C-α-L-arabinopyranosyl-7-O-β-D-glucopyranoside
（28.5mg，98.7%）；Ⅲ—异荭草苷（31.5mg，97.3%）；Ⅳ—荭草苷（44.8mg，97.5%）；
Ⅴ—日当药黄素（25.3mg，96.4%）；Ⅵ—apigenin 6-C-β- D-
galactopyranosiduronic acid（1→2)-β-D-glucopyranoside（12.1mg，95.5%）

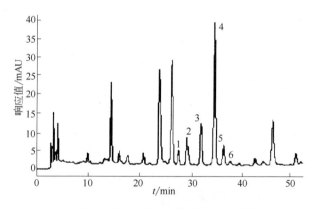

图 4-23　淡竹叶粗提物的 HPLC 分析图

HPLC 条件：Cosmosil MS-Ⅱ C_{18}（4.6mm×250mm，5μm）；紫外检测波长 330nm；
流速 1.0mL/min；流动相，乙腈（A)-0.1%醋酸水（B）梯度洗脱，0～15min（8%～10% A），
15～30min（10%～11% A），30～45min（11%～12.5% A），45～52min（12.5%～15% A）。
1—luteolin 6-C-β-D-galactopyranosiduronic acid（1→2)-β-D-glucopyranoside；
2—luteolin 6-C-α-L-arabinopyranosyl-7-O- β-D-glucopyranoside；
3—异荭草苷；4—荭草苷；5—日当药黄素；6—apigenin 6-C-β-D-
galactopyranosiduronic acid（1→2)-β-D-glucopyranoside

4.10 灯盏细辛

灯盏细辛是菊科飞蓬属植物短葶飞蓬 *Erigeron breviscapus* （Vaniot）Hand.-Mazz. 的干燥全草，具有活血通络止痛、祛风散寒功效。现代药理研究表明，灯盏细辛具有降低脑血管阻力，改善血循环、增加脑血流量及抗血小板凝集的作用，其中主要活性成分是野黄芩苷或灯盏乙素等。

【主要化学成分与结构】

编号	名称	CAS 号	分子式	分子量
1	野黄芩苷（scutellarin）	27740-01-8	$C_{21}H_{18}O_{12}$	462

【主要化学成分结构与性质】[12]

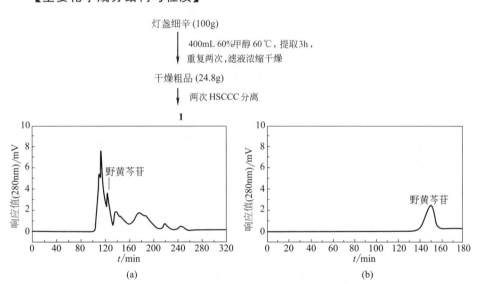

图 4-24 灯盏细辛粗品制备的 HSCCC 分离图

（a）HSCCC 色谱图：HSCCC 条件，溶剂系统，正己烷-乙酸乙酯-甲醇-乙酸-水（1∶6∶1.5∶1∶4，体积比）；上相作为固定相，下相作为流动相；流速 1.5mL/min；进样量 20mg；固定相保留率 61%。（b）二次制备的 HSCCC 色谱图：HSCCC 条件，溶剂系统，乙酸乙酯-正丁醇-乙腈-0.1% HCl（5∶2∶5∶10，体积比）；上相作为固定相，下相作为流动相；流速 1.5mL/min；进样量 5mg；固定相保留率 31%；纯度 95.6%

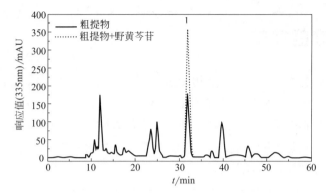

图 4-25　灯盏细辛粗品的 HPLC 分析图

HPLC 条件：Alltech C_{18}（$4.6mm\times250mm$，$5\mu m$）；紫外检测
波长 335nm；柱温 25℃；流速 0.8mL/min；进样量 $10\mu L$；流动相，0.1%磷酸-甲醇
（0~70min，10%~90%甲醇）。1—野黄芩苷

4.11　丁香

丁香为桃金娘科植物丁香 *Eugenia caryophyllata* Thunb. 的干燥花蕾，具有温中降逆、补肾助阳的功效。现代药理研究表明，丁香中的色原酮和黄酮成分具有抗菌、抗癌、镇痛、消炎、杀螨等药理作用，其中主要活性成分包括鞣花酸、鼠李素、槲皮素、5,7-二甲氧基-2-甲基色原酮、5,7-二甲氧基-2,6-二甲基色原酮等多种色原酮和黄酮类化合物。

【主要化学成分与结构】

编号	名称	CAS 号	分子式	分子量
1	鞣花酸	476-66-4	$C_{14}H_6O_8$	302
2	鼠李素	90-19-7	$C_{16}H_{12}O_7$	316
3	槲皮素	117-39-5	$C_{15}H_{10}O_7$	302
4	5,7-二甲氧基-2-甲基色原酮	26213-83-2	$C_{12}H_{12}O_4$	220
5	5,7-二甲氧基-2,6-二甲基色原酮	854843-45-1	$C_{13}H_{14}O_4$	234

【主要化学成分提取、分离】[13]

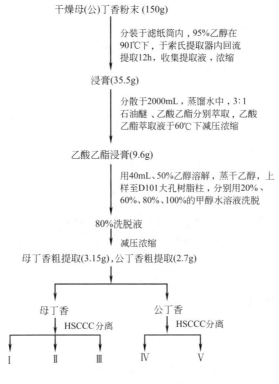

干燥母(公)丁香粉末 (150g)

分装于滤纸筒内，95%乙醇在
901℃下，于索氏提取器内回流
提取12h，收集提取液，浓缩

浸膏(35.5g)

分散于2000mL，蒸馏水中，3:1
石油醚、乙酸乙酯分别萃取，乙酸
乙酯萃取液于60℃下减压浓缩

乙酸乙酯浸膏(9.6g)

用40mL、50%乙醇溶解，蒸干乙醇，上
样至D101大孔树脂柱，分别用20%、
60%、80%、100%的甲醇水溶液洗脱

80%洗脱液

减压浓缩

母丁香粗提取(3.15g)，公丁香粗提取(2.7g)

母丁香
↓HSCCC分离

公丁香
↓HSCCC分离

Ⅰ   Ⅱ   Ⅲ   Ⅳ   Ⅴ

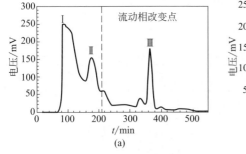
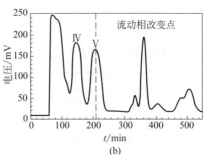

(a)   (b)

图 4-26   母丁香（a）和公丁香（b）粗提物的 HSCCC 分离图

HSCCC 条件：溶剂系统 A，正己烷-乙酸乙酯-甲醇-水（5∶8∶6∶13，体积比）；

溶剂系统 B，正己烷-乙酸乙酯-甲醇-水（5∶8∶9∶10，体积比）；母丁香是

两个溶剂系统的梯度洗脱，公丁香的溶剂系统的是 B，上相作为固定相，下相作为

流动相；流速 1.2mL/min；转速 880r/min；检测波长 254nm；进样体积 10mL；固定

相保留率 68%。Ⅰ—鞣花酸（12.3mg，96.1%）；Ⅱ—鼠李素（9.6mg，98.2%）；

Ⅲ—槲皮素（17.2mg，97%）；Ⅳ—5,7-二甲氧基-2-甲基色原酮（11.3mg，

96.5%）；Ⅴ—5,7-二甲氧基-2,6-二甲基色原酮（7.4mg，98.1%）

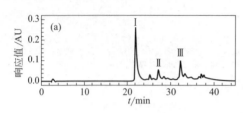
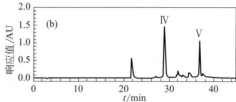

图 4-27　母丁香和公丁香粗提物的 HPLC 分析图

HPLC 条件：Xterra C_{18}柱（150mm×2.1mm，5μm）；紫外检测波长 254nm；

流速 0.2mL/min；柱温 35℃；流动相，乙腈（A)-水（B）梯度洗脱 0～30min，

5%～30% A，30～38min，30%～65% A，38～45min，65%～100% A；

（a）母丁香，(b）公丁香。Ⅰ—鞣花酸（12.3mg，96.1%)；Ⅱ—鼠李素（9.6mg，98.2%)；

Ⅲ—槲皮素（17.2mg，97%)；Ⅳ—5,7-二甲氧基-2-甲基色原酮（11.3mg，96.5%)；

Ⅴ—5,7-二甲氧基-2,6-二甲基色原酮（7.4mg，98.1%)

4.12　冬瓜

冬瓜 *Benincasa hispida*（Thunb.）cogn. 果实作为一种中国传统蔬菜，具有悠久的药食两用传统。具有清热解毒、利小便、止渴除烦、消水肿的功效，是一种解热利尿比较理想的日常食物。其多酚类化学成分主要包括落新妇苷、儿茶素、柚皮素等。

【主要化学成分与结构】

编号	名称	CAS 号	分子式	分子量
1	落新妇苷（astilbin）	29838-67-3	$C_{21}H_{22}O_{11}$	450
2	儿茶素（catechin）	7295-85-4	$C_{15}H_{14}O_6$	290
3	柚皮素（naringenin）	480-41-1	$C_{15}H_{12}O_5$	272

【主要化学成分提取、分离】[14]

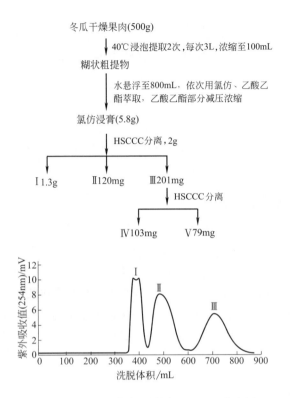

图 4-28　冬瓜粗提物的制备 HSCCC 分离图

HSCCC 条件：总体积 700mL；溶剂系统，正己烷-正丁醇-甲醇-水（10∶16∶5∶20），
上相为固定相，下相为流动相；流速 3.0mL/min；旋转速度 750r/min；检测波长 254nm；
进样量：2.0g，样品溶于 50mL 下相；固定相保留率 45％。Ⅱ—落新妇苷

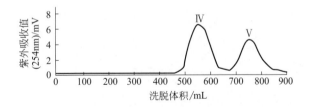

图 4-29　组分Ⅲ的 HSCCC 分离图

HSCCC 条件：总体积 700mL；溶剂系统，正己烷-乙酸乙酯-甲醇-水（1∶1∶1∶1），
上相为固定相，下相为流动相；流速 13.0mL/min；旋转速度 750r/min；检测波长 254nm；
进样量 2.0g，样品溶于 50mL 下相；固定相保留率 55％。Ⅳ—儿茶素；Ⅴ—柚皮素

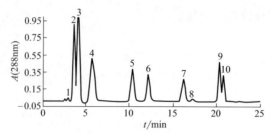

图 4-30　冬瓜粗提物的 HPLC 分析图

HPLC 条件：Zorbax-ODS 柱（250mm×4.6mm，5μm）；紫外检测
波长 254nm；流速 1.0mL/min；流动相，A 甲醇-B 水，色谱条件，梯度洗脱，
0～30min，A 35%～80%。4—落新妇苷；5—儿茶素；6—柚皮素

4.13　风轮菜

　　风轮菜 *Clinopodium* Linn. 属于唇形科 Labiatae 植物，全球有 20 余种，主要分布于欧洲、中亚及亚洲。该属植物多为民间用药，其中风轮菜被《中国药典》2015 年版收载为断血流药用，具有收敛止血的功效，主要用于治疗崩漏、尿血、鼻衄、牙龈出血、创伤出血等出血症。风轮菜属植物的化学成分类型涉及黄酮、三萜及其苷类、甾体、苯丙素类等，其中黄酮、皂苷是该属植物的主要活性成分。

　　【主要化学成分与结构】

编号	名称	CAS 号	分子式	分子量
1	柚皮素-7-芸香糖苷（nairutin）	14259-46-2	$C_{27}H_{33}O_{14}$	580
2	香蜂草苷（didymin）	14259-47-3	$C_{28}H_{34}O_{14}$	594
3	风轮菜皂苷 A（clinopodiside A）	916347-31-4	$C_{48}H_{78}O_{19}$	958

1

2

3

【主要化学成分提取、分离】[15]

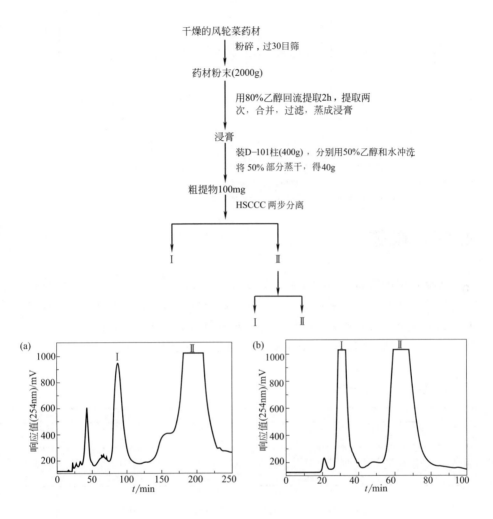

图 4-31　风轮菜粗提物的制备 HSCCC 分离图

　（a）高速逆流色谱分离的第一步。总体积 260mL；溶剂系统，乙酸乙酯-异丁醇-水
（5∶0.8∶5），上相为固定相，下相为流动相；流速 2.0mL/min；旋转速度 700r/min；
检测波长 254nm；分离温度 20℃；进样量 100mg 样品溶于 5mL 固定相。Ⅰ—柚皮素-7-芸
香糖苷；Ⅱ—风轮菜皂苷 A 和香蜂草苷的混合物。（b）高速逆流色谱分离的第二步。总体积
　260mL；溶剂系统，乙酸乙酯-异丁醇-水（5∶1∶5），上相为固定相，下相为流动相；
流速 2.0mL/min；旋转速度 650r/min；检测波长 254nm；分离温度 20℃；进样量 45mg（a）
中的峰Ⅱ干燥粉末溶于 5mL 固定相。Ⅰ—风轮菜皂苷 A；Ⅱ—香蜂草苷

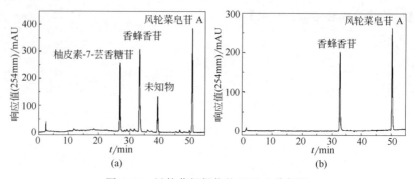

图 4-32　风轮菜粗提物的 HPLC 分析图

HPLC 条件：YWG C$_{18}$柱（200mm×4.6mm，I. D.，10μm）；紫外检测
波长 254nm；流速 1.0mL/min；流动相，A 甲醇-B 水，梯度洗脱，0～60min，A 10％～100％。
（a）风轮菜粗提物的 HPLC 图；（b）高速逆流色谱分离第一步中峰Ⅱ的 HPLC 图

4.14　茯苓

　　茯苓是中国著名的传统中药，为多菌科真菌茯苓 *Poria cocos*。茯苓味甘淡，性平，功效利水渗湿，健脾，安神，是一味常用的利水消肿药，主要含多糖、三萜酸类等有效成分。现代药理研究表明，茯苓具有抗氧化、抗炎、防止肝细胞损伤等药理作用，其中主要成分包括异落新妇苷、落新妇苷、异黄杞苷、黄杞苷、茯苓酸 A 等。

【主要化学成分与结构】

编号	名称	CAS 号	分子式	分子量
1	落新妇苷（astilbin）	29838-67-3	C$_{21}$H$_{22}$O$_{11}$	450
2	异落新妇苷（isoastilbin）	54081-48-0	C$_{21}$H$_{22}$O$_{11}$	450
3	黄杞苷（engelitinn）	572-31-6	C$_{21}$H$_{22}$O$_{10}$	434
4	异黄杞苷（isoengelitin）	30987-58-7	C$_{21}$H$_{22}$O$_{10}$	434

【主要化学成分提取、分离】[16]

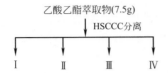

茯苓药材粉末(500g)

200mL，80%乙醇室温下提取10次，
每次12h，提取液减压浓缩

无醇味浸膏

400mL水溶解，等体积石油醚脱脂，
等体积乙酸乙酯萃取5次

乙酸乙酯萃取物(7.5g)

HSCCC分离

Ⅰ　　Ⅱ　　Ⅲ　　Ⅳ

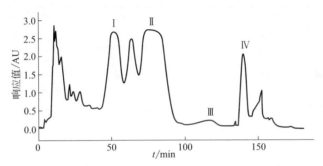

图 4-33　茯苓乙酸乙酯萃取物的制备 HSCCC 分离图

HSCCC 条件：溶剂系统，正己烷-正丁醇-水（1∶2∶3，体积比），上相作为固定相，

下相作为流动相；流速 5mL/min；进样量 300mg。Ⅰ—异落新妇苷（71.4mg，97.56%）；

Ⅱ—落新妇苷（392.6mg，99.89%）；Ⅲ—异黄杞苷（10.3mg，94.51%）；

Ⅳ—黄杞苷（47.4mg，99.23%）

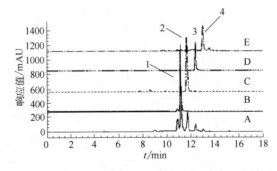

图 4-34　茯苓粗提物和分离后组分的 HPLC 分析图

HPLC 条件：安捷伦 Zorbax C_{18} 柱（4.6mm×250mm，5μm）；紫外检测

波长 291nm；柱温 25℃；流速 0.5mL/min；进样量 10μL；流动相，乙腈（A）-

0.5%酸水（B），0~12min（20%~50% A），12~15min（50%~70% A），15~18min

（70%~20% A）。A—总样；B—落新妇苷；C—异落新妇苷；D—黄杞苷；E—异黄杞苷

4.15 甘草

甘草是豆科甘草 *Glycyrrhiza uralensis* Fisch. 、胀果甘草 *Glycyrrhiza inflata* Bat. 或光果甘草 *Glycyrrhiza glabra* L. 的干燥根和根茎，具有补脾益气、清热解毒、祛痰止咳、缓急止痛、调和诸药的功效。在甘草中已发现和确定化学结构的化合物类型有三萜皂苷、黄酮、香豆素、菌醇、生物碱、挥发油、有机酸等，其中三萜皂苷和黄酮类是其主要有效成分。甘草酸及甘草次酸类药物具有防止病毒性肝炎、高脂血症和癌症等疾病的作用。

【主要化学成分结构与性质】

编号	名称	CAS 号	分子式	分子量
1	甘草苷（liquiritin）	551-15-5	$C_{21}H_{22}O_9$	418
2	芒柄花苷（ononin）	486-62-4	$C_{22}H_{22}O_9$	430
3	甘草黄酮醇（licoflavonol）	60197-60-6	$C_{20}H_{18}O_6$	354
4	甘草素（liquiritigenin）	578-86-9	$C_{15}H_{12}O_4$	256
5	芒柄花素（formononetin）	485-72-3	$C_{16}H_{12}O_4$	268
6	甘草异黄酮甲（licoisoflavone A）	66056-19-7	$C_{20}H_{18}O_6$	354
7	异甘草苷（isoliquiritin）	5041-81-6	$C_{21}H_{22}O_9$	418
8	异甘草素（isoliquiritigenin）	961-29-5	$C_{15}H_{12}O_4$	256
9	甘草查尔酮 A（licochalcone A）	58749-22-7	$C_{21}H_{22}O_4$	338
10	胀果香豆素甲（inflacoumarin A）	158446-33-4	$C_{20}H_{18}O_4$	322

【主要化学成分提取、分离】[17～21]

（1）分离方法一

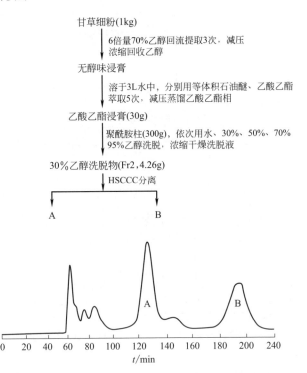

甘草细粉(1kg)

↓ 6倍量70%乙醇回流提取3次，减压浓缩回收乙醇

无醇味浸膏

↓ 溶于3L水中，分别用等体积石油醚、乙酸乙酯萃取5次，减压蒸馏乙酸乙酯相

乙酸乙酯浸膏(30g)

↓ 聚酰胺柱(300g)，依次用水、30%、50%、70%95%乙醇洗脱，浓缩干燥洗脱液

30%乙醇洗脱物(Fr2,4.26g)

↓ HSCCC分离

A　　B

图 4-35　甘草乙酸乙酯浸膏 Fr2 的制备 HSCCC 分离图[17]

HSCCC 条件：溶剂系统，乙酸乙酯-水（5∶5，体积比），上相作为固定相，下相作为流动相；流速 2.0mL/min；进样量 50mg；A—甘草苷（8.7mg，99.5%）；B—芒柄花苷（4.2mg，97.3%）

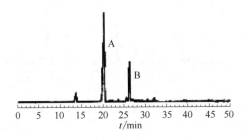

图 4-36　甘草乙酸乙酯浸膏 Fr2 的 HPLC 分析图[17]

HPLC 条件：Apollo C$_{18}$柱（4.6mm×250mm，5μm）；紫外检测波长 254nm；柱温 25℃；流速 1.0mL/min；进样量 20μL；流动相，甲醇（A）-0.5%乙酸（B），0～50min（20%～100%A）。A—甘草苷；B—芒柄花苷

（2）分离方法二

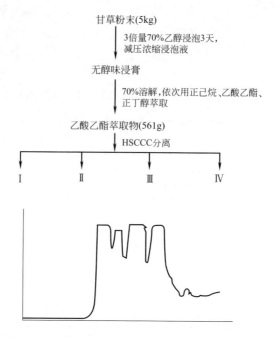

图 4-37　甘草乙酸乙酯浸膏的制备 HSCCC 分离图[18]

HSCCC 条件：溶剂系统，正己烷-乙酸乙酯-甲醇-水（1∶2∶1∶1，体积比），上相作为固定相，下相作为流动相；流速 4.0mL/min；进样量 400mg，固定相保留率 33%

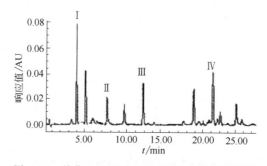

图 4-38　甘草乙酸乙酯浸膏的 HPLC 分析图[18]

HPLC 条件：Sunfire C₁₈柱（70mm×120mm，5μm）；紫外检测波长 280nm；柱温 25℃；流速 1.0mL/min；进样量 10μL；流动相，乙腈-水-冰乙酸（40∶60∶0.2）等度洗脱；Ⅰ—甘草黄酮醇（26mg，96.3%）；Ⅱ—甘草素（8mg，95.7%）；Ⅲ—芒柄花素（12mg，98.5%）；Ⅳ—甘草异黄酮甲（10mg，98.8%）

（3）分离方法三

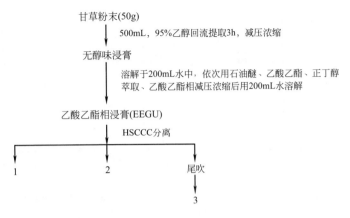

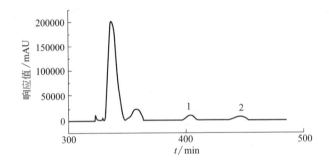

图 4-39 甘草 EEGU 的制备 HSCCC 分离图[19]

HSCCC 条件：溶剂系统，乙酸乙酯-甲醇-水（5∶1∶4，体积比），上相作为固定相，下相作为流动相；流速 1.2mL/min；进样量 500mg。1—甘草苷（73mg）；2—异甘草苷（10mg）

（4）分离方法四

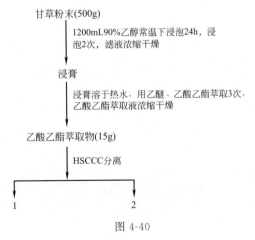

图 4-40

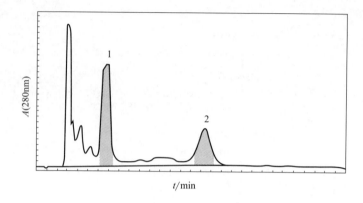

图 4-40　甘草乙酸乙酯萃取相水溶液的制备 HSCCC 分离图[20]
HSCCC 条件：溶剂系统，正己烷-乙酸乙酯-甲醇-乙腈-水（2∶2∶1∶0.6∶2，
体积比），上相作为固定相，下相作为流动相；流速 2.0mL/min；进样量 80mg。
1—甘草素（13.8mg，98.9%）；2—异甘草素（8.5mg，98.3%）

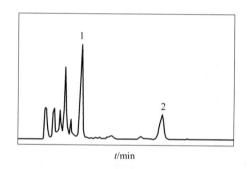

图 4-41　甘草乙酸乙酯浸膏总组分的 HPLC 分析图[20]
HPLC 条件：C₁₈柱（250mm×4.6mm，5μm）；紫外检测波长 367nm；柱温 35℃；
流速 0.7mL/min；进样量 10μL，流动相，乙腈-0.5%冰乙酸＝32∶68。
1—甘草素；2—异甘草素

（5）分离方法五

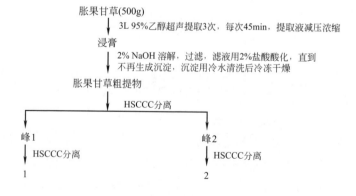

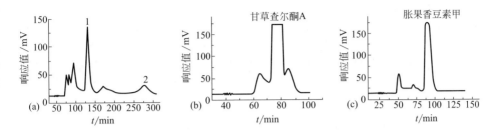

图 4-42　胀果甘草粗提物的制备 HSCCC 分离图[21]

HSCCC 条件：溶剂系统，A 为正己烷-氯仿-甲醇-水（5∶6∶3∶2，体积比），

B 和 C 为正己烷-氯仿-甲醇-水（1.5∶6∶3∶2，体积比），上相作为固定相，

下相作为流动相；流速 2.0mL/min（a），1.5mL/min（b）和（c）；进样量 54.8mg（a），

15mg（b），20mg（c）。（a）胀果甘草乙醇提取物的第一次制备 HSCCC 图；（b）峰 1 的 HSCCC 图；

（c）峰 2 的 HSCCC 图。1—胀果香豆素甲（6mg，99.6%）；2—甘草查尔酮 A（8mg，99.1%）

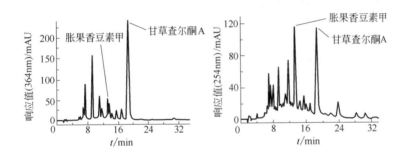

图 4-43　胀果甘草粗提物的 HPLC 分析图[21]

HPLC 条件：Kromasil KR100-5C$_{18}$柱（4.6mm×150mm，5μm）；紫外检测

波长为 254nm 和 364nm；柱温 25℃；流速 0.8mL/min；进样量 10μL；流动相，乙腈（A）-

0.05%三氟乙酸（B），0～5min（20%～40%A），5～10min（40%～50%A），

10～15min（50%A），25～35min（50%～80%A）

4.16　葛根

　　葛根为豆科植物野葛 *Pueraria lobata*（Wild.）Ohwi 的干燥根，具有解肌退热、生津止渴、透疹、升阳止泻、通经活络、解酒毒的功效。葛根的主要有效成分是异黄酮类化合物，其中包括葛根素、3′-甲氧基葛根素、大豆苷、大豆苷元（daidzein）、芒柄花素（formononetin）、染料木素（genistein）、染料木苷（genistin）等。葛根异黄酮能够收缩平滑肌、增加冠血流量、抑制血小板凝集、降血糖等。

【主要化学成分与结构】

编号	名称	CAS 号	分子式	分子量
1	3'-羟基葛根素（3'-hydroxypuerarin）	117076-54-5	$C_{21}H_{20}O_{10}$	432
2	葛根素（puerarin）	3681-99-0	$C_{21}H_{20}O_9$	416
3	3'-甲氧基葛根素（3'-methoxypuerarin）	117047-07-1	$C_{22}H_{22}O_{10}$	446
4	葛根素-6″-O-木糖苷（puerarin-6″-O-xyloside）	114240-18-5	$C_{26}H_{28}O_{12}$	548
5	葛根素-2″-O-木糖苷（puerarin-2″-O-xyloside）	249512-95-6	$C_{26}H_{28}O_{13}$	548
6	大豆苷（daidzin）	552-66-9	$C_{21}H_{20}O_9$	416

1. $R^1=R^2=R^5=H, R^3=glc, R^4=OH$
2. $R^1=R^2=R^4=R^5=H, R^3=glc,$
3. $R^1=R^2=R^5=H, R^3=glc, R^4=OCH_3$
4. $R^1=R^2=R^4=R^5=H, R^3=glc\text{-}6xyl$
5. $R^1=R^2=R^4=R^5=H, R^3=glc\text{-}2xyl$
6. $R^1=R^2=R^4=R^5=H, R^2=glc$

【主要化学成分提取、分离】[22,23]

（1）分离方法一

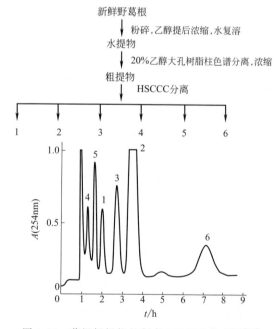

图 4-44　葛根粗提物的制备 HSCCC 分离图[22]

　　HSCCC 条件：溶剂系统，乙酸乙酯-正丁醇-水（2∶1∶3，体积比）；上相作为
固定相，下相作为流动相；流速 2.0mL/min；进样量 80mg；检测波长 254nm；固定相
保留率 56%。1—3'-羟基葛根素（90%）；2—葛根素（98%）；3—3'-甲氧基葛根
素（95%）；4—葛根素-6″-O-木糖苷（90%）；5—葛根素-2″-O-木糖苷（95%）；6—大豆苷（95%）

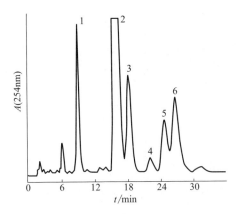

图 4-45　葛根粗提物的 HPLC 分析图[22]

HPLC 条件：Supelcosil LC-18 柱（250mm×34.6mm I. D. ，5mm）；流动相，甲醇-水＝25：75；紫外检测波长 254nm；柱温 25℃；流速 1.0mL/min。1—3′-羟基葛根素；2—葛根素；3—3′-甲氧基葛根素；4—葛根素-6″-O-木糖苷；5—葛根素-2″-O-木糖苷；6—大豆苷

（2）分离方法二

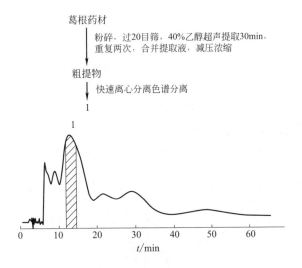

图 4-46　葛根粗提物的制备快速离心分离色谱分离图[23]

快速离心分离色谱条件：溶剂系统，乙酸乙酯-正丁醇-水（2：1：3，体积比），上相作为固定相，下相作为流动相；流速 2.0mL/min；进样量 10mg；转速 2200r/min；固定相保留率 47%。1—葛根素

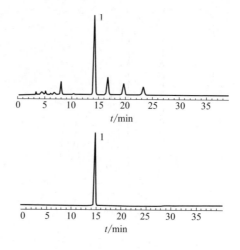

图 4-47　葛根粗提物和分离后组分的 HPLC 分析图[23]

HPLC 条件：Capcell Pak C₁₈柱（250mm× 4.6mm，5μm）；流动相，

甲醇-水＝25∶75；紫外检测波长 250nm；柱温 25℃；流速 1.0mL/min。1—葛根素（99％）

4.17　贯叶金丝桃

贯叶金丝桃 *Hypericum perforatum* L. 为藤黄科金丝桃属植物的全草或带根全草，为多年生草本，又名贯叶连翘。用于止血、抗炎、妇科病等方面。其主要的成分有苯并二蒽酮类（naphthodianthrones）、黄酮类（flavonoids）、间苯三酚类（phloroglucinols）、挥发油类（essential oils）、香豆素类（coumarins）。此外，还含有原花青素、鞣质等成分。

【主要化学成分与结构】

编号	名称	CAS 号	分子式	分子量
1	金丝桃苷（hyperoside）	482-36-0	$C_{21}H_{20}O_{12}$	464

【主要化学成分提取、分离】[24]

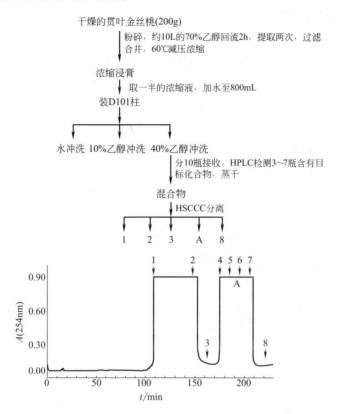

图 4-48 贯叶金丝桃粗提物的 HSCCC 分离图

HSCCC 条件：总体积 800mL；溶剂系统，乙酸乙酯-乙醇-水（5∶1∶5），上相为固定相，下相为流动相；流速 2.0mL/min；旋转速度 800r/min；检测波长 254nm；分离温度 30℃；样品环 20mL。A—金丝桃苷

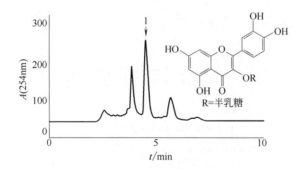

图 4-49 贯叶金丝桃粗提物的 HPLC 分析图

HPLC 条件：reversedphase LiChrospher C_{18}（6.0mm×150mm，I. D.，$5\mu m$），紫外检测波长 254nm，柱温 30℃，流速 1.0mL/min，溶剂体系，乙腈-水-乙酸（25∶15∶4），进样量 $10\mu L$。1—金丝桃苷

4.18 过路黄

过路黄 *Lysimachia christinae* Hance，别名金钱草、真金草、走游草、铺地莲等，属报春花科多年生草本植物，用于治疗尿路结石、胆囊炎、胆结石、黄疸性肝炎、水肿、跌打损伤、毒蛇咬伤及毒蕈和药物中毒；外敷治火烫伤及化脓性炎症。过路黄中的主要活性成分是黄酮类成分，这些成分能够抑制脂质过氧化反应，抑制动脉粥样硬化斑块的形成，可大大降低患冠心病的风险等。

【主要化学成分与结构】

编号	名称	CAS 号	分子式	分子量
1	山柰酚-3-*O*-β-D-吡喃葡萄糖基(2-1)-α-L-吡喃鼠李糖苷［kaempferol-3-*O*-D-glucopyranosyl-（2-1）-L-rhamnopyranoside］	32602-81-6	$C_{27}H_{30}O_{15}$	594
2	山柰酚-3-*O*-β-D-吡喃葡萄糖苷（kaempferol-3-*O*-β-D-glucopyranoside）	480-10-4	$C_{21}H_{20}O_{11}$	448
3	山柰酚-3-*O*-α-L-吡喃鼠李糖苷（kaempferol-3-*O*-α-L-rhamnopyranoside）	482-39-3	$C_{21}H_{20}O_{10}$	432

【主要化学成分提取、分离】[25]

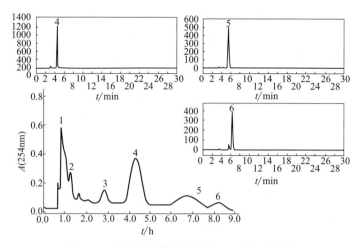

图 4-50　过路黄粗提物的制备 HSCCC 分离图

HSCCC 条件：总体积 240mL；溶剂系统，乙酸乙酯-甲醇-水（50∶1∶50），
上相为固定相，下相为流动相；流速 2.0mL/min；旋转速度 800r/min；检测波
长 254nm；分离温度 30℃；进样量 984mg；4—山柰酚-3-O-β-D-吡喃葡
萄糖基（2-1）-α-L-吡喃鼠李糖苷；5—山柰酚-3-O-β-D-
吡喃葡萄糖苷；6—山柰酚-3-O-α-L-吡喃鼠李糖苷

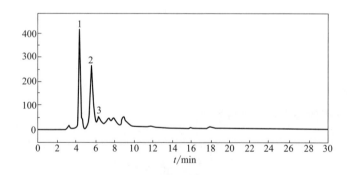

图 4-51　过路黄粗提物的 HPLC 分析图

HPLC 条件：Polaris ODS 柱（250mm×4.6mm I. D.），紫外检测波长 254nm，
柱温 30℃，流速 1.0mL/min，流动相，A 甲醇-B 0.2％磷酸水溶液（1∶1）。
1—山柰酚-3-O-β-D-吡喃葡萄糖基（2-1）-α-L-吡喃鼠李糖苷；
2—山柰酚-3-O-β-D-吡喃葡萄糖苷；3—山柰酚-3-O-α-L-吡喃鼠李糖苷

4.19　杭白菊

　　杭白菊 *Chrysanthemum morifolium* Ramat. 为菊科菊属植物。现代药理
研究表明，杭白菊具有抗菌、抗毒、抗炎活性，其主要化学成分为黄酮类化合

物，包括芹菜素-7-O 芸香糖（apigenin-7-O-rutinoside）、木犀草素-7-O-葡萄糖（luteolin-7-O-glucoside）、芹菜素-7-O-葡萄糖（apigenin-7-O-glucoside）、金合欢素-7-O-葡萄糖（acacetin-7-O-glucoside）等。

【主要化学成分与结构】

编号	名称	CAS 号	分子式	分子量
1	芹菜素-7-O-芸香糖（apigenin-7-O-rutinoside）	552-57-8	$C_{27}H_{30}O_{14}$	578
2	木犀草素-7-O-葡萄糖（luteolin-7-O-glucoside）	5373-11-5	$C_{21}H_{20}O_{11}$	448
3	芹菜素-7-O-葡萄糖（apigenin-7-O-glucoside）	29741-09-1	$C_{21}H_{20}O_{10}$	432
4	金合欢素-7-O-葡萄糖（acacetin-7-O-glucoside）	4291-60-5	$C_{22}H_{22}O_{10}$	446

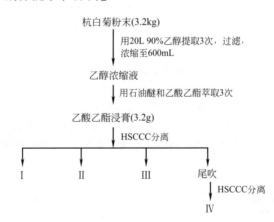

【主要化学成分提取、分离】[26]

杭白菊粉末(3.2kg)

↓ 用20L 90%乙醇提取3次，过滤，浓缩至600mL

乙醇浓缩液

↓ 用石油醚和乙酸乙酯萃取3次

乙酸乙酯浸膏(3.2g)

↓ HSCCC分离

I   II   III   尾吹

↓ HSCCC分离

IV

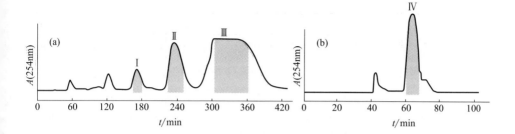

图 4-52　杭白菊粗提物的制备 HSCCC 分离图

HSCCC 条件：（a）第一次分离，溶剂系统，乙酸乙酯-乙醇-水-乙酸

（4∶1∶5∶0.2，体积比），上相作为固定相，下相作为流动相；流速 2.0mL/min；

转速 850r/min；检测波长 254nm；进样量 70mg。Ⅰ—芹菜素-7-O-芸香糖（11.2mg，99.4%）；

Ⅱ—木犀草素-7-O-葡萄糖（luteolin-7-O-glucoside，15.3mg，93.6%）；

Ⅲ—芹菜素-7-O-葡萄糖（28.2mg，99.1%）；（b）第二次分离，溶剂系统，氯仿-

甲醇-水（4∶3∶2，体积比），上相作为固定相，下相作为流动相；流速 2.0mL/min；转速

850r/min；检测波长 254nm；Ⅳ—金合欢素-7-O-葡萄糖（15.3mg，99.5%）

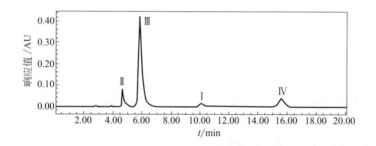

图 4-53　杭白菊粗提物的 HPLC 分析图

HPLC 条件：Intersil ODS C$_{18}$柱（250mm×4.6mm id，5μm）；紫外检测波长 350nm；

柱温 30℃；流速 1.0mL/min；进样量 10μL；流动相，乙腈（A）-0.2%磷酸（B）＝30∶70。

Ⅰ—芹菜素-7-O-芸香糖（apigenin-7-O-rutinoside）；Ⅱ—木犀草素-7-O-葡萄糖；

Ⅲ—芹菜素-7-O-葡萄糖；Ⅳ—金合欢素-7-O-葡萄糖

4.20　荷花

荷花为睡莲科植物莲 *Nelumbo nucifera* Gaertn 的干燥花蕾。荷花中的黄酮成分具有抗氧化等药理作用，其中主要活性成分包括槲皮素、木犀草素、山奈酚、槲皮苷、紫云英苷、异槲皮苷、木犀草苷、syringetin-3-O-β-D-glucoside、杨梅素-3-O-β-D-葡萄糖苷、异鼠李苷等多种黄酮类。

【主要化学成分与结构】

编号	名称	CAS号	分子式	分子量
1	槲皮素-3-O-β-D-葡萄糖醛酸苷（quercetin-3-O-β-D-glucuronide）	22688-79-5	$C_{21}H_{18}O_{13}$	478
2	杨梅素-3-O-β-D-葡萄糖苷（myricetin-3-O-β-D-glucopyranoside）	15648-86-9	$C_{21}H_{20}O_{13}$	480
3	紫云英苷（astragalin）	480-10-4	$C_{21}H_{20}O_{11}$	448
4	syringetin-3-O-β-D-glucoside	40039-49-4	$C_{23}H_{24}O_{13}$	508
5	槲皮素-3-O-β-D-葡萄糖苷（quercetin-3-O-β-D-glucoside）	21637-25-2	$C_{21}H_{20}O_{12}$	464
6	异鼠李苷（isorhamnetin-3-O-β-D-glucoside）	12758-76-8	$C_{22}H_{22}O_{12}$	478

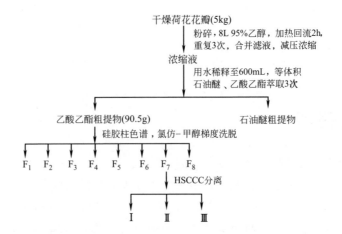

【主要化学成分提取、分离】[27,28]

（1）分离方法一

干燥荷花花瓣(5kg)
↓ 粉碎，8L 95%乙醇，加热回流2h，
重复3次，合并滤液，减压浓缩

浓缩液
↓ 用水稀释至600mL，等体积
石油醚、乙酸乙酯萃取3次

乙酸乙酯粗提物(90.5g)　　　　　石油醚粗提物
↓ 硅胶柱色谱，氯仿-甲醇梯度洗脱

F₁　F₂　F₃　F₄　F₅　F₆　F₇　F₈
↓ HSCCC分离

Ⅰ　Ⅱ　Ⅲ

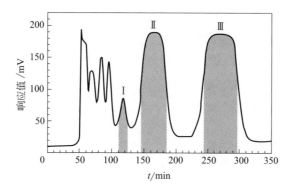

图 4-54 荷花黄酮粗提物的制备 HSCCC 分离图[27]

HSCCC 条件：溶剂系统，乙酸乙酯-乙醇-水-乙酸（4∶1∶5∶0.025，体积比），

上相作为固定相，下相作为流动相；流速 2.0mL/min；进样量 150mg。

Ⅰ—槲皮素-3-O-β-D-葡萄糖醛酸苷（6.1mg，97.0%）；

Ⅱ—杨梅素-3-O-β-D-葡萄糖苷（14.8mg，

95.4%）；Ⅲ—紫云英苷（20.2mg，96.3%）

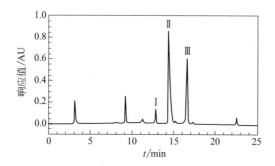

图 4-55 荷花粗提物的 HPLC 分析图[27]

HPLC 条件：Inertsil ODS-SP 柱（250mm×4.6mm，5μm）；紫外检

测波长 254nm；柱温 25℃；流速 1.0mL/min；进样量 10μL；流动相，甲醇

（A)-0.1%乙酸水溶液（B），梯度洗脱，0～25min，30%～90% A。

Ⅰ—槲皮素-3-O-β-D-葡萄糖醛酸苷；Ⅱ—杨梅素-

3-O-β-D-葡萄糖苷；Ⅲ—紫云英苷

（2）分离方法二

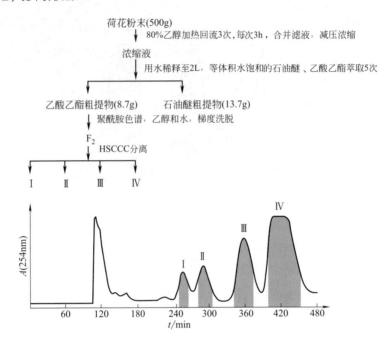

图 4-56　荷花黄酮粗提物的制备 HSCCC 分离图[28]

HSCCC 条件：溶剂系统，乙酸乙酯-甲醇-水-乙酸（4：1：5：0.1），上相作为固定相，

下相作为流动相；流速 1.0mL/min；转速 800r/min；进样量 125mg；进样体积 10mL；

检测波长 254nm；固定相保留率 45.6%。Ⅰ—syringetin-3-O-β-D-glucoside

（5.0mg，98.6%）；Ⅱ—槲皮素-3-O-β-D-葡萄糖苷（6.5mg，98.2%）；

Ⅲ—异鼠李苷（12.8mg，97.3%）；Ⅳ—紫云英苷（32.5mg，99.2%）

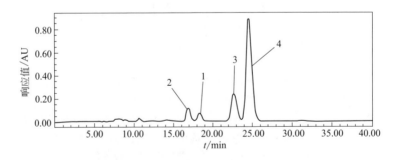

图 4-57　荷花粗提物的 HPLC 分析图[28]

HPLC 条件：RP-C$_{18}$柱（250mm×4.6mm，5μm）；紫外检测波长 200~400nm；

柱温 25℃；流速 1.0mL/min；流动相，甲醇-0.2%乙酸水溶液＝45：55（体积比）。

1—syringetin-3-O-β-D-glucoside；2—槲皮素-3-O-β-D-葡萄糖苷；

3—异鼠李苷；4—紫云英苷

4.21　红花

红花为菊科植物红花 *Carthamus tinctorius* L. 的干燥花。夏季花由黄变红时采摘，阴干或晒干。具有活血通经、恶露不行、癥瘕痞块、胸痹心痛、瘀滞腹痛、胸胁刺痛、跌扑损伤、疮疡肿痛功效。红花的主要活性成分有黄酮、聚乙炔类成分等，含量较高的有羟基红花黄色素 A 和脱水红花黄色素 B。临床上用于治疗急慢性肌肉劳损，砸伤、扭伤所致的皮下充血、肿胀，褥疮，冠心病等。

【主要化学成分与结构】

编号	名称	CAS 号	分子式	分子量
1	羟基红花黄色素 A（hydroxysafflor yellow A）	78281-02-4	$C_{27}H_{32}O_{16}$	612
2	脱水红花黄色素 B（anhydrosafflor yellow B）	91574-92-4	$C_{48}H_{54}O_{27}$	1062

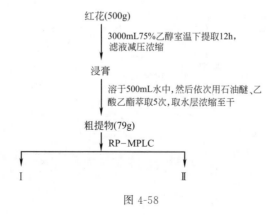

【主要化学成分提取、分离】[29]

红花(500g)

　3000mL75%乙醇室温下提取12h，
　滤液减压浓缩

浸膏

　溶于500mL水中，然后依次用石油醚、乙
　酸乙酯萃取5次，取水层浓缩至干

粗提物(79g)

　RP-MPLC

Ⅰ　　　　　　　　　Ⅱ

图 4-58

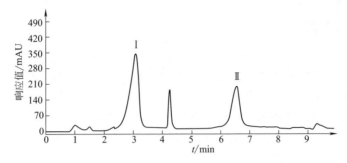

图 4-58　红花粗提取物的 RP-MPLC 分离图

RP-MPLC 条件：Biotage SNAP Cartridge KP-C_{18}-HS 柱；紫外检测波长 400nm；流速 40mL/min；进样量 9.2g；流动相，乙腈（A）-0.5％乙酸水（B），梯度洗脱，120mL 90％B，894mL 90％～72％B，40mL 70％～0％B，237mL 0％B。Ⅰ—羟基红花黄色素 A（2.92g，100％）；Ⅱ—脱水红花黄色素 B（1.07g，93％）

4.22　厚果鸡血藤

　　厚果鸡血藤 *Millettia pachycarpa* Benth. 系豆科植物。其味苦辛、热，有毒，具有杀虫、攻毒、止痛的功效。主治疥疮、癣、癞、痧气腹痛、小儿疳积等疼痛。其主要成分有黄酮、异黄酮、鱼藤酮类、查尔酮、二氢黄酮类化合物等。

【主要化学成分与结构】

编号	名称	CAS 号	分子式	分子量
1	灰叶素（tephrosin）	76-80-2	$C_{23}H_{22}O_7$	410
2	鱼藤素（deguelin）	522-17-8	$C_{23}H_{22}O_6$	394
3	4′,5′-dimethoxy-6,6-dimethylpyranoisoflavone	63286-38-4	$C_{22}H_{20}O_5$	364
4	6*a*,12*a*-dehydro-deguelin	3466-23-7	$C_{23}H_{20}O_6$	392

【主要化学成分提取、分离】[30]

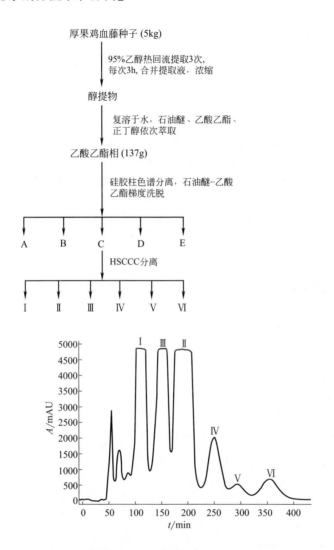

图 4-59 厚果鸡血藤粗提物的制备 HSCCC 分离图

HSCCC 条件：溶剂系统，正己烷-乙酸乙酯-甲醇-水（1∶0.8∶1∶0.6，体积比）；

柱体积 290mL；样品浓度 20mg/mL；样品体积 20mL；上相为固定相，下相为流动相；

流速 2.0mL/min；转速 850r/min；检测波长 280nm。固定相保留率 70％。Ⅰ—灰叶素（160.2mg，

95％）；Ⅱ—鱼藤素（109.4mg，95％）；Ⅲ—4′,5′-dimethoxy-6,6-dimethylpyranoisoflavone

（14.6mg，93％）；Ⅳ—6a,12a-dehydro-deguelin（6.7mg，95％）

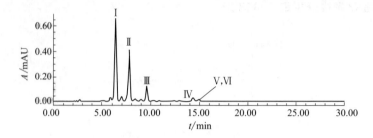

图 4-60　厚果鸡血藤粗提物的 HPLC 分析图

HPLC 条件：reversed-phase Sunfire C_{18}柱（150mm×4.6mm I. D.，5μm）；

紫外检测波长 280nm；流速 1.0mL/min；进样量 20μL；流动相，甲醇（A）-0.1％甲酸（B），

梯度洗脱，0～30min，70％～90％A。Ⅰ—灰叶素；Ⅱ—鱼藤素；

Ⅲ—4′,5′-dimethoxy-6,6-dimethylpyranoisoflavone；

Ⅳ—6a,12a-dehydro-deguelin

4.23　葫芦巴

葫芦巴为豆科植物葫芦巴 *Trigonella foenum-graecum* L. 的干燥成熟种子，具有温肾助阳、祛寒止痛的功效。葫芦巴的主要成分为黄酮类化合物，主要包括山姜素、乔松素、豆蔻明、pinocembrin chalconed。现代药理研究表明这些黄酮类成分具有抗炎、抗菌、抗氧化等作用。

【主要化学成分与结构】

编号	名称	CAS 号	分子式	分子量
1	去氧土大黄苷（desoxyrhaponticin）	30197-14-9	$C_{21}H_{24}O_8$	404
2	丹叶大黄素（rhapontigenin）	500-65-2	$C_{15}H_{14}O_4$	258
3	土大黄苷（rhaponticin）	155-58-8	$C_{21}H_{24}O_9$	420
4	荭草苷（orientin）	28608-75-5	$C_{21}H_{20}O_{11}$	448
5	牡荆苷（vitexin）	3681-93-4	$C_{21}H_{20}O_{10}$	432
6	异牡荆苷（isovitexin）	29702-25-8	$C_{21}H_{20}O_{10}$	432

【主要化学成分提取、分离】[31]

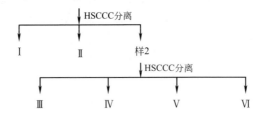

葫芦巴药材粉末(2kg)

↓ 75%乙醇30L，60℃ 提取3次；
合并提取液减压浓缩

乙醇提取物 (700g)

↓ 取500g用2L水混悬，水饱和石油醚萃取5次，
然后乙酸乙酯萃取5次

乙酸乙酯萃取物(136.7g)

↓ 硅胶柱色谱，氯仿：甲醇 (100:0)～(0:100)

样1

↓ HSCCC分离

Ⅰ　　　Ⅱ　　　样2

↓ HSCCC分离

Ⅲ　　　Ⅳ　　　Ⅴ　　　Ⅵ

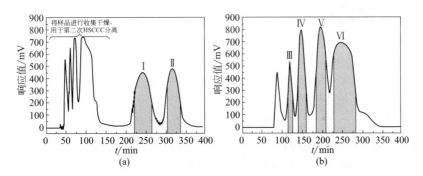

图 4-61　葫芦巴粗品制备的 HSCCC 分离图

（a）样 1，HSCCC 条件：溶剂系统，正己烷-乙酸乙酯-甲醇-水 (1∶5∶1∶5，
体积比)；上相作为固定相，下相作为流动相；转速 900r/min；温度 30℃；检测波长
320nm；流速 1.5mL/min；进样量 200mg。Ⅰ—去氧土大黄苷 (19.5mg，
>96.0%)；Ⅱ—丹叶大黄素 (20.8mg，>96.0%)。（b）样 2，
HSCCC 条件：溶剂系统，乙酸乙酯-水 (1∶1，体积比)；上相作为固定相，
下相作为流动相；转速 900r/min；温度 30℃；检测波长 254nm；流速 2.0mL/min；
进样量 120mg。Ⅲ—荭草苷 (12.5mg，>96.0%)；Ⅳ—牡荆苷 (13.9mg，>96.0%)；
Ⅴ—土大黄苷 (15.1mg，>96.0%)；Ⅵ—异牡荆苷 (17.0mg，>96.0%)

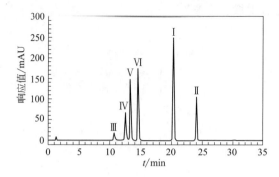

图 4-62 葫芦巴粗品的 HPLC 分析图

HPLC 条件：Eclipse XDB C₁₈（4.6mm×250mm，5μm）；紫外检测

波长 320nm；流速 1.0mL/min；流动相，甲醇（A）-水（B）梯度洗脱，0～10min 30%
（A）-40%（A），10～25min 40%（A）-50%（A），25～30min 50%（A）-
80%（A），30～35min 80%（A）。Ⅰ—去氧土大黄苷；Ⅱ—丹叶大黄素；Ⅲ—荭草苷；
Ⅳ—牡荆苷；Ⅴ—土大黄苷；Ⅵ—异牡荆苷

4.24 化橘红

化橘红为芸香科植物化州柚 *Citrus grandis* Tomentosa. 或柚 *Citrus grandis*（L.）Osberk 的未成熟或近成熟的干燥外层果皮，具有理气宽中、燥湿化痰的功效。化橘红主要成分为挥发油、黄酮类、香豆素类及多糖，已有研究表明柚皮苷、橙皮内酯及异橙皮内酯等为其药理活性成分。

【主要化学成分与结构】

编号	名称	CAS 号	分子式	分子量
1	异橙皮内酯（isomeranzin）	1088-17-1	C₁₅H₁₆O₄	260
2	橙皮内酯水合物（meranzin hydrate）	5875-49-0	C₁₅H₁₈O₅	278
3	柚皮苷（naringin）	10236-47-2	C₂₇H₃₂O₁₄	580

【主要化学成分提取、分离】[32]

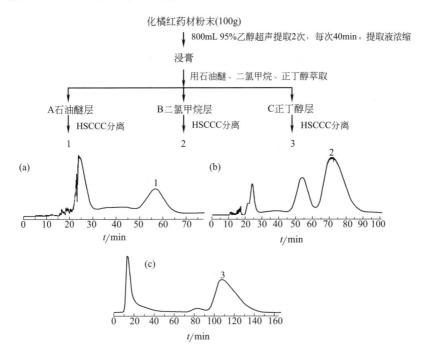

图 4-63　化橘红石油醚层、二氯甲烷层和正丁醇层粗提物的 HSCCC 分离图

HSCCC 条件：（a）石油醚层，溶剂系统，正己烷-乙酸乙酯-甲醇-水（1：1：1：1，体积比），
上相作为固定相，下相作为流动相；流速 2.0mL/min。1—异橙皮内酯（95.02%）。
（b）二氯甲烷层，溶剂系统，正己烷-乙酸乙酯-甲醇-水（1：2：1：2.5，体积比）；上相作为
固定相，下相作为流动相；流速 1.5mL/min。2—橙皮内酯水合物（98.04%）。（c）正丁醇层：
溶剂系统，乙酸乙酯-正丁醇-水（4：1：5，体积比），上相作为固定相，
下相作为流动相；流速 2.0mL/min。3—柚皮苷（98.31%）

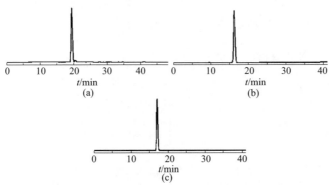

图 4-64　化橘红石油醚层、二氯甲烷层、正丁醇层分离后组分的 HPLC 分析图

HPLC 条件：DikmaDiamonsil-C$_{18}$（4.6mm×250mm，5μm）；紫外检测波长 324nm（a，b），290nm（c）；
柱温 25℃；流速 1.0mL/min；进样量 20μL；流动相，1%甲酸水（A）-甲醇（B）梯度洗脱，
0～25min（50%～70%B），25～45min（70%甲醇）。（a）异橙皮内酯；
（b）橙皮内酯水合物；（c）柚皮苷

4.25 黄顶菊

黄顶菊 *Flaveria bidentis*（L.）Kuntze 为菊科黄顶菊属植物，一年生草本。现代药理研究表明，黄顶菊具有抗凝血、抗血小板聚集等作用，其中主要活性成分包括万寿菊素-3-*O*-葡萄糖苷、槲皮素、山奈酚、异鼠李素等。

【主要化学成分与结构】

编号	名称	CAS 号	分子式	分子量
1	万寿菊素-3-*O*-葡萄糖苷（patuletin-3-*O*-glucoside）	19833-27-3	$C_{22}H_{22}O_{13}$	494
2	紫云英苷（astragalin）	480-10-4	$C_{21}H_{20}O_{11}$	448
3	槲皮素（quercetin）	117-39-5	$C_{15}H_{10}O_7$	302
4	山奈酚（kaempferol）	520-18-3	$C_{15}H_{10}O_6$	286
5	异鼠李素（isorhamnetin）	480-19-3	$C_{16}H_{12}O_7$	316

【主要化学成分提取、分离】[33]

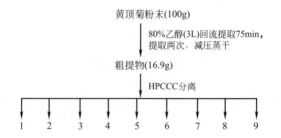

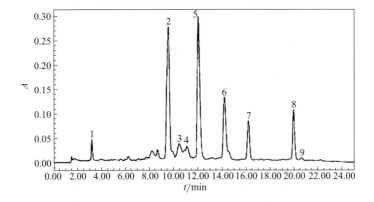

图 4-65　黄顶菊粗提物 HPLC 法分析图

HPLC 条件：C_{18}柱 （4.6mm×150mm，5μm）；紫外检测波长 360nm；柱温 25℃；流速 1.0mL/min；进样量 40μL；流动相，乙腈 （A)-0.5％三氟乙酸 （B)，梯度洗脱，0～15min （70％～50％B），15～20min （50％～40％B），20～25min （40％～70％B)。

1—绿原酸；2—万寿菊素-3-O-葡萄糖苷；3—金丝桃苷；5—6-甲氧基山

奈酚-3-O-葡萄糖苷；6—紫云

英苷；7—槲皮素；8—山奈酚；9—异鼠李素

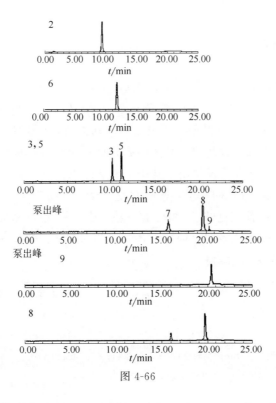

图 4-66

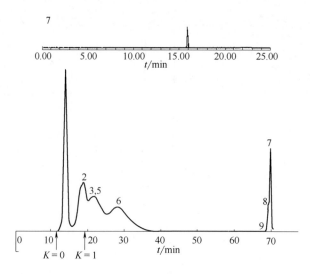

图 4-66　黄顶菊粗提物的制备型 HPCCC 分离图

HPCCC 条件：溶剂系统，乙酸乙酯-甲醇-水（10∶1∶10），上相作为固定相，下相作为
流动相；流速 50mL/min；转速 1200r/min；进样量 1.5g；固定相保留率 41.9％。2—万寿菊素-
3-O-葡萄糖苷（12mg，98.3％）；6—紫云英苷（16mg，99％）；
7—槲皮素（36mg，99％）；8—山柰酚（6.7mg，93％）；9—异鼠李素（0.9mg，98％）

4.26　黄芪

　　黄芪为豆科植物蒙古黄芪 *Astragalus membranaceus*（Fisch.）Bge. var.
mongholicus（Bge.）Hsiao 或膜荚黄芪 *Astragalus membranaceus*（Fisch.）
Bge. 的干燥根，具有补齐升阳、固表止汗、利水消肿、生津养血、行滞通痹、
脱毒排脓、敛疮生肌。黄芪的主要活性成分有皂苷类和黄酮类化合物。黄芪黄
酮类成分具有抗氧化等药理作用，其中主要活性成分包括毛蕊异黄酮苷、巴柄
花苷、毛蕊异黄酮-7-O-β-D-葡萄糖-6″-O-乙酸酯、（6aR，11aR)-9,10-二甲氧
基紫檀素-3-O-β-D-葡萄糖苷、（3R)-2′-羟基-3′,4′-二甲氧基异黄烷 -7-O-β-D-
葡萄糖苷、异鼠李素-3-龙胆二糖苷、芦丁、芒柄花素、毛蕊异黄酮等。

　　【主要化学成分与结构】

编号	名称	CAS 号	分子式	分子量
1	毛蕊异黄酮苷	20633-67-4	$C_{22}H_{22}O_{10}$	446
2	巴柄花苷	486-62-4	$C_{22}H_{22}O_9$	430
3	毛蕊异黄酮-7-O-β-D-葡萄糖-6″-O-乙酸酯	49148-47-4	$C_{25}H_{26}O_{10}$	486
4	（6aR,11aR)-9,10-二甲氧基紫檀素-3-O-β-D-葡萄糖苷	486-62-4	$C_{22}H_{22}O_9$	430

续表

编号	名称	CAS 号	分子式	分子量
5	(3R)-2′-羟基-3′,4′-二甲氧基异黄烷-7-O-β-D-葡萄糖苷	1037248-12-6	$C_{23}H_{26}O_{11}$	478
6	芒柄花素	485-72-3	$C_{16}H_{12}O_4$	268
7	毛蕊异黄酮	20575-57-9	$C_{16}H_{12}O_5$	284
8	异鼠李素-3-龙胆二糖苷	17429-69-5	$C_{28}H_{32}O_{17}$	640
9	芦丁	153-18-4	$C_{27}H_{30}O_{16}$	610
10	水仙苷	604-80-8	$C_{28}H_{32}O_{16}$	624

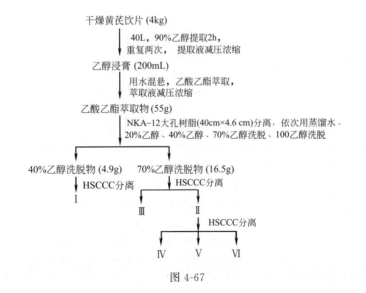

1 R^1=OH R^2=β-D-糖苷
2 R^1=H R^2=β-D-糖苷
3 R^1=OH R^2=β-D-糖苷-6″-O-乙酸酯
4 R=β-D-糖苷
5 R=β-D-糖苷

6 R^1=H
7 R^1=OH

8 R^1=OCH$_3$ R^2=Glc-Glc
9 R^1=OH R^2=Glc-Rha
10 R^1=OCH$_3$ R^2=Glc-Rha

【主要化学成分提取、分离】[34,35]

（1）分离方法一

干燥黄芪饮片 (4kg)

↓ 40L，90%乙醇提取2h，
重复两次， 提取液减压浓缩

乙醇浸膏 (200mL)

↓ 用水混悬，乙酸乙酯萃取，
萃取液减压浓缩

乙酸乙酯萃取物 (55g)

↓ NKA-12大孔树脂(40cm×4.6 cm)分离，依次用蒸馏水、
20%乙醇、40%乙醇、70%乙醇洗脱、100乙醇洗脱

40%乙醇洗脱物 (4.9g)   70%乙醇洗脱物 (16.5g)

↓ HSCCC分离   ↓ HSCCC分离

I   Ⅲ   Ⅱ

↓ HSCCC分离

Ⅳ   Ⅴ   Ⅵ

图 4-67

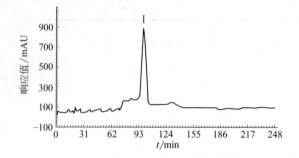

图 4-67　黄芪 40％乙醇洗脱物的制备 HSCCC 分离图[34]

HSCCC 条件：溶剂系统，正己烷-乙酸乙酯-正丁醇-甲醇-水（0.5％TFA）(1∶2∶1∶1∶5，体积比)，上相为固定相，下相为流动相；流速 2mL/min；进样量 100mg；转速 800r/min；固定相保留率 49.8％。Ⅰ—毛蕊异黄酮苷（35.6mg，97.92％）

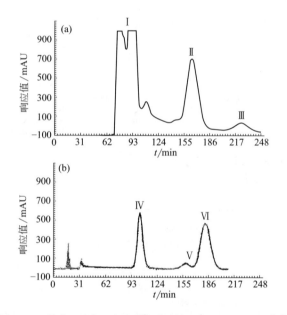

图 4-68　黄芪 70％乙醇洗脱物的制备 HSCCC 分离图[34]

（a）一次分离：溶剂系统，正己烷-乙酸乙酯-正丁醇-甲醇-水（0.5％TFA）(2∶3∶1∶1∶5，体积比)，上相作为固定相，下相作为流动相；流速 2mL/min；进样量 120mg；转速 800r/min；固定相保留率 52.3％。(b) 峰Ⅱ的分离：溶剂系统，氯仿-甲醇-水（4∶3∶2，体积比），上相为固定相，下相为流动相；流速 2mL/min；转速 600r/min；固定相保留率 77.3％。

Ⅲ—(3R)-2′-羟基-3′,4′-二甲氧基异黄烷-7-O-β-D-葡萄糖苷（2.3mg，87.2％）；Ⅳ—毛蕊异黄酮-7-O-β-D-葡萄糖-6″-O-乙酸苷（1.3mg，99.5％）；Ⅴ—(6aR，11aR)-9,10-二甲氧基紫檀素-3-O-β-D-葡萄糖苷（12.4mg，96.3％）；Ⅵ—巴柄花苷（10.1mg，99.3％）

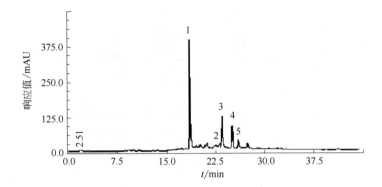

图 4-69 黄芪乙酸乙酯层粗提物的 HPLC 分析图[34]

HPLC 条件：Supelocosil[TML] C18柱（4.6mm×250mm，5μm，Supelco USA）；

紫外检测波长 230nm；柱温 40℃；梯度洗脱 0～15min（0%～28%乙腈），流速 1.2mL/min；

15～30min（28%～38%乙腈），流速 1.0mL/min；30～45min（38%乙腈），流速 1.0mL/min。

1—毛蕊异黄酮苷；2—(3R)-2′-羟基-3′,4′-

二甲氧基异黄烷-7-O-β-D-葡萄糖苷；3—毛蕊异黄酮-7-O-β-D-葡萄糖-6″-O-乙酸酯苷；

4—(6aR,11aR)-9,10-二甲氧基紫檀素-3-O-β-D-葡萄糖苷；5—芒柄花苷

（2）分离方法二

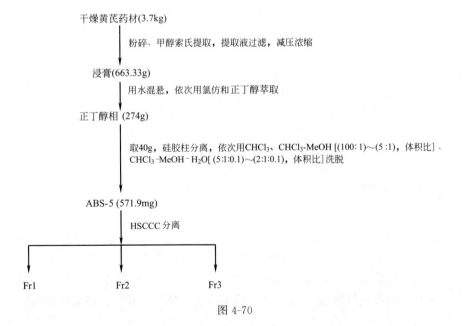

图 4-70

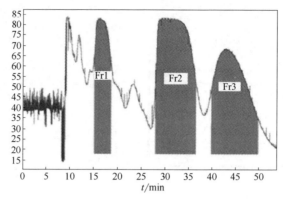

图 4-70　黄芪提取物的制备 HSCCC 分离图[35]

HSCCC 条件：溶剂系统，乙酸乙酯-正丁醇-水（2∶1∶6，体积比），上相为固定相，下相为流动相；

流速 1.5mL/min；进样量 200mg；转速 800r/min；检测波长 254nm；固定相保留率 55％。

Fr 1—异鼠李素-3-龙胆二糖苷（20.8mg，＞95％）；Fr 2—芦丁（82mg，＞95％）；

Fr 3—水仙苷（12.8mg，＞95％）

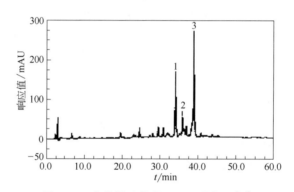

图 4-71　黄芪提取物的 HPLC 分析图[35]

HPLC 条件：Gemini 110A-C$_{18}$柱（4.6mm×250mm，5μm）；紫外检测波长 254nm；

柱温 30℃；流速 1.0mL/min；流动相，A 甲醇-B 0.2％甲酸水，

梯度洗脱，0～60min，15％～75％A。

1—异鼠李素-3-龙胆二糖苷；2—芦丁；3—水仙苷

4.27　黄芩

　　黄芩为唇形科植物黄芩 *Scutellaria baicalensis* Georgi 的干燥根，具有清热燥湿、泻火解毒、止血、安胎的功效。药理研究表明，黄芩具有抗氧化、抗炎、抗菌、抗病毒、抗肿瘤的功能，并具有改善心血管功能的作用。在临床上，黄芩是治疗上呼吸道感染、泌尿系统感染、菌痢、肝炎、高血压等疾病的常用中药。黄芩中主要活性成分有黄芩苷、汉黄芩苷、黄芩素、汉黄芩素、木蝴蝶素 A 等。

【主要化学成分与结构】

编号	名称	CAS 号	分子式	分子量
1	黄芩苷（baicalin）	21967-41-9	$C_{21}H_{18}O_{11}$	446
2	汉黄芩苷（wogonoside）	51059-44-0	$C_{22}H_{20}O_{11}$	460
3	黄芩素（baicalein）	491-67-8	$C_{15}H_{10}O_5$	270
4	汉黄芩素（wogonin）	632-85-9	$C_{16}H_{12}O_5$	284
5	木蝴蝶素 A（oroxylin A）	480-11-5	$C_{16}H_{12}O_5$	284

	R^1	R^2
3	OH	H
4	H	OMe
5	OMe	H

【主要化学成分提取、分离】[36,37]

（1）分离方法一

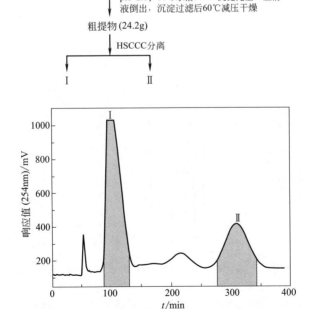

图 4-72 黄芩粗提物的 HSCCC 分离图[36]

HSCCC 条件：溶剂系统，乙酸乙酯-甲醇-1%乙酸水（5：0.5：5，体积比）；进样量120mg；流动相，下相，流速 1.5mL/min；转速 900r/min；检测波长 254nm；固定相保留率 46%。
Ⅰ—黄芩苷；Ⅱ—汉黄芩苷

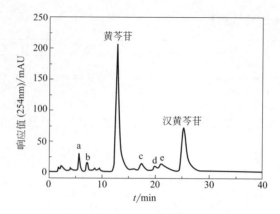

图 4-73　黄芩粗提物的 HPLC 分析图[36]

HPLC 条件：reversed phase YWG C$_{18}$柱（200mm×4.6mm i.d.，10μm）；紫外检测

波长 254nm；柱温 25℃；流速 1.0mL/min；流动相，甲醇-0.05％乙酸＝41：59

（2）分离方法二

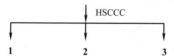

黄芩药材粉末 (100g)

400mL正己烷超声提取30min, 滤渣分别用
乙酸乙酯和乙醇提取30min, 合并滤液, 浓缩

粗提物 (12.35g)

HSCCC

1　　　　　**2**　　　　　**3**

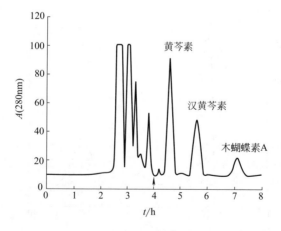

图 4-74　黄芩粗提物的 HSCCC 分离图[37]

HSCCC 条件：溶剂系统为正己烷-乙酸乙酯-正丁醇-水（1：1：8：10，体积比）；
固定相, 上层为有机相；流速 0～4h, 1.0mL/min；4～8h, 2.0mL/min；转速 1000r/min；
检测波长 280nm；固定相保留率 51％

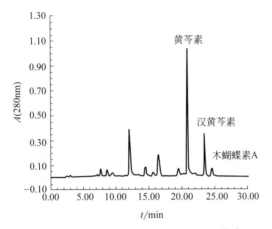

图 4-75　黄芩粗提物的 HPLC 分析图[37]

HPLC 条件：reversedphase Ultrasphere C_{18} 柱（250mm×4.6mm i.d，5μm）；

紫外检测波长 280nm；流速 1.0mL/min；流动相，甲醇（A）-1％乙酸，梯度洗脱，

0～15min（25％～55％A），15～18min（55％～70％A），

18～26min（70％A），26～28min（70％～25％A）

4.28　金钱草

金钱草为报春花科植物过路黄 *Lysimachia christinae* Hance 的干燥全草，具有退黄、利尿通淋、解毒消肿的功效。金钱草的黄酮类成分具有抗心肌、脑缺血，抑制血小板凝集，抗炎、抗菌，利胆、利尿、排石等药理作用，其中主要活性成分包括山奈酚-3-*O*-β-D-葡萄糖基（2-1）-α-L-鼠李糖苷、山奈酚 3-*O*-β-D-葡萄糖苷、山奈酚-3-*O*-α-L-鼠李糖苷等。

【主要化学成分与结构】

编号	名称	CAS 号	分子式	分子量
1	山奈酚-3-*O*-β-D-葡萄糖基(2-1)-α-L-鼠李糖苷	32602-81-6	$C_{27}H_{30}O_{15}$	594
2	山奈酚-3-*O*-β-D-葡萄糖苷	480-10-4	$C_{21}H_{20}O_{11}$	448
3	山奈酚-3-*O*-α-L-鼠李糖苷	482-39-3	$C_{21}H_{20}O_{10}$	432

【主要化学成分提取、分离】[38]

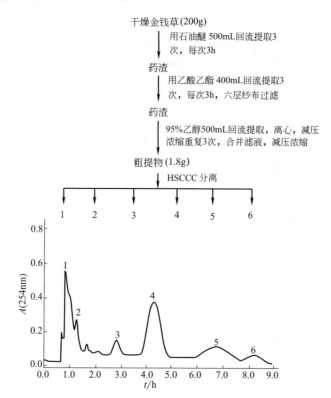

图 4-76 金钱草黄酮粗提物的制备 HSCCC 分离图

HSCCC 条件：溶剂系统，乙酸乙酯-甲醇-水（50：1：50，体积比），上相作为固定相，
下相作为流动相；流速 2.0mL/min；转速 800r/min；进样量 924mg。4—山柰酚-3-O-β-D-
葡萄糖基（2-1）-α-L-鼠李糖苷（69.8mg，97％）；5—山柰酚-3-O-β-D-
葡萄糖苷（45.3mg，97％）；6—山柰酚-3-O-α-L-鼠李糖苷（8.9mg，92％）

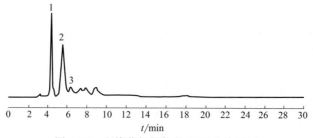

图 4-77 金钱草粗提物的 HPLC 分析图

HPLC 条件：Polaris ODS 柱（250mm×4.6mm，I. D.），紫外检测波长 254nm；
柱温 30℃；流速 1.0mL/min；流动相，甲醇-0.2％磷酸水溶液＝1：1。1—山柰酚-3-
O-β-D-葡萄糖基（2-1）-α-L-鼠李糖苷；
2—山柰酚-3-O-β-D-葡萄糖苷；3—山柰酚-
3-O-α-L-鼠李糖苷

4.29 卷柏

卷柏为卷柏科植物卷柏 *Selaginella tamariscina*（Beauv.）Spring. 或垫状卷柏 *Selaginella pulvinata*（Hook. Grev）Maxim 的干燥全草，具有活血通经的功效。卷柏的主要活性成分有黄酮类、糖苷类和有机酸类。卷柏黄酮类成分具有抗癌、止血、抑菌、解痉等药理作用，其中主要活性成分包括槲皮素、芹菜素、穗花杉双黄酮、罗波斯塔双黄酮、2,3-二羟基穗花杉双黄酮、扁柏双黄酮、4'-O-甲基-罗波斯塔双黄酮、银杏黄素等。

【主要化学成分与结构】

编号	名称	CAS 号	分子式	分子量
1	槲皮素	117-39-5	$C_{15}H_{10}O_3$	302
2	芹菜素	520-36-5	$C_{15}H_{10}O_5$	270
3	穗花杉双黄酮	1617-53-4	$C_{30}H_{18}O_{10}$	538
4	罗波斯塔双黄酮	49620-13-5	$C_{30}H_{18}O_{10}$	538
5	2,3-二羟基穗花杉双黄酮	34340-51-7	$C_{30}H_{20}O_{10}$	540
6	扁柏双黄酮	19202-36-9	$C_{30}H_{18}O_{10}$	538
7	4'-O-甲基-罗波斯塔双黄酮	275365-36-1	$C_{31}H_{20}O_{10}$	552
8	银杏黄素	481-46-9	$C_{32}H_{22}O_{10}$	566
9	罗汉松双黄酮 A	22136-74-9	$C_{31}H_{20}O_{10}$	552

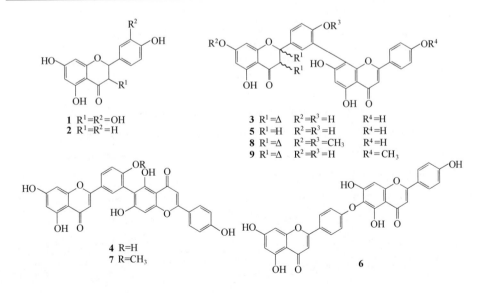

1 R¹=R²=OH
2 R¹=R²=H

3 R¹=Δ R²=R³=H R⁴=H
5 R¹=H R²=R³=H R⁴=H
8 R¹=Δ R²=R³=CH₃ R⁴=H
9 R¹=Δ R²=R³=H R⁴=CH₃

4 R=H
7 R=CH₃

6

【主要化学成分提取、分离】[39,40]

（1）分离方法一

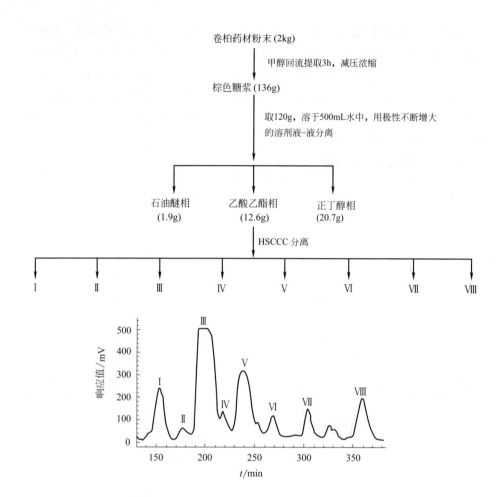

图 4-78　卷柏粗提物的制备 HSCCC 分离图[39]

HSCCC 条件：溶剂系统，正己烷-乙酸乙酯-甲醇-水（8∶8∶9∶7，体积比），

上相作为固定相，下相作为流动相；流速 1.2mL/min；固定相保留率 63％；

检测波长 335nm。Ⅰ—槲皮素（9.7mg，98.2％）；Ⅱ—芹菜素（3.2mg，97.6％）；

Ⅲ—穗花杉双黄酮（96.3mg，99.4％）；Ⅳ—罗波斯塔双黄酮（4.9mg，92.3％）；

Ⅴ—2,3-二羟基穗花杉双黄酮（24.4mg，98.5％）；Ⅵ—扁柏双黄酮（6.2mg，

98.9％）；Ⅶ—4′-O-甲基-罗波斯塔双黄酮（7.9mg，99.6％）；Ⅷ— 银杏黄素（11.2mg）

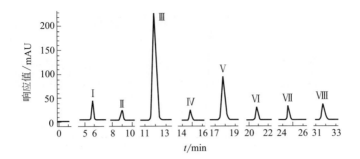

图 4-79 卷柏粗提物的 HPLC 分析图[39]

HPLC 条件：Symmetry C_{18} 柱（3.9mm×150mm，5μm）；紫外检测波长 335nm；柱温 20℃；流速 1.0mL/min；流动相，水（0.05％乙酸，A)-甲醇（0.05％乙酸，B) 梯度洗脱：0～8min，50％～70％ B；8～25min，70％～75％B；25～28min，75％～85％B；28～35min，85％B。Ⅰ—槲皮素，Ⅱ—芹菜素，Ⅲ—穗花杉双黄酮，Ⅳ—罗波斯塔双黄酮，Ⅴ—2,3-二羟基穗花杉双黄酮，Ⅵ—扁柏双黄酮，Ⅶ—4′-O-甲基-罗波斯塔双黄酮，Ⅷ—银杏黄素

（2）分离方法二

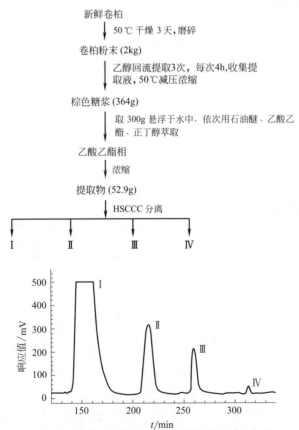

图 4-80 卷柏粗提物的制备 HSCCC 分离图[40]

HSCCC 条件：溶剂系统，正己烷-乙酸乙酯-甲醇-水（8：8：9：7，体积比），上相作为固定相，下相作为流动相；流速 1.2mL/min；转速 800r/min；固定相保留率 59％。Ⅰ—穗花杉双黄酮（114.7mg，99.4％）；Ⅱ—扁柏双黄酮（12.4mg，98.6％）；Ⅲ—罗汉松双黄酮 A（7.2mg，98.9％）；Ⅳ—银杏黄素（7.2mg，99.2％）

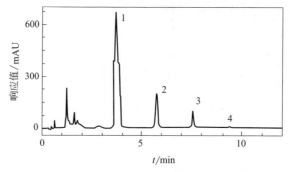

图 4-81　卷柏粗提物的 HPLC 分析图[40]

HPLC 条件：Symmetry C_{18}柱（3.9mm×100mm，5μm）；检测波长 340nm；流速 0.8mL/min；进样量 20μL；流动相，甲醇（A)-0.1％醋酸水（B）梯度洗脱：0～5min，55％～70％ A，5～10min，70％～80％ A，10～15min，80％ A。

1—穗花杉双黄酮；2—扁柏双黄酮；3—罗汉松双黄酮 A；4—银杏黄素

4.30　苦檀子

苦檀子为豆科植物厚果鸡血藤 *Millettia pachycarpa* Benth. 的种子或果实。苦檀子辛、苦，性温，有毒，主要功效攻毒止痛，消积杀虫。主治疥癣疮癞、痧气腹痛、小儿疳积等。苦檀子的主要成分为三萜类化合物，包括灰叶草素、鱼藤素、去氢鱼藤素等。

【主要化学成分与结构】

编号	名称	CAS 号	分子式	分子量
1	灰叶草素（tephrosin)	76-80-2	$C_{23}H_{22}O_7$	410
2	鱼藤素（deguelin)	522-17-8	$C_{23}H_{22}O_6$	394
3	4′,5′-二甲氧基-6,6-二甲基吡喃异黄酮（4′,5′-dimethoxy-6,6-dimethylpyranoisoflavone)	63286-38-4	$C_{22}H_{20}O_5$	364
4	去氢鱼藤素（6a,12a-dehydrodeguelin)	3466-23-7	$C_{23}H_{20}O_6$	392

【主要化学成分提取、分离】[41]

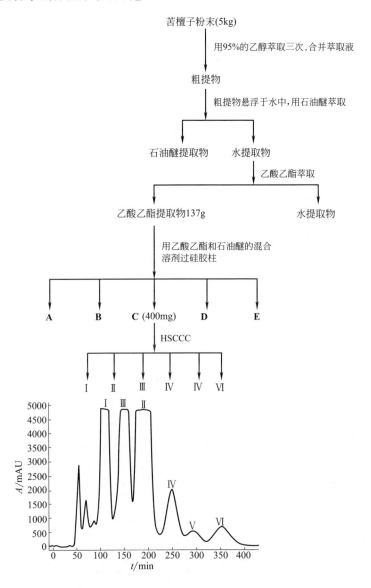

图 4-82　苦檀子粗提物的制备 HSCCC 分离图

HSCCC 条件：溶剂系统，正己烷-乙酸乙酯-甲醇-水（1∶0.8∶1∶0.6），上相作为固定相，
下相作为流动相；线圈体积 290mL；样品浓度 20mg/mL；样品体积 20mL；流速 2.0mL/min；
固定相保留率 70％；转速 850r/min；检测波长 280nm；温度 30℃。Ⅰ—灰叶草素；Ⅱ—鱼藤素；
Ⅲ—4′,5′-二甲氧基-6,6-二甲基吡喃异黄酮；Ⅳ—去氢鱼藤素

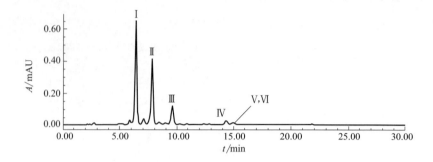

图 4-83　苦檀子粗提物的 HPLC 分析图

HPLC 条件：reversed-phase Sunfire C_{18}柱 （4.6mm×150mm，I.D.，5μm），

柱温 25℃，检测波长 280nm，流动相，甲醇-0.1％甲酸，梯度洗脱：

0～30min，甲醇 70％～90％，流速 1.0mL/min。I—灰叶草素；

II—鱼藤素；III—4′,5′-二甲氧基-6,6-

二甲基吡喃异黄酮；IV—去氢鱼藤素

4.31　龙牙草

　　龙牙草为蔷薇科植物龙牙草 *Agrimonia pilosa* Ledeb. 的干燥地上部分。龙牙草性味苦、涩，温。有止血、强心、强壮、止痢及消炎作用。用于治疗脱力劳乏，妇女月经不调，红崩白带，胃寒腹痛，赤白痢疾，吐血，咯血，肠风，尿血，子宫出血，十二指肠出血等症。龙牙草的主要成分为金丝桃苷和木犀草苷等。

【主要化学成分与结构】

编号	名称	CAS 号	分子式	分子量
1	金丝桃苷 （hyperoside）	482-36-0	$C_{21}H_{20}O_{12}$	464
2	木犀草苷 （luteoline-glucoside）	5373-11-5	$C_{21}H_{20}O_{11}$	448

【主要化学成分提取、分离】[42]

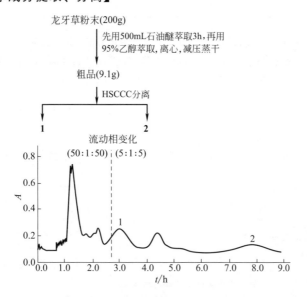

图 4-84　龙牙草粗提物的制备 HSCCC 分离图

HSCCC 条件：溶剂系统，1. 乙酸乙酯-甲醇-水（50∶1∶50）；2. 乙酸乙酯-甲醇-
水（5∶1∶5），上相作为固定相，下相作为流动相；检测波长 280nm 或 254nm；
流速 2.0mL/min；进样量 300mg 溶于 10mL 溶剂系统 1 的
下相；转速 800r/min。1—金丝桃苷；2—木犀草苷

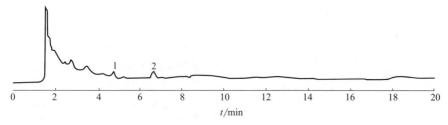

图 4-85　龙牙草粗提物的 HPLC 分析图

HPLC 条件：Shimadzu ODS 柱（150mm×4.6mm，I.D.）；紫外检测波长 280nm；
流动相，甲醇-水=50∶50；流速 1.0mL/min。1—金丝桃苷；2—木犀草苷

4.32　罗布麻

罗布麻为夹竹桃科植物罗布麻 *Apocynum venetum* L. 的干燥叶，具有平
肝安神、清热利水的功效。罗布麻黄酮类成分具有预防和治疗老年高血压、感
冒、气管炎，增强机体抗病能力等药理作用，其中主要活性成分包括槲皮素、
芸香苷类、黄酮苷类、强心苷类等。

【主要化学成分与结构】

编号	名称	CAS 号	分子式	分子量
1	加贯叶金丝桃素（adhyperforin）	143183-63-5	$C_{36}H_{54}O_4$	550
2	贯叶金丝桃素（hyperforin）	11079-53-1	$C_{35}H_{52}O_4$	536
3	阿曼托黄素（amentoflavone）	1617-53-4	$C_{30}H_{18}O_{10}$	538
4	双芹菜素（biapigenin）	101140-06-1	$C_{30}H_{22}O_{10}$	542
5	槲皮素（quercetin）	117-39-5	$C_{15}H_{10}O_7$	302
6	广寄生苷（avicularin）	572-30-5	$C_{20}H_{18}O_{11}$	434
7	乙酰异槲皮素（acetylated isoquercetin）	482-35-9	$C_{21}H_{20}O_{12}$	464
8	乙酰金丝桃苷（acetylated hyperoside）	482-36-0	$C_{21}H_{20}O_{12}$	464
9	黄芪苷（astragalin）	480-10-4	$C_{21}H_{20}O_{11}$	448
10	三叶豆苷（trifolin）	23627-87-4	$C_{21}H_{20}O_{11}$	448
11	异槲皮苷（isoquercetrin）	21637-25-2	$C_{21}H_{20}O_{12}$	464
12	金丝桃苷（hyperoside）	482-36-0	$C_{21}H_{20}O_{12}$	464
13	槲皮素-3-葡萄糖醛酸苷（querciturone）	22688-79-5	$C_{21}H_{18}O_{13}$	478
14	芦丁（rutin）	153-18-4	$C_{27}H_{30}O_{16}$	610
15	绿原酸（chlorogenic acid）	327-97-9	$C_{16}H_{18}O_9$	354
16	槲皮素 3-O-β-D-葡萄糖基-β-D-吡喃葡萄糖苷（quercetin-3-O-β-D-glucosyl-β-D-glucopyranoside）			

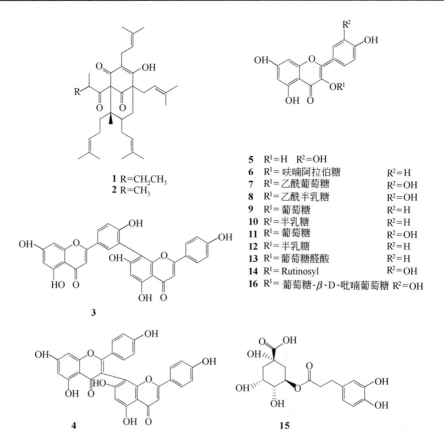

1 R=CH$_2$CH$_3$
2 R=CH$_3$

5	R^1=H R^2=OH	
6	R^1=呋喃阿拉伯糖	R^2=H
7	R^1=乙酰葡萄糖	R^2=OH
8	R^1=乙酰半乳糖	R^2=OH
9	R^1=葡萄糖	R^2=H
10	R^1=半乳糖	R^2=H
11	R^1=葡萄糖	R^2=OH
12	R^1=半乳糖	R^2=H
13	R^1=葡萄糖醛酸	R^2=H
14	R^1=Rutinosyl	R^2=OH
16	R^1= 葡萄糖-β-D-吡喃葡萄糖	R^2=OH

3

4

15

【主要化学成分提取、分离】[43,44]

（1）分离方法一

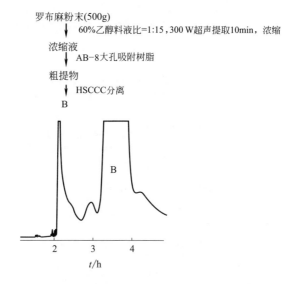

图 4-86 罗布麻粗提物的 HSCCC 分离图[43]

HSCCC 条件：溶剂系统，乙酸乙酯-乙醇-水-乙酸（4∶1∶5∶0.25），上相作为固定相，下相作为流动相；进样量 150mg。B—异槲皮苷（45mg，98.6%）

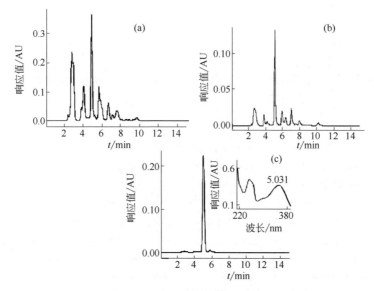

图 4-87 罗布麻粗提取物及分离组分的 HPLC 分析图[43]

HPLC 条件：Shim-pack VP-ODS 柱（250mm×4.6mm，I.D.）；柱温 25℃；流动相，甲醇-0.1%磷酸（50∶50，体积比）；流速 1.0mL/min；检测波长 280nm；进样体积 10μL。（a）罗布麻超声波提取物；（b）经 AB-8 纯化后的粗提物；（c）异槲皮苷

（2）分离方法二

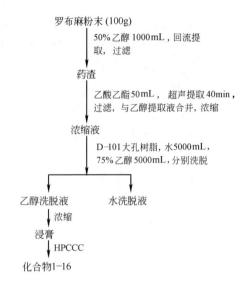

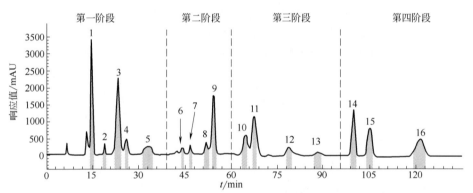

图 4-88 罗布麻混合提取物的 HPCCC 分离图[44]

HPCCC 条件：溶剂系统，0～40min，正己烷-乙酸乙酯-乙腈-水（1.5：3.5：2：5，体积比），
40～60min，乙酸乙酯-乙腈-水（5：3：7），60～95min，乙酸乙酯-甲醇-水（5：2：5），
95～130min，正丁醇-甲醇-水（5：1：5），下相作为固定相，上相作为流动相；流速 2.0mL/min；
转速 800r/min；进样量 10.31mg；进样体积 6mL；检测波长 254nm。1—加贯叶金丝桃素；
2—贯叶金丝桃素；3—阿曼托黄素；4—双芹菜素；5—槲皮素；6—广寄生苷；7—乙酰
异槲皮素；8—乙酰金丝桃苷；9—黄芪苷；10—三叶豆苷；11—异槲皮苷；
12—金丝桃苷；13—槲皮素-3-葡萄糖醛酸苷；14—芦丁；15—绿原酸；
16—槲皮素-3-O-β-D-葡萄糖基-β-D-吡喃葡萄糖苷

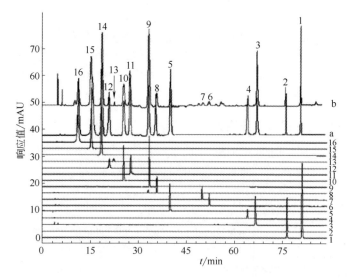

图 4-89　罗布麻粗提物、标品混合物以及 HPCCC 峰组分的 HPLC 分析图[44]

HPLC 条件：Agilent-C$_{18}$柱（250mm× 4.6mm，5μm），紫外检测波长 254nm；
柱温 25℃；流速 1.2mL/min；流动相，甲醇（A）-0.5％乙酸水溶液（B），0～10min（10％A），
20～80min（10％～100％A），80～90min（100％A）。1—加贯叶金丝桃素；2—贯叶金丝桃素；
3—阿曼托黄素；4—双芹菜素；5—槲皮素；6—广寄生苷；7—乙酰异槲皮素；8—乙酰金丝桃苷；
9—黄芪苷；10—三叶豆苷；11—异槲皮苷；12—金丝桃苷；13—槲皮素-3-葡萄糖醛酸苷；
14—芦丁；15—绿原酸；16—槲皮素-3-O-β-D-葡萄糖基-β-D-吡喃葡萄糖苷

4.33　麻里麻

麻里麻为豆科植物麻里麻 Dolichos tenuicaulis（Baker）Craib. 的干燥根。
麻里麻为云贵川地区的传统用药，其药理作用主要有促进血液循环、抗病毒、
抗肿瘤等。麻里麻的主要活性成分为三萜皂苷，此外还有少量生物碱、黄
酮等。

【主要化学成分与结构】

编号	名称	CAS 号	分子式	分子量
1	(2S)-5,2′,6′-trihydroxy-8-prenyl-6,7-(3-prenyl-2,2-dimethyl-1-keone-cyclohexadiene)-flavanone	955130-43-5	C$_{31}$H$_{34}$O$_6$	502
2	(2S)-5,2′,6′-trihydroxy-8-prenyl-6,7-(3-prenyl-2,2-dimethylpyrano)-3′,4′-(2,2-dimethyl-1-keone-cyclohexadiene)-flavanone		C$_{40}$H$_{46}$O$_7$	638

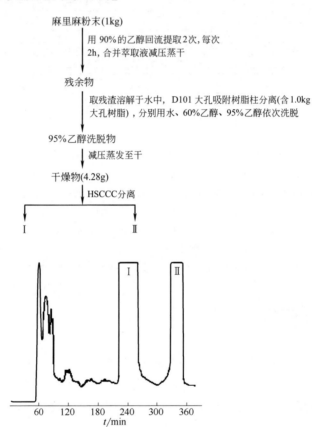

【主要化学成分提取、分离】[45]

麻里麻粉末(1kg)

用90%的乙醇回流提取2次,每次
2h,合并萃取液减压蒸干

残余物

取残渣溶解于水中,D101大孔吸附树脂柱分离(含1.0kg
大孔树脂),分别用水、60%乙醇、95%乙醇依次洗脱

95%乙醇洗脱物

减压蒸发至干

干燥物(4.28g)

HSCCC分离

Ⅰ　　　　　　Ⅱ

图4-90　麻里麻粗提物的制备HSCCC分离图

HSCCC条件:溶剂系统,石油醚-乙酸乙酯-乙醇-水(1∶1.2∶1∶1.2),上相作为固定相,
下相作为流动相;温度30℃;流速2.0mL/min;进样量400mg溶于16mL(1∶1)上下相中;
固定相保留率61%;转速800r/min;检测波长280nm。Ⅰ—(2S)-5,2′,6′-
trihydroxy-8-prenyl-6,7-(3-prenyl-2,2-dimethyl-1-keone-
cyclohexadiene)-flavanone;Ⅱ—(2S)-5,2′,6′-trihydroxy-8-
prenyl-6,7-(3-prenyl-2,2-dimethylpyrano)-3′,4′-
(2,2-dimethyl-1-keone-cyclohexadiene)-flavanone

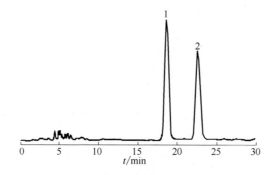

图 4-91　麻里麻粗提物的 HPLC 分析图

HPLC 条件：Lichrospher C_{18}柱（250mm×4.6mm, i.d., $5\mu m$）；柱温 25℃；

紫外检测波长 280nm；流动相，乙腈-水-乙酸＝65∶35∶1；流速 1.0mL/min；进样量 $20\mu L$。

1—(2S)-5,2′,6′-trihydroxy-8-prenyl-6,7-(3-prenyl-

2,2-dimethyl-1-keone-cyclohexadiene)-flavanone；2—（2S)-5,2′,6′-

trihydroxy-8-prenyl-6,7-(3-prenyl-2,2-dimethylpyrano)-3′,4′-

(2,2-dimethyl-1-keone-cyclohexadiene)-flavanone

4.34　麦冬

麦冬为百合科植物麦冬 *Ophiopogon japonicas* （L. f） Ker-Gawl. 的干燥块根，具有养阴生津、润肺清心的功效。现代药理研究表明，麦冬中的高异黄酮成分具有抗炎、抗过敏、抗组胺等药理作用，其中主要包括甲基麦冬黄烷酮 A、6-醛基异麦冬黄酮 A 和 6-醛基异麦冬黄烷酮 A 等。

【主要化学成分与结构】

编号	名称	CAS 号	分子式	分子量
1	甲基麦冬黄烷酮 A	74805-92-8	$C_{19}H_{18}O_6$	342
2	6-醛基异麦冬黄酮 A	112500-90-0	$C_{19}H_{14}O_7$	354
3	6-醛基异麦冬黄烷酮 A	116291-82-8	$C_{19}H_{16}O_7$	356

【主要化学成分提取、分离】[46]

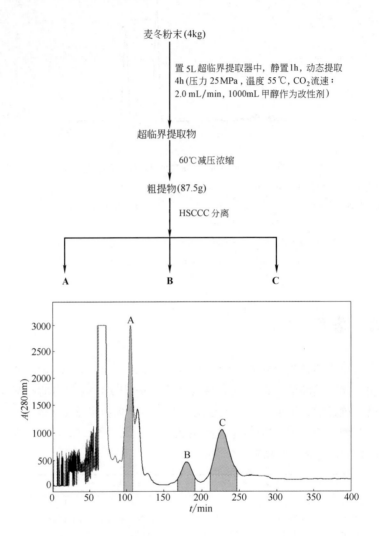

图 4-92　麦冬粗提物的制备 HSCCC 分离图

HSCCC 条件：溶剂系统，正己烷-乙酸乙酯-甲醇-乙腈-水（1.8∶1.0∶1.0∶1.2∶1.0，体积比），
上相作为固定相，下相作为流动相；流速 2.0mL/min；检测波长 280nm；进样量 140mg；
进样体积 12mL；固定相保留率 59.2%。A—甲基麦冬黄烷酮 A（15.3mg，96.9%）；
B—6-醛基异麦冬黄酮 A（4.1mg，98.3%）；
C—6-醛基异麦冬黄烷酮 A（13.5mg，97.3%）

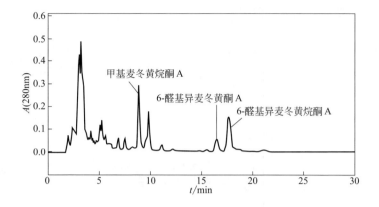

图 4-93　麦冬粗提取的 HPLC 分析图

HPLC 条件：Discovery C$_{18}$柱（250mm×4.6mm，5μm）；紫外检测波长 280nm；流速 1.0mL/min；
流动相，乙腈-0.3％乙酸水溶液＝50∶50（体积比）

4.35　牡丹花

　　牡丹花为毛茛科植物牡丹 *Paeonia suffruticosa* Andr. 的干燥花。牡丹花性平而入肝、脾二经，能调理气机，疏利肝经，运脾化湿，是民间常用的活血调经药，多用于治疗妇女月经不调，经行腹痛，闭经诸病症。牡丹花的主要活性成分为野漆树苷、木犀草苷、大波斯菊苷、山奈酚-7-*O*-葡萄糖苷等。

【主要化学成分与结构】

编号	名称	CAS 号	分子式	分子量
1	野漆树苷（apigenin-7-*O*-neohesperidoside）	17306-46-6	C$_{27}$H$_{30}$O$_{14}$	578
2	木犀草苷（luteolin-7-*O*-D-glucoside）	5373-11-5	C$_{21}$H$_{20}$O$_{11}$	448
3	大波斯菊苷（apigenin-7-*O*-D-glucoside）	578-74-5	C$_{21}$H$_{20}$O$_{10}$	432
4	山奈酚-7-*O*-葡萄糖苷（kaempferol-7-*O*-D-glucoside）	16290-07-6	C$_{21}$H$_{20}$O$_{11}$	448

1　R^1=H R^2=O-glu-(2-1)Rha
2　R^1=OH R^2=O-glu
3　R^1=H R^2=O-glu

4

【主要化学成分提取、分离】[47]

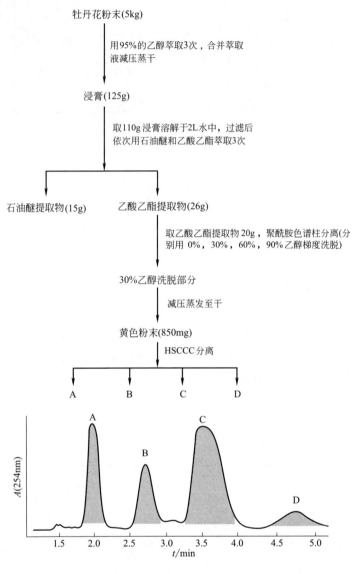

图 4-94 牡丹花粗提物的制备 HSCCC 分离图

HSCCC 条件：溶剂系统，乙酸乙酯-乙醇-乙酸-水（4∶1∶0.25∶5），上相作为固定相，下相作为流动相；流速 1.5mL/min；进样量 40mg；固定相保留率 34%；转速 800r/min。

A—野漆树苷；B—木犀草苷；C—大波斯菊苷；D—山柰酚-7-O-葡萄糖苷

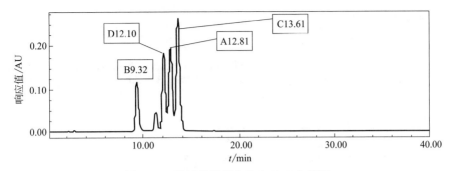

图 4-95　牡丹花粗提物的 HPLC 分析图

HPLC 条件：Shim-pack VP-ODS 柱（250mm×4.6mm，I. D. ）；柱温 25℃；紫外检测
波长 280nm；流动相，甲醇-0.05％甲酸＝50∶50；流速 1mL/min；进样量 10μL。

A—野漆树苷；B—木犀草苷；C—大波斯菊苷；D—山柰酚-7-O-葡萄糖苷

4.36　木蝴蝶

　　木蝴蝶为紫葳科植物木蝴蝶 *Oroxylum indicum*（L. ）Vent 的干燥成熟种子，具有清肺利咽、疏肝和胃的功效。木蝴蝶的主要活性成分有黄酮及其苷类、对羟基苯乙醇、环己醇、紫檀碱及挥发油。木蝴蝶具有抗菌、抗炎、抗诱变、抗氧化等多种药理作用，其中黄酮类活性成分主要有白杨素、黄芩素、木蝴蝶苷 A、白杨素-7-O-龙胆二糖苷、木蝴蝶苷 B、白杨素-7-O-葡萄糖酸苷、黄芩素-7-O-葡萄糖酸苷等。

【主要化学成分与结构】

编号	名称	CAS 号	分子式	分子量
1	白杨素（chrysin）	480-40-0	$C_{15}H_{10}O_4$	254
2	黄芩素（baicalein）	21967-41-9	$C_{21}H_{18}O_{11}$	270
3	木蝴蝶苷 A（baicalein-7-O-glucoside）	57396-78-8	$C_{21}H_{20}O_{10}$	432
4	白杨素-7-O-龙胆二糖苷（chrysin-7-O-diglucoside）	88640-89-5	$C_{27}H_{30}O_{14}$	578
5	木蝴蝶苷 B（baicalein-7-O-diglucoside）	114482-86-9	$C_{27}H_{30}O_{15}$	594
6	白杨素-7-O-葡萄糖酸苷（chrysin-7-O-glucuronide）	31025-53-3	$C_{21}H_{20}O_9$	430
7	黄芩素-7-O-葡萄糖酸苷（baicalein-7-O-glucuronide）	21967-41-9	$C_{21}H_{20}O_{10}$	446

1　R^1=H　R^2=H
2　R^1=OH　R^2=H
3　R^1=OH　R^2=glc
4　R^1=H　　R^2=glc(6-1)-glc
5　R^1=OH　R^2=glc(6-1)-glc
6　R^1=H　　R^2=glc A
7　R^1=OH　R^2=glc A

【主要化学成分提取、分离】[48]

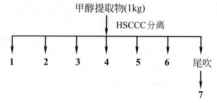

木蝴蝶干燥叶子(9kg)

粉碎成 200目,50kg的工业甲醇渗漉提取一夜,
提取液过滤,40℃减压浓缩,重复五次

甲醇提取物(1kg)

HSCCC分离

1 2 3 4 5 6 尾吹

7

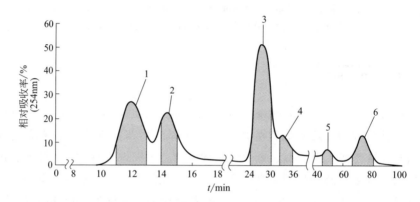

图 4-96 木蝴蝶提取物的制备 HSCCC 分离图

HSCCC 条件:溶剂系统,氯仿-甲醇-水 (9.5:10:5);下相为固定相,上相为流动相;
流速 1.0mL/min;进样量 50mg;转速 1800r/min;固定相保留率:54.1%。

1—白杨素;2—黄芩素;3—木蝴蝶苷 A;4—白杨素-7-O-龙胆二糖苷;

5—木蝴蝶苷 B;6—白杨素-7-O-葡萄糖酸苷

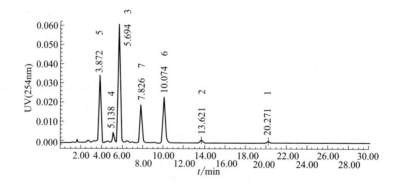

图 4-97 木蝴蝶粗提物的 HPLC 分析图

HPLC 条件:SunFire C$_{18}$(150mm×4.6mm,5μm);柱温 25℃;检测波长 210~400nm;
流动相,A 甲醇-B 0.2%甲酸水,梯度洗脱,0~30min(50%~75%A);流速 1.0mL/min。

1—白杨素;2—黄芩素;3—木蝴蝶苷 A;4—白杨素-7-O-龙胆二糖苷;

5—木蝴蝶苷 B;6—白杨素-7-O-葡萄糖酸苷;7—黄芩素-7-O-葡萄糖酸苷

4.37 蒲公英

蒲公英为菊科植物蒲公英 *Taraxacum mongolicun* Hand. Mazz.、碱地蒲公英 *Taraxacum borealisinense* Kitam. 或同属数种植物的干燥全草，具有清热解毒、消肿散结、利尿通淋的功效。现代药理研究表明，蒲公英中的黄酮成分具有抗菌、抗炎、抗氧化、抗癌、抗过敏、抗血栓等药理作用，其中主要活性成分包括 alquds、hesperidin、mongolicumin A、rufescidride、isoetin-7-*O*-β-D-glucopyranosyl-2′-*O*-α-L-arabinopyranoside、 isoetin-7-*O*-β-D-glucopyranosyl-2′-*O*-α-D-glucopyranoside、isoetin-7-*O*-β- D-glucopyranosyl-2′-*O*-β-D-xyloypyranoside 等。

【主要化学成分与结构】

编号	名称	CAS 号	分子式	分子量
1	alquds	142479-61-6	$C_{28}H_{32}O_{14}$	592
2	hesperidin	520-26-3	$C_{28}H_{34}O_{15}$	610
3	mongolicumin A	950169-42-3	$C_{18}H_{10}O_8$	354
4	rufescidride	753459-08-4	$C_{18}H_8O_7$	336
5	isoetin-7-*O*-β-D-glucopyranosyl-2′-*O*-α-L-arabinopyranoside	948564-94-1	$C_{26}H_{28}O_{16}$	596
6	isoetin-7-*O*-β-D-glucopyranosyl-2′-*O*-α-D-glucopyranoside	948302-86-1	$C_{27}H_{30}O_{17}$	626
7	isoetin-7-*O*-β-D-glucopyranosyl-2′-*O*-β-D-xyloypyranoside	134981-97-8	$C_{26}H_{28}O_{16}$	596

【主要化学成分提取、分离】[49~51]

（1）分离方法一

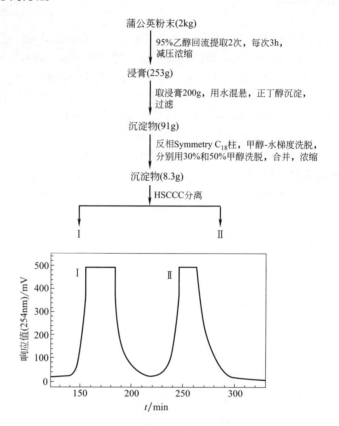

图 4-98　蒲公英经 C_{18} 柱除杂后提取物的制备 HSCCC 分离图[49]

HSCCC 条件：溶剂系统，正己烷-正丁醇-水（1∶1∶2），上相作为固定相，下相作为流动相；
转速 800r/min；流速 1.5mL/min；检测波长 254nm；进样量 0.6 g；进样体积 20mL；固定相
保留率 56%。Ⅰ—alquds（84.6mg，98.8%）；Ⅱ—hesperidin（45.1mg，98.1%）

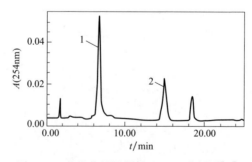

图 4-99　蒲公英粗提物的 HPLC 分析图[49]

HPLC 条件：反相 Symmetry C_{18} 柱（150mm×3.9mm，5μm）；紫外检测
波长 254nm；流速 0.8mL/min；流动相，甲醇-0.1%乙酸水溶液＝40∶60（体积比）；
柱温 30℃。1—alquds；2—hesperidin

（2）分离方法二

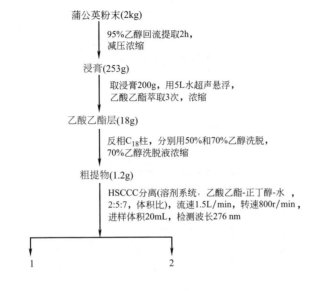

图 4-100　蒲公英粗提物的 HPLC 分析图[50]

　HPLC 条件：反相 Symmetry C₁₈柱（150mm×3.9mm，5μm）；紫外检测波
长 276nm；流速 0.8mL/min；流动相，甲醇-0.1%乙酸水溶液＝50：50（体积比），柱温 30℃。
1—mongolicumin A（36.7mg，98.7%）；2—rufescidride（43.9mg，98.5%）

（3）分离方法三

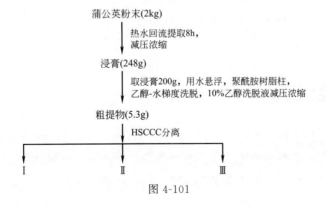

图 4-101

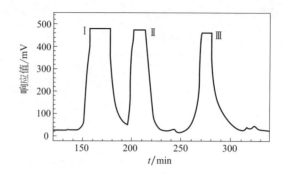

图 4-101　蒲公英提取物的 HSCCC 分离图[51]

HSCCC 条件：溶剂系统，乙酸乙酯-正丁醇-水（2∶1∶3）；上相作为固定相，
下相作为流动相；转速 800r/min；流速 1.5mL/min；检测波长 258nm；进样量 500mg；
进样体积 20mL；固定相保留率 49%。Ⅰ—isoetin-7-O-β-D-glucopyranosyl-
2'-O-α-L-arabinopyranoside（25.7mg，98.7%）；Ⅱ—isoetin-7-O-β-D-
glucopyranosyl-2'-O-α-D-glucopyranoside（19.1mg，98.3%）；Ⅲ— isoetin-7-O-
β-D-glucopyranosyl-2'-O-β-D-xyloypyranoside（10.6mg，99.1%）

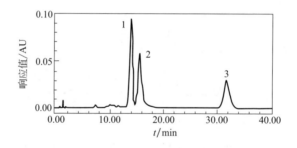

图 4-102　蒲公英粗提物的 HPLC 分析图[51]

HPLC 条件：反相 Symmetry C$_{18}$柱（150mm×3.9mm，5μm）；紫外检测波长 258nm；
流速 0.8mL/min；流动相，甲醇-0.1%乙酸水溶液=80∶20；柱温 30℃。1—isoetin-7-O-β-
D-glucopyranosyl-2'-O-α-L-arabinopyranoside；2—isoetin-7-O-β-D-
glucopyranosyl-2'-O-α-D-glucopyranoside；3— isoetin-7-O-β-D-
glucopyranosyl-2'-O-β-D-xyloypyranoside

4.38　忍冬藤

　　忍冬藤为忍冬科植物忍冬 *Lonicera japonica* Thunb. 的干燥茎枝，具有
清热解毒、疏风通络等功效。秋、冬二季采割，晒干。忍冬藤的主要活性成分
有酚酸类及黄酮类。现代药理研究表明，忍冬藤成分具有抗菌、消炎、解痉等

药理作用，其中主要活性成分包括绿原酸、咖啡酸、木犀草素等。

【主要化学成分与结构】

编号	名称	CAS 号	分子式	分子量
1	绿原酸（chlorogenic acid）	327-97-9	$C_{16}H_{18}O_9$	354
2	咖啡酸（caffeic acid）	331-39-5	$C_9H_8O_4$	180
3	木犀草素（luteolin）	491-70-3	$C_{15}H_{10}O_6$	286

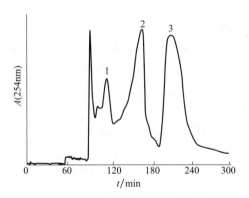

【主要化学成分提取、分离】[52]

图 4-103　忍冬藤粗提物的制备 HSCCC 分离图

HSCCC 条件：柱体积 234mL；溶剂系统，乙酸乙酯-乙醇-水（4∶1∶5，体积比），

上相作为固定相，下相作为流动相；检测波长 254nm；流速 2mL/min；进样量 110mg；

转速 800r/min；保留率 48.9%。1—咖啡酸（7.2mg，95.55%）；2—绿原酸（15.7mg，97.24%）；

3—木犀草素（18.8mg，98.11%）

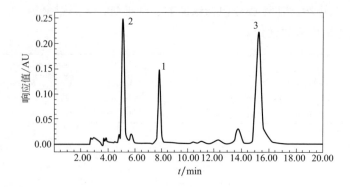

图 4-104 忍冬藤粗提物的 HPLC 分析图

HPLC 条件：Symmetry C_{18} 柱 （$5\mu m$，$250mm \times 4.6mm$，i. d.）；紫外检测

波长 350nm；柱温 25℃；流速 1.0mL/min；流动相，乙腈-水 （0.1%磷酸）＝20：80。

1—咖啡酸；2—绿原酸；3—木犀草素

4.39 桑椹

桑椹为桑科植物桑 *Morus alba* L. 的干燥果穗，具有滋阴补血、生津润燥的功效。桑椹的主要活性成分为黄酮类化合物，主要包括山姜素、乔松素、豆蔻明等。药理研究表明这些黄酮类成分具有抗炎、抗菌、抗氧化、抗突变、抗肿瘤等作用。

【主要化学成分与结构】

编号	名称	CAS 号	分子式	分子量
1	花青素鼠李葡萄糖苷 （keracyanin）	18719-76-1	$C_{27}H_{31}O_{15}^+$	595
2	cyanidin 3-O-(6″-O-α-rhamnopyranosyl-β-glucopyranoside)	18719-76-1	$C_{27}H_{31}O_{15}^+$	595
3	petunidin 3-O-β-glucopyranoside	7084-24-4	$C_{21}H_{11}O_{11}^+$	575

【主要化学成分提取、分离】[53]

桑椹冻干粉末(2g)

   ↓ 30mL石油醚，60℃水浴搅拌30min，2000r/min离心，除去上清液，重复5次

残渣

   ↓ 70%乙醇超声提取4次，提取液减压浓缩

乙醇提取物

   ↓ HSCCC分离

Ⅰ　　Ⅱ　　Ⅲ　　Ⅳ

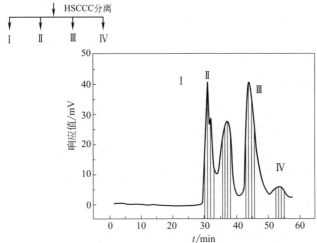

图 4-105　桑椹制备 HSCCC 分离图

HSCCC 条件：溶剂系统，叔丁基甲醚-正丁醇-乙腈-水-三氟乙酸（10∶30∶10∶50∶0.05，体积比），上相作为固定相，下相作为流动相；转速 850r/min；检测波长 280nm；流速 1.5mL/min；进样量 220mg。Ⅱ—花青素鼠李葡萄糖苷；Ⅲ—cyanidin 3-O-(6″-O-α-rhamnopyranosyl-β-glucopyranoside)；Ⅳ—petunidin 3-O-β-glucopyranoside

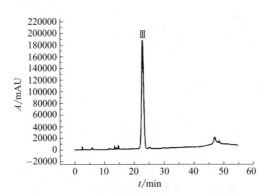

图 4-106　桑椹分离组分Ⅲ的 HPLC 分析图

HPLC 条件：Kinetex PFP 100A 柱；紫外检测波长 280nm；流速 0.8mL/min；流动相，A（水∶乙腈∶甲酸＝96∶3.3∶0.55），B（水∶乙腈∶甲酸＝44∶55∶0.55）；洗脱体系：0～20min，6%～20%A→94%～80%B；20～30min，20%～40%A→80%～60%B；30～35min，40%～60%A→60%～40%B；35～40min，60%～70%A→40%～30%B。Ⅲ—cyanidin 3-O-(6″-O-α-rhamnopyranosyl-β-glucopyranoside)

4.40 沙棘

沙棘为胡颓子科植物沙棘 *Hippophae rhamnoides* Linn. 的干燥成熟果实，具有止咳祛痰、消食化滞、活血散瘀等功效。沙棘黄酮可提高血清补体水平，增强巨噬细胞的功能，可补充营养，提高机体的抗病能力，其中主要包括异鼠李素、异鼠李素 3-*O*-β-D-葡萄糖苷、异鼠李素 3-*O*-β-芸香糖苷等成分。

【主要化学成分与结构】

编号	名称	CAS 号	分子式	分子量
1	异鼠李素 3-*O*-β-芸香糖苷（isorhamnetin 3-*O*-β-rutinoside）	604-80-8	$C_{28}H_{32}O_{16}$	624
2	丁香亭-3-*O*-β-D-葡萄糖苷（syringetin 3-*O*-β-D-glucoside）	40039-49-4	$C_{23}H_{24}O_{13}$	508
3	槲皮素 3-*O*-β-D-葡萄糖苷（quercetine 3-*O*-β-D-glucoside）	21637-25-2	$C_{21}H_{20}O_{12}$	464
4	异鼠李素 3-*O*-β-D-葡萄糖苷（isorhamnetin-3-*O*-β-D-glucoside）	5041-82-7	$C_{22}H_{22}O_{12}$	478
5	原儿茶酸（protocatechuic acid）	99-50-3	$C_7H_6O_4$	154

	R^1	R^2	R^3
1	OMe	H	Rha
2	OMe	OMe	OH
3	OH	H	OH
4	OMe	H	OH

【主要化学成分提取、分离】[54]

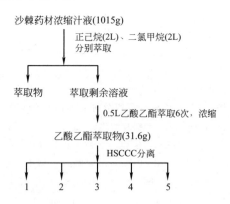

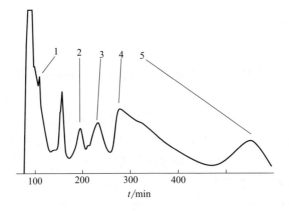

图 4-107　沙棘粗提物的制备 HSCCC 分离图

HSCCC 条件：柱体积 850mL；溶剂系统，正己烷-正丁醇-水（1∶1∶2，体积比），
上相作为固定相，下相作为流动相；流速 3mL/min；进样量 4.1g；固定相保留率 90％。

1—异鼠李素 3-O-β-芸香糖苷（10mg，＞98％）；2—丁香亭 3-O-
β-D-葡萄糖苷（2mg，＞98％）；3—槲皮素 3-O-β-D-葡萄糖苷
（5mg，＞98％）；4—异鼠李素 3-O-β-D-葡萄糖苷（95mg，＞98％）；

5—原儿茶酸（34mg，＞98％）

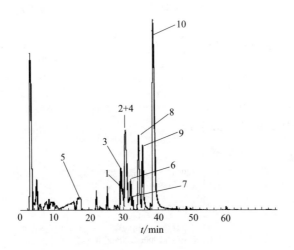

图 4-108　沙棘粗提物的 HPLC 图

HPLC 条件：Prontosil C_{18} Aqua 柱（2mm×250mm，5μm）；流速 0.25mL/min；
流动相，0～10min 乙腈∶水＝3∶97，梯度洗脱，10～40min，3％～60％乙腈；40～55min，
60％～100％乙腈；55～65min，100％乙腈。1—异鼠李素 3-O-β-芸香糖苷；
2—丁香亭-3-O-β-D-葡萄糖苷；3—槲皮素 3-O-β-D-葡萄糖苷；
4—异鼠李素-3-O-β-D-葡萄糖苷；5—原儿茶酸

4.41 山楂

山楂为蔷薇科植物山里红 *Crataegus pinnatifida* Bge. var. *major* N. E. Br. 或山楂 *Crataegus pinnatifida* Bge. 的干燥成熟果实，具有消食健胃、行气散瘀、化浊降脂的功效。山楂中的黄酮成分具有保护心肌、降血脂、抗凝血、抗肿瘤、抗氧化、利尿等药理作用，其中主要包括芦丁-4‴-O-鼠李糖苷、牡荆素葡萄糖苷、牡荆素鼠李糖苷等成分。

【主要化学成分与结构】

编号	名称	CAS号	分子式	分子量
1	芦丁-4‴-O-鼠李糖苷(4‴-O-rhamnosylrutin)	55696-57-6	$C_{33}H_{40}O_{20}$	756
2	牡荆素葡萄糖苷(4″-O-glucosylvitexin)	178468-00-3	$C_{27}H_{30}O_{15}$	594
3	牡荆素鼠李糖苷(2″-O-rhamnosylvitexin)	64820-99-1	$C_{27}H_{30}O_{14}$	578

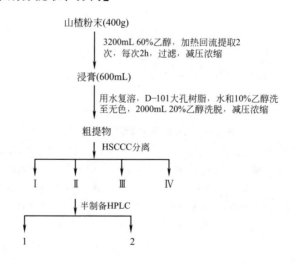

【主要化学成分提取、分离】[55]

山楂粉末(400g)

↓ 3200mL 60%乙醇，加热回流提取2次，每次2h，过滤，减压浓缩

浸膏(600mL)

↓ 用水复溶，D-101大孔树脂，水和10%乙醇洗至无色，2000mL 20%乙醇洗脱，减压浓缩

粗提物

↓ HSCCC分离

Ⅰ　Ⅱ　Ⅲ　Ⅳ

↓ 半制备HPLC

1　　2

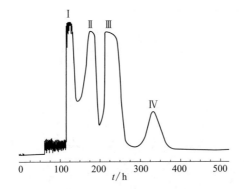

图 4-109　山楂叶粗提物的 HSCCC 分离图

HSCCC 条件：溶剂系统，正丁醇-水（1∶1），上相作为固定相，下相作为流动相；
转速 860r/min；流速 0～120min，2mL/min，转速 800r/min，120～500min，1.8mL/min，
转速 860r/min；检测波长 254nm；进样量 200mg；进样体积 15mL；固定相保留值：40％。
Ⅱ—芦丁 4‴-O-鼠李糖苷和牡荆素葡萄糖苷；Ⅲ—牡荆素鼠李糖苷（188.4mg，97.2％）

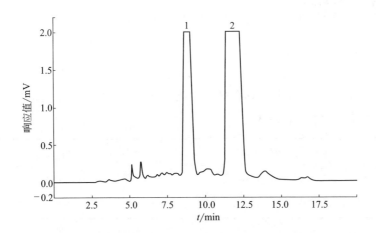

图 4-110　山楂 HSCCC 制备后馏分Ⅱ的半制备 HPLC 分析图

HPLC 条件：反相 YWC C_{18} 柱（250mm×10mm，5μm）；紫外检测
波长 254nm；流速 3.0mL/min；进样体积 500μL；流动相，乙腈-水-乙酸＝
18∶85∶0.5（体积比）。1—芦丁-4‴-O-鼠李糖苷（28.5mg，98.1％）；
2—牡荆素葡萄糖苷（55.3mg，99.5％）

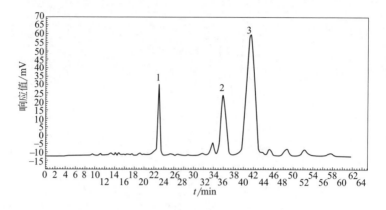

图 4-111　山楂粗提物的 HPLC 分析图

HPLC 条件：反相 YWC ODS 柱（250mm×4.6mm，5μm）；紫外检测波长 254nm；

流速 0.6mL/min；流动相，乙腈-水-乙酸＝18∶85∶0.5（体积比）。1—芦丁 4‴-O-

鼠李糖苷；2—牡荆素葡萄糖苷；3—牡荆素鼠李糖苷

4.42　山竹

山竹又名莽吉柿、山竺、山竹子、倒捻子，属于藤黄属植物山竹 *Garcinia mangostana* 的果实。山竹富含黄酮类化合物如 α-倒捻子素及 γ-倒捻子素，现代药理研究表明，具有显著的抗氧化性，已广泛用于药品中。

【主要化学成分与结构】

编号	名称	CAS 号	分子式	分子量
1	α-倒捻子素（α-mangostin）	6147-11-1	$C_{24}H_{26}O_6$	410
2	γ-倒捻子素（γ-mangostin）	31271-07-5	$C_{23}H_{24}O_6$	396

	R
1	—OCH$_3$
2	—OH

【主要化学成分提取、分离】[56]

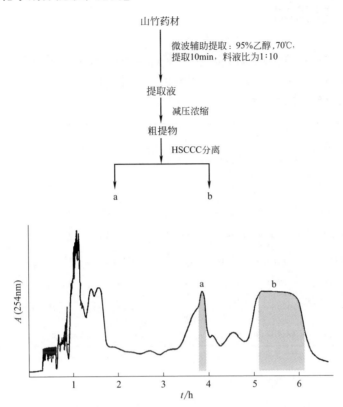

图 4-112 山竹粗提物的制备 HSCCC 分离图

HSCCC 条件：溶剂系统，石油醚-乙酸乙酯-甲醇-水（0.8∶0.8∶1∶0.6，体积比），
上相为固定相，下相为流动相；检测波长 254nm，流速 2mL/min；转速 800r/min；固定相
保留率 75％。a—α-倒捻子素（75mg，98.5％）；b—γ-倒捻子素（16mg，98.1％）

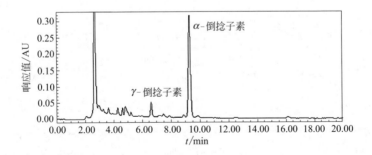

图 4-113 山竹粗提物的 HPLC 分析图

HPLC 条件：Conditions-a Shim-pack VP-ODS 柱（4.6mm×250mm，5μm）；
检测波长 320nm；流速 1.0mL/min；检测温度 25℃；流动相，乙腈-水（90∶10，体积比）

4.43　芍药花

芍药花为毛茛科芍药属植物芍药 *Paeonia lactiflora* Pall. 的花。现代研究表明芍药花富含多酚类物质，具有很好的抗氧化活性。

【主要化学成分与结构】

编号	名称	CAS 号	分子式	分子量
1	quercetin-3-*O*-glucoside-6″-gallate	53171-28-1	$C_{28}H_{24}O_{16}$	616
2	1,2,3,4,6-pentagallpyl-*β*-D-glucose	14937-32-7	$C_{41}H_{32}O_{26}$	940
3	quercetin-3-*O*-*β*-D-glucose	482-35-9	$C_{21}H_{20}O_{12}$	464
4	kaempferol-3-*O*-*β*-D-glucoside-6″-gallate	56317-05-6	$C_{28}H_{24}O_{15}$	600
5	isohamnetin-3-*O*-*β*-D-glucoside	5041-82-7	$C_{22}H_{22}O_{12}$	478
6	山柰酚（kaempferol）	520-18-3	$C_{15}H_{10}O_6$	286
7	kaempferol-3-*O*-*β*-D-glucoside	480-10-4	$C_{21}H_{20}O_{11}$	448
8	kaempferol-7-*O*-*β*-D-glucoside	16290-07-6	$C_{21}H_{20}O_{11}$	448

【主要化学成分提取、分离】[57]

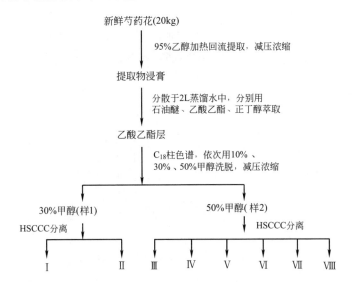

新鲜芍药花(20kg)

↓ 95%乙醇加热回流提取，减压浓缩

提取物浸膏

↓ 分散于2L蒸馏水中，分别用
石油醚、乙酸乙酯、正丁醇萃取

乙酸乙酯层

↓ C₁₈柱色谱，依次用10%、
30%、50%甲醇洗脱，减压浓缩

30%甲醇(样1)　　　　　　　50%甲醇(样2)

HSCCC分离　　　　　　　　　HSCCC分离

Ⅰ　　Ⅱ　　Ⅲ　Ⅳ　Ⅴ　Ⅵ　Ⅶ　Ⅷ

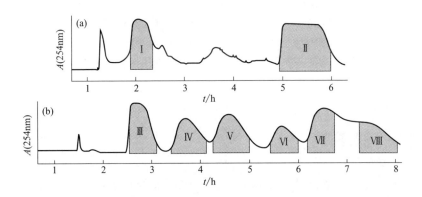

图 4-114　芍药花粗提物的制备 HSCCC 分离图

（a）样 1 的 HSCCC 条件：溶剂系统，石油醚-乙酸乙酯-水（1：9：10）；上相作为固定相，下相作为流动相；转速 850r/min；检测波长 254nm；流速 2.0mL/min；固定相保留率 64%；进样量 200mg。Ⅰ—quercetin-3-O-glucoside-6″-gallate（45.1mg，98.2%）；

Ⅱ—1,2,3,4,6-pentagallpyl-β-D-glucose（106.2mg，98.5%）。

（b）样 2 的 HSCCC 条件：溶剂系统，石油醚-乙酸乙酯-正丁醇-水（1：9：0.5：10），上相作为固定相，下相作为流动相；转速 850r/min；检测波长 254nm；流速 2.0mL/min；固定相保留率 48%；进样量 250mg。Ⅲ—quercetin-3-O-β-D-glucose（42.3mg，98.1%）；

Ⅳ—kaempferol-3-O-β-D-glucoside-6″-gallate（23.5mg，97.6%）；

Ⅴ—isohamnetin-3-O-β-D-glucoside（34.1mg，98.9%）；Ⅵ—山柰酚

（14.8mg，97.5%）；Ⅶ—kaempferol-3-O-β-D-glucoside（32.6mg，98.8%）；

Ⅷ—kaempferol-7-O-β-D-glucoside（23.8mg，98.3%）

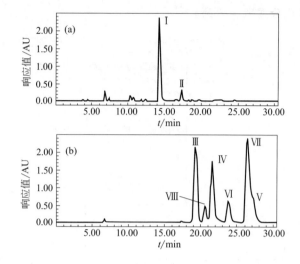

图 4-115 芍药花粗品的 HPLC 分析图

HPLC 条件：Shim-pack VP-ODS 柱 （4.6mm×250mm，5μm）；紫外检测波长 260nm；

流速 1.0mL/min；流动相，甲醇 （A)-水 （B）梯度洗脱，0～45min （40％～60％A）；

(a) 样 1，（b) 样 2。Ⅰ—quercetin-3-O-glucoside-6″-gallate；Ⅱ—1,2,3,4,6-

pentagallpyl-β-D-glucose；Ⅲ—quercetin-3-O-β-D-glucose；Ⅳ—kaempferol-3-

O-β-D-glucoside-6″-gallate；Ⅴ—isohamnetin-3-O-β-D-glucoside；

Ⅵ—山柰酚；Ⅶ—kaempferol-3-O-β-D-glucoside；Ⅷ—kaempferol-7-O-β-D-glucoside

4.44 射干

射干为鸢尾科植物射干 *Belamcanda chinensis* （L.) DC. 的干燥根茎，具有清热解毒，消痰，利咽的功效。射干黄酮类成分具有抗炎、抑制血管增生、抗诱变的作用，其中主要包括芒果苷、7-O-甲基芒果苷、高车前素、鸢尾甲苷 B、异野鸢尾苷、异鼠李素、野鸢尾苷元、野鸢尾苷、鸢尾甲黄素等成分。

【主要化学成分与结构】

编号	名称	CAS 号	分子式	分子量
1	香草乙酮 （apocynin）	498-02-2	$C_9H_{10}O_3$	166
2	芒果苷 （mangiferin）	4773-96-0	$C_{19}H_{18}O_{11}$	422
3	7-O-甲基芒果苷 （7-O-methylmangiferin）	31002-12-7	$C_{20}H_{20}O_{11}$	436
4	高车前素 （hispidulin）	1447-88-7	$C_{16}H_{12}O_6$	300
5	3′-羟基射干苷（3′-hydroxyltectoridin）	285565-82-4	$C_{22}H_{22}O_{12}$	478
6	鸢尾甲苷 B （iristectorin B）	94396-09-5	$C_{23}H_{24}O_{12}$	492
7	异野鸢尾苷 （isoiridin）	491-74-7	$C_{24}H_{26}O_{13}$	522

续表

编号	名称	CAS 号	分子式	分子量
8	异鼠李素（isorhamnetin）	480-19-3	$C_{16}H_{12}O_7$	316
9	野鸢尾苷元（irigenin）	548-76-5	$C_{18}H_{16}O_8$	360
10	鸢尾苷（tectoridin）	611-40-5	$C_{22}H_{22}O_{11}$	462
11	野鸢尾苷（iridin）	491-74-7	$C_{24}H_{26}O_{13}$	522
12	irilin D	204590-67-0	$C_{16}H_{12}O_7$	316
13	鸢尾黄素（tectorigenin）	548-77-6	$C_{16}H_{12}O_6$	300
14	鸢尾甲黄素（iristectorigenin A）	39012-01-6	$C_{17}H_{14}O_7$	330
15	次野鸢尾黄素（irisflorentin）	41743-73-1	$C_{20}H_{18}O_8$	386
16	异野鸢尾黄素（isoirigenin）	4935-94-8	$C_{18}H_{16}O_8$	360
17	5,7,4'-三羟基-6,3',5'-三甲氧基异黄酮（5,7,4'-trihydroxy-6,3',5'-trimethoxyisoflavone）	4935-94-8	$C_{18}H_{16}O_8$	360
18	白射干素（dichtomitin）	88509-91-5	$C_{18}H_{14}O_8$	358

【主要化学成分提取、分离】[58~62]

（1）分离方法一

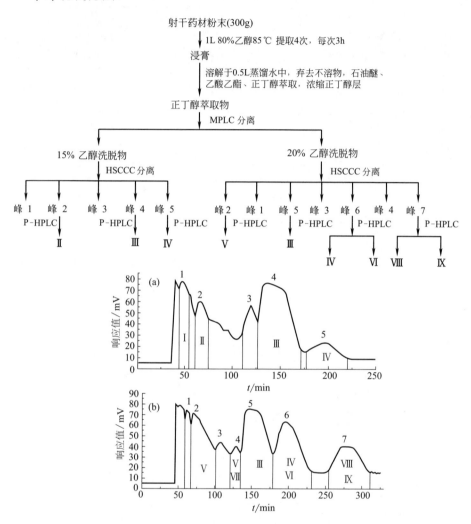

图 4-116　射干 MPLC 制备后的 HSCCC 分离图[58]

HSCCC 条件：溶剂系统，叔丁基甲醚-乙酸乙酯-正丁醇－乙腈－水（0.1％三氟乙酸）（1∶2∶1∶1∶5），上相作为固定相，下相作为流动相；流速 1.8mL/min；检测波长 254nm。（a）15％乙醇洗脱物的 HSCCC 图；（b）20％乙醇洗脱物的 HSCCC 图。

Ⅱ—香草乙酮（0.8mg，64.26％）；Ⅲ—芒果苷（2.5mg，98.4％）；Ⅳ—7-
O-甲基芒果苷（3.4mg，98.4％）；Ⅴ—高车前素（1.2mg，94.13％）；
Ⅵ—3′-羟基射干苷（1.6mg，95.37％），Ⅷ—鸢尾甲苷 B
（3.9mg，98.97％）；Ⅸ—异野鸢尾苷（2.8mg，98.58％）

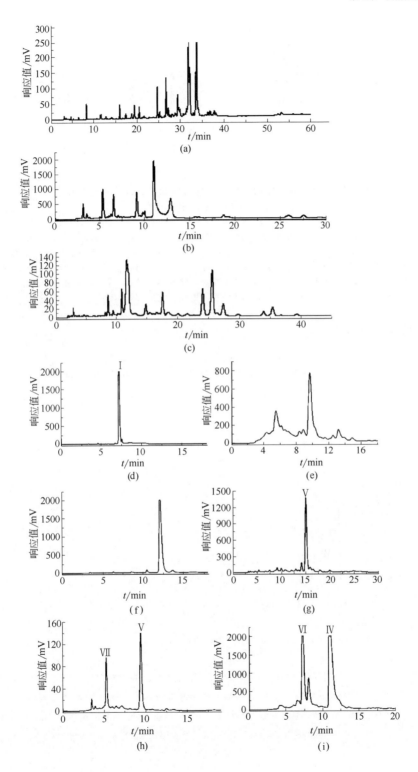

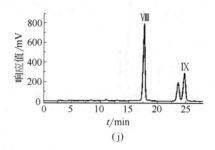

(j)

图 4-117 射干正丁醇萃取物、15％乙醇洗脱物、20％乙醇洗脱物及分离后
组分的 HPLC 分析图[58]

HPLC 条件：C$_{18}$柱（4.6mm×250mm，5μm）；紫外检测波长 254nm；柱温 25℃；
流速 1.0mL/min；进样量 10μL；流动相，甲醇（A）-0.1％乙酸（B），梯度洗脱，0~60min，
5％~100％ A。（a）正丁醇萃取物；（b）15％乙醇洗脱物；（c）20％乙醇洗脱物；（d）、（e）
和（f）分别为 15％乙醇洗脱物中峰 2、1 和 4，（g）、（h）、（i）和（j）分别为 20％乙醇洗脱物中
峰 2、4、6 和 7。Ⅱ—香草乙酮；Ⅳ—7-O-甲基芒果苷；Ⅴ—高车前素；
Ⅵ—3′-羟基射干苷；Ⅷ—鸢尾甲苷 B，Ⅸ—异野鸢尾苷。

（2）分离方法二

射干粉末(10kg)

↓ 30L 80%乙醇85℃,加热回流提取4次,每次3h,滤液减压浓缩

浸膏(2605.5g)

↓ 浸膏溶于2.5L水,弃去不溶物,依次用石油醚、乙酸乙酯、正丁醇萃取

乙酸乙酯萃取物

↓ HSCCC分离

Ⅰ   Ⅱ   Ⅲ

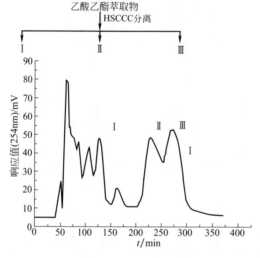

图 4-118 射干粗提物的制备 HSCCC 分离图[59]

HSCCC 条件：溶剂系统，正己烷-乙酸乙酯-甲醇-水（4∶5∶4∶5，体积比），上相
作为固定相，下相作为流动相；检测波长 254nm；流速 1.2mL/min；进样量 100mg；
Ⅰ—异鼠李素（10mg，94％）；Ⅱ—野鸢尾苷元（8mg，95％）；
Ⅲ—高车前素（7mg，90％）

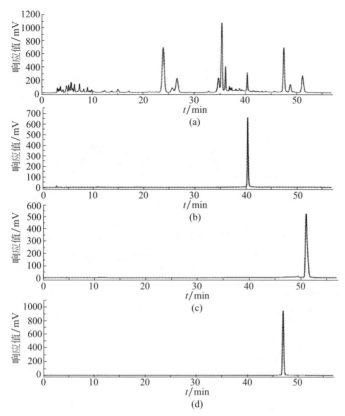

图 4-119　射干粗提物（a）及分离后Ⅰ（b）、Ⅱ（c）、Ⅲ（d）组分的 HPLC 分析图[59]

HPLC 条件：Diamonsil C$_{18}$柱（4.6mm×250mm，5μm）；紫外检测波长 254nm；

柱温 25℃；流速 0.8mL/min；检测波长 254nm；进样量 10μL；流动相，甲醇-乙腈-

0.1%乙酸，梯度洗脱，0min（13%：13%：74%），20min（13%：13%：74%），27min

（15%：15%：70%），28min（16%：27%：57%），50min（16%：27%：57%），

53min（0%：80%：20%），57min 停止

（3）分离方法三

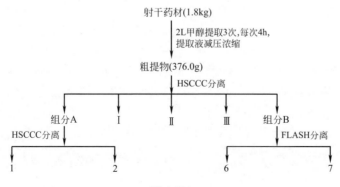

图 4-120

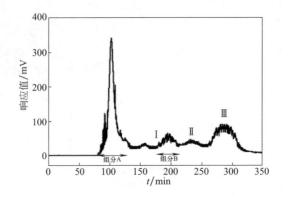

图 4-120　射干粗提物的 HSCCC 分离图[60]

HSCCC 条件：溶剂系统，正己烷-乙酸乙酯-异丙醇-甲醇-水
（5∶6∶2∶3.5∶6），上相作为固定相，下相作为流动相；检测
波长 254nm；流速 5.0mL/min；进样量 2.0 g；转速 800r/min；
固定相保留率 60%。Ⅰ—irilin D（42.0mg，92%）；Ⅱ—鸢尾
甲黄素（86.8mg，93.4%）；Ⅲ—鸢尾
黄素（294.1mg，98.6%）

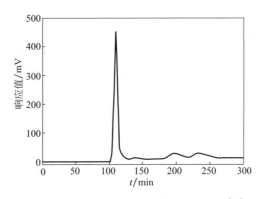

图 4-121　射干组分 A 的 HSCCC 分离图[60]

HSCCC 条件：溶剂系统，乙酸乙酯-甲醇-水（10∶2∶9，体积比），上相
作为固定相，下相作为流动相；检测波长 254nm；流速 5.0mL/min；进样
量 1.0g；转速 800r/min；检测波长 254nm；固定相保留率 50%。分离
得到化合物 1—鸢尾苷（145.4mg，97.5%）；
化合物 2—野鸢尾苷（77.9mg，94.0%）

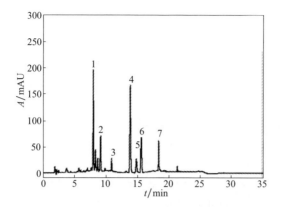

图 4-122　射干粗提物的 HPLC 分析图[60]

HPLC 条件：Eclipse SB-C$_{18}$柱（4.6mm×150mm，3.5μm），C$_{18}$ guard
（7.5mm×4.6mm，3.5μm）；紫外检测波长 254nm；柱温 25℃，流速 0.7mL/min；
进样量 10μL；流动相，乙腈（A）-0.1%三氟乙酸（B），梯度洗脱，0~7min（90%B~65%B），
7~12min（65%B），12~22min（65%B~0%B）；1—鸢尾苷；2—野鸢尾苷；3—irilin D；
4—鸢尾黄素；5—鸢尾甲黄素；6—野鸢尾苷元（141.8mg，95.8%）；
7—次野鸢尾黄素（73.4mg，94.7%）

（4）分离方法四

射干粉末(4kg)

↓ 3L，95%乙醇提取3次，每次2h，55℃蒸干

粗提物(20.5g)

↓ 溶于水，分别用石油醚、二氯甲烷、乙酸乙酯萃取

二氯甲烷萃取物(11.3g)

↓ ODS分离，依次用40%(1600mL)50%(4000mL)甲醇洗脱

粗样(1.5g)

↓ HSCCC分离

　　Ⅰ　　　　　　Ⅱ　　　　　　Ⅲ

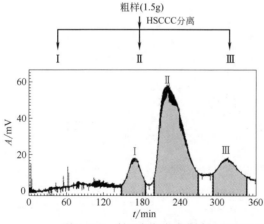

图 4-123　射干粗提物的制备 HSCCC 分离图[61]

HSCCC 条件：溶剂系统，石油醚-乙酸乙酯-甲醇-水（3:5:3:5），下相加入
0.1mol/L 的硝酸铜，下相作为固定相，上相作为流动相；流速 1.0mL/min；转速 850r/min；
检测波长 254nm；进样量 100mg；固定相保留率 78.3%。Ⅰ—异野鸢尾黄素（9.2mg，95.06%）；
Ⅱ—野鸢尾苷元（46.4mg，96.98%）；Ⅲ—5,7,4'-三羟基-6,3',5'-
三甲氧基异黄酮（1.2mg，93.69%）

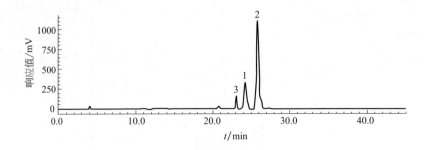

图 4-124　射干粗提物的 HPLC 分析图[61]

HPLC 条件：ultimate TM XB-C$_{18}$柱（4.6mm×250mm，5μm，Welch Materials）；
紫外检测波长 254nm；柱温 25℃；流速 1.0mL/min，进样量 10μL；流动相，甲醇（A)-
0.1%三氟乙酸（B）：0～15min（40%～50%A），15～35min（50%～57%A），35～45min
（57%～65% A）。1—异野鸢尾黄素；2—野鸢尾苷；3—5,7,4'-三羟基-6,3',5'-三甲氧基异黄酮

（5）分离方法五

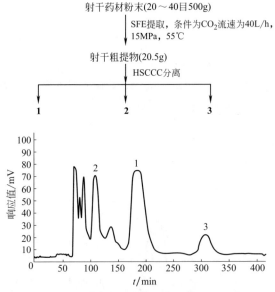

图 4-125　射干粗提物的制备 HSCCC 分离图[62]

HPCCC 条件：溶剂系统，石油醚-乙酸乙酯-甲醇-水（2∶4∶3∶3），上相作为
固定相，下相作为流动相；进样量 5.0g；固定相保留率 73%。1—野鸢尾苷元
（27.8mg，97.1%）；2—次野鸢尾黄素（16.4mg，96.4%）；
3—白射干素（2.1mg，98.0%）

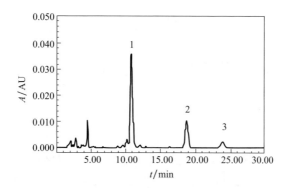

图 4-126　射干粗提物的 HPLC 分析图[62]

HPLC 条件：Waters Symmetry C_{18}柱 （4.6mm×150mm，5μm）；紫外
检测波长 280nm；柱温 25℃，流速 1.0mL/min；进样量 20μL；流动相，乙腈（A）-
水（B）梯度洗脱，0～20min（40％A），20～30min（40％～50％ A）。1—野鸢尾苷元；
2—次野鸢尾黄素；3—白射干素

4.45　酸枣仁

　　酸枣仁为鼠李科植物酸枣 *Ziziphus jujuba* Mill. var. *spinosa*（Bunge）Hu ex H. F. Chou 的干燥种子，具有养心补肝、宁心安神、敛汗、生津的功效。酸枣仁中的黄酮类成分主要有斯皮诺素、6‴-芥子酰斯皮诺素、6‴-阿魏酰斯皮诺素、酸枣仁黄酮碳苷、6‴-芥子酰酸枣仁黄酮碳苷及 6‴-阿魏酰酸枣仁黄酮碳苷等。

【主要化学成分与结构】

编号	名称	CAS 号	分子式	分子量
1	酸枣仁黄酮碳苷（spinosin）	72063-39-9	$C_{28}H_{32}O_{15}$	608
2	6‴-芥子酰酸枣仁黄酮碳苷（6‴-sinapoylspinosin）		$C_{39}H_{42}O_{19}$	814
3	6‴-阿魏酰酸枣仁黄酮碳苷（6‴-feruloylspinosin）	77680-92-7	$C_{38}H_{40}O_{18}$	784
4	斯皮诺素（spinosin）	72063-39-9	$C_{28}H_{32}O_{15}$	608
5	6‴-芥子酰斯皮诺素（6‴-sinapoylspinosin）	77690-91-6	$C_{39}H_{42}O_{19}$	814
6	6‴-阿魏酰斯皮诺素（6‴-feruloylspinosin）	77690-92-7	$C_{38}H_{40}O_{18}$	784

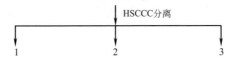

【主要化学成分提取、分离】[63,64]

（1）分离方法一

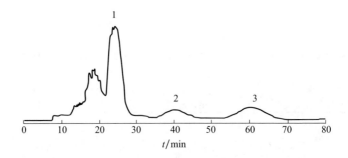

图 4-127 酸枣仁氨水组分的制备 HSCCC 分离图[63]

HSCCC 条件：溶剂系统，乙酸乙酯-正丁醇-水（3：2：5，体积比），上相作为
固定相，下相作为流动相；流速 1.0mL/min；进样量 10mg。1—酸枣仁黄酮碳苷（98%）；
2—6″-芥子酰酸枣仁黄酮碳苷（96%）；3—6″'-阿魏酰酸枣仁黄酮碳苷（92%）

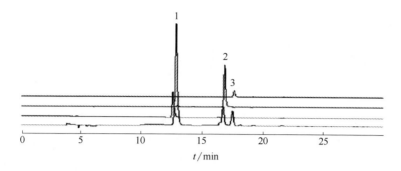

图 4-128 酸枣仁氨水组分的 HPLC 分析图[63]

HPLC 条件：Agilent Extend-C$_{18}$柱（4.6mm×250mm，5μm）；紫外检测波长 360nm；

柱温 30℃；流速 0.6mL/min；进样量 10μL；流动相，水（A）-乙腈（B）梯度洗脱，0～2min 85％

A，2～30min 85％～60％ 。1—酸枣仁黄酮碳苷；2—6‴-芥子酰酸枣仁黄酮碳苷；

3—6‴-阿魏酰酸枣仁黄酮碳苷

（2）分离方法二

酸枣仁药材粉末(40.0g)

↓ 石油醚脱脂3次，每次160mL

脱脂后粉末

↓ 80%甲醇超声提取3次，每次600mL，蒸至25mL

酸枣仁提取物水溶液

↓ 用正丁醇萃取3次

正丁醇相

↓ 用稀氨水萃取3次，稀氨水相在40℃浓缩至15mL，提取物冻干

提取物粉末(400mg)

↓ HSCCC分离

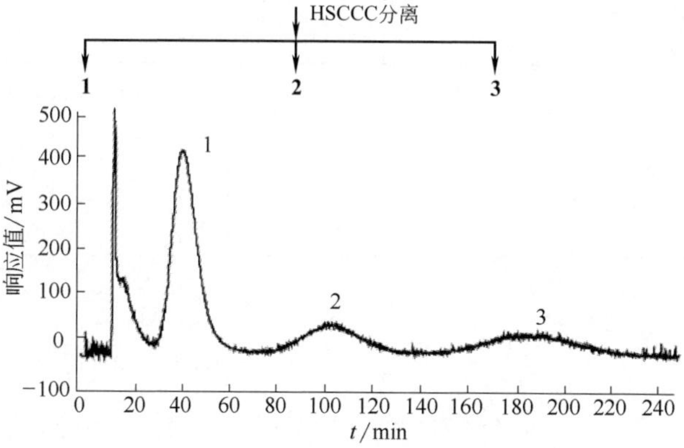

图 4-129 酸枣仁粗提物的制备 HSCCC 分离图[64]

HSCCC 条件：溶剂系统，乙酸乙酯-正丁醇-水（3:2:5），上相作为固定相，下相作为

流动相；流速 1.5mL/min；进样量 50mg。1—斯皮诺素（spinosin，95.3％）；2—6‴-芥子

酰斯皮诺素（90.1％）；3—6‴-阿魏酰斯皮诺素（90.0％）

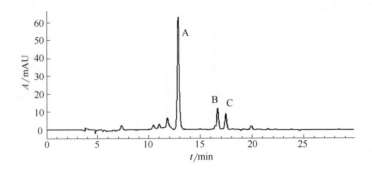

图 4-130　酸枣仁粗提物的 HPLC 分析图[64]

HPLC 条件：Agilent Extend-C$_{18}$柱（4.6mm×250mm，5μm）；紫外检测波长 360nm；

柱温 30℃；流速 0.6mL/min；进样量 10μL；流动相，乙腈（A)-水（B）梯度洗脱，

0～2min 15％～15％A，2～30min 15％～40％A。A—斯皮诺素；B—6‴-芥子酰

斯皮诺素；C—6‴-阿魏酰斯皮诺素

4.46　藤黄

　　藤黄是藤黄科植物藤黄 *Garcinia hanburyi* Hook f. 的树干被切割后流出
的胶状树脂。主要用于治疗痈疽肿毒、溃疡、湿疮、肿瘤、顽癣等病症。现代
药理研究表明，藤黄对多种肿瘤细胞有抑制作用，用藤黄及藤黄酸治疗肿瘤有
显著疗效。藤黄中主要含有黄酮及其苷类、双黄酮类、三萜类、苯并呋喃和苯
并吡喃类等成分。

　　【主要化学成分与结构】

编号	名称	CAS 号	分子式	分子量
1	GB-2	870102-84-4	C$_{30}$H$_{22}$O$_{12}$	574
2	kolaflavanone	68705-66-8	C$_{31}$H$_{24}$O$_{12}$	588
3	GB-1	943600-42-8	C$_{30}$H$_{22}$O$_{11}$	558
4	GB-1a	19360-72-6	C$_{30}$H$_{22}$O$_{10}$	542

	R^1	R^2	R^3
1	OH	OH	OH
2	OH	OH	OMe
3	OH	H	OH
4	H	H	OH

【主要化学成分提取、分离】[65]

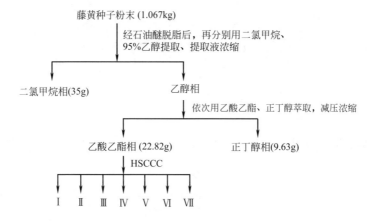

图 4-131　藤黄种子的乙酸乙酯相提取物的 HSCCC 分离图

HSCCC 条件：溶剂系统，正己烷-乙酸乙酯-甲醇-水（1∶4∶2.5∶2.5，体积比）；流速 1.0mL/min；

Ⅰ，Ⅱ，Ⅲ—未知化合物；Ⅳ—GB-2；Ⅴ—kolaflavanone；Ⅵ—GB-1；Ⅶ—GB-1a

4.47　田基黄

　　田基黄为藤黄科金丝桃属田基黄 *Hypericum japonicum* Thunb. 的干燥全草。现代药理研究表明，田基黄黄酮类成分具有抗肝炎等药理作用，其中主要包括槲皮苷、异槲皮苷等成分。

【主要化学成分与结构】

编号	名称	CAS 号	分子式	分子量
1	异槲皮苷（isoquercitrin）	482-35-9	$C_{21}H_{20}O_{12}$	464
2	槲皮苷（quercitrin）	522-12-3	$C_{21}H_{20}O_{11}$	448

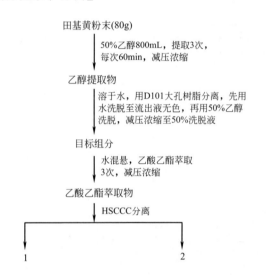

1   2

【主要化学成分提取、分离】[66]

田基黄粉末(80g)

50%乙醇800mL，提取3次，
每次60min，减压浓缩

乙醇提取物

溶于水，用D101大孔树脂分离，先用
水洗脱至流出液无色，再用50%乙醇
洗脱，减压浓缩至50%洗脱液

目标组分

水混悬，乙酸乙酯萃取
3次，减压浓缩

乙酸乙酯萃取物

HSCCC分离

1   2

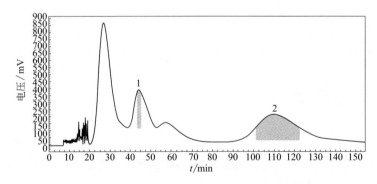

图 4-132　田基黄粗提物的制备 HSCCC 分离图

HSCCC 条件：溶剂系统，石油醚-乙酸乙酯-甲醇-水（1∶7∶1∶7，体积比），
上相作为固定相，下相作为流动相；检测波长 254nm；流速 1.5mL/min；
固定相保留率 58.3％。1—异槲皮苷（9.8mg，95.9％）；2—槲皮苷（12mg，99.1％）

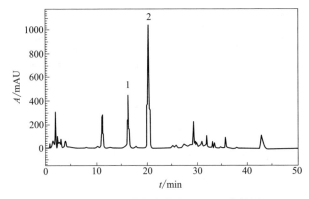

图 4-133　田基黄粗提物的 HPLC 分析图

HPLC 条件：A Grace C_{18}（4.6mm×150mm，5μm）、C_{18}guard（4.6×10mm，5μm）；
紫外检测波长 254nm；柱温 35℃；流速 1.0mL/min；进样量 10μL；流动相，水（A）-
乙腈（B），梯度洗脱，0～20min（15％～25％B），20～30min（25％～70％B），30～40min
（70％B），40～50min（15％B）。1—异槲皮苷；2—槲皮苷

4.48　甜橙

　　甜橙为甜橙属 *Citrus sinensis*（L.）Osbeck 芸香科（Rutaceae）柑橘亚科
柑橘属（Citurs）甜橙的成熟果实。根据果实的形状和特点，可分为以下 4 个
品种类群：普通甜橙、糖橙、血橙、脐橙。果实含黄酮苷、内酯、生物碱、有
机酸等。《滇南本草》记载甜橙果实功能为疏肝行气，散结能乳，解酒等。

【主要化学成分与结构】

编号	名称	CAS 号	分子式	分子量
1	花青素 3,5-O-β-D-二葡萄糖苷（cyanidin 3,5-O-β-D-diglucoside）		$C_{27}H_{31}O_{17}^+$	627
2	花翠素 3-O-β-D-葡萄糖苷（delphinidin 3-O-β-D-glucoside）	50986-17-9	$C_{21}H_{21}O_{12}^+$	465
3	花青素 3-O-槐糖苷（cyanidin 3-O-sophoroside）		$C_{27}H_{31}O_{17}^+$	627
4	花青素 3-O-β-D-葡萄糖苷（cyanidin 3-O-β-D-glucoside）	142506-26-1	$C_{21}H_{21}O_{11}^+$	449
5	花翠素 3-(6″-丙二酰葡萄糖苷）（delphinidin 3-6″-malonylglucoside）		$C_{24}H_{23}O_{15}^+$	551
6	花青素 3-O-β-D-(6″-丙二酰葡萄糖苷）[cyanidin 3-O-β-D-(6″-malonylglucoside)]		$C_{24}H_{23}O_{14}^+$	535
7	花青素 3-O-β-D-(6″-二乙二酰葡萄糖苷）（cyanidin 3-O-β-D-6″-dioxalylglucoside）		$C_{25}H_{21}O_{17}^+$	593
8	芍药素 3-(6″-丙二酰葡萄糖苷）（malonylglucoside peonidin3-6″-malonylglu-coside）		$C_{25}H_{25}O_{14}^+$	549

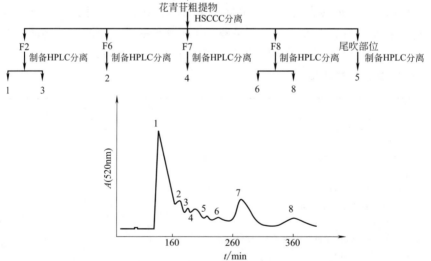

化合物	R^1	R^2	R^3	R^4	R^5
1	OH	H	H	H	gucosyl
2	OH	OH	H	H	H
3	OH	H	gucosyl	H	H
4	OH	H	H	H	H
5	OH	OH	H	malonyl	H
6	OH	H	H	malonyl	H
7	OH	H	H	dioxalyl	H
8	OCH₃	H	H	malonyl	H

【主要化学成分提取、分离】[67]

商品甜橙果汁(0.7L)
↓ 过滤
滤液
↓ Amberlite XAD-7树脂柱(100cm×6cm)，水冲洗除去糖类、有机
酸、蛋白质、盐等杂质，甲醇－乙酸(19:1，体积比)1L洗脱花青苷
花青苷粗提物
↓ HSCCC分离

F2   F6   F7   F8   尾吹部位
制备HPLC分离 制备HPLC分离 制备HPLC分离 制备HPLC分离 制备HPLC分离

1   3   2   4   6   8   5

图 4-134 甜橙果汁粗提物的制备 HSCCC 分离图

HSCCC 条件：总体积850mL；溶剂系统，叔丁基甲醚-正丁醇-乙腈-水（1∶3∶1∶5，0.1%
三氟乙酸酸化），上相作为固定相，下相作为流动相；流速4mL/min；检测波长520nm；
转速800r/min。1—花青素 3,5-O-β-D-二葡糖苷；2—花翠素 3-O-β-D-葡萄糖苷；
3—花青素 3-O-槐糖苷；4—花翠素 3-O-β-D-葡萄糖苷；5—花翠素 3-(6″-丙二
酰葡萄糖苷)；6—花青素 3-O-β-D-(6″-丙二酰葡萄糖苷)；7—花青素 3-O-β-
D-(6″-二乙二酰葡萄糖苷)；8—芍药素 3-(6″-丙二酰葡萄糖苷)

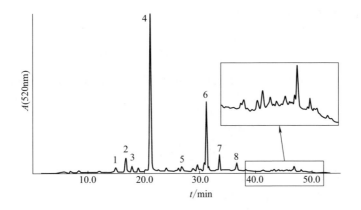

图 4-135　甜橙花色苷粗提物 HPLC 分析图

HPLC 条件：Luna RP-18 柱（4.6mm×250mm，5μm），紫外检测波长 520nm，

流速 0.5mL/min，流动相，A 水-乙腈-甲酸＝ 87：3：10，B 水-乙腈-甲酸＝ 40：50：10，梯度

洗脱：0min，6％ B；20min，20％B；35min，40％B；40min，60％B；

45min，90％B；55min，6％ B

4.49　土茯苓

土茯苓为百合科植物光叶菝 *Smilax glabra* Roxb. 的干燥根茎。用于治疗湿热淋浊、带下、痈肿、瘰疬、疥癣、梅毒及汞中毒所致的肢体拘挛，筋骨疼痛。土茯苓黄酮类成分具有抗氧化、抗炎、抗肿瘤等药理活性，其中主要包括异黄杞苷、落新妇苷、黄杞苷、异落新妇苷等成分。

【主要化学成分与结构】

编号	名称	CAS 号	分子式	分子量
1	落新妇苷（astilbin）	29838-67-3	$C_{21}H_{22}O_{11}$	450
2	异落新妇苷（isoastilbin）	54081-48-0	$C_{21}H_{22}O_{11}$	450
3	黄杞苷（engelitin）	572-31-6	$C_{21}H_{22}O_{10}$	434
4	异黄杞苷（isoengelitin）	30987-58-7	$C_{21}H_{22}O_{10}$	434

1 R＝OH (2R,3S)
2 R＝OH (2R,3S)
3 R＝H (2R,3R)
4 R＝H (2R,3S)

【主要化学成分提取、分离】[68]

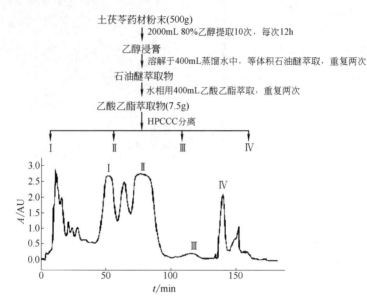

图 4-136　土茯苓粗提物的制备 HPCCC 分离图

HPCCC 条件：溶剂系统，正己烷-正丁醇-水（1：2：3），上相作为固定相，下相
作为流动相，流速 5mL/min，进样量 300mg；当Ⅲ洗脱完后，用固定相作为流动相洗脱Ⅳ。
Ⅰ—异落新妇苷（71.4mg，97.56%）；Ⅱ—落新妇苷（392.6mg，99.89%）；
Ⅲ—异黄杞苷（13.3mg，94.51%）；Ⅳ— 黄杞苷（47.4mg，99.23%）

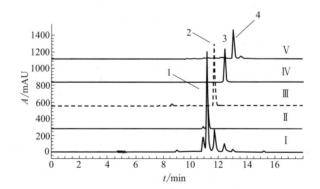

图 4-137　土茯苓粗提物和分离后组分的 HPLC 分析图

HPLC 条件：Agilent Zorbax Extend C$_{18}$柱（4.6mm×250mm，5μm）；紫外检测
波长 291nm；柱温 25℃；流速 0.5mL/min；进样量 10μL；流动相，乙腈（A）-0.5%乙
酸（B）梯度洗脱：0~12min，80%~50%B，12~15min：50%~30%B，15~18min，
30%~80%B。Ⅰ—粗样的 HPLC 图；Ⅱ—落新妇苷；Ⅲ—异落新妇苷；Ⅳ—黄杞苷

4.50　菟丝子

菟丝子为旋花科植物南方菟丝子 *Cuscuta australis* R. Br. 或菟丝子 *Cuscuta chinensis* Lam. 的干燥成熟种子，具有补益肝肾、固精缩尿、安胎、名目、止泻的功效，外用消风祛斑。菟丝子的主要活性成分有生物碱类、甾醇类和黄酮类化合物。菟丝子黄酮类化合物具有抗菌、抗病毒、抗炎等药理作用等。

【主要化学成分与结构】

编号	名称	CAS号	分子式	分子量
1	槲皮素-3-O-β-D-呋喃芹糖基-(1→2)-β-D-半乳糖苷〔quercetin-3-O-β-D-apiofuranosyl-(1→2)-β-D-galactoside〕	99816-58-7	$C_{26}H_{28}O_{16}$	596
2	金丝桃苷（hyperoside）	482-36-0	$C_{21}H_{20}O_{12}$	464
3	槲皮素（quercetin）	117-39-5	$C_{15}H_{10}O_7$	302
4	山柰酚（kaempferol）	520-18-3	$C_{15}H_{10}O_6$	286
5	紫云英苷（kaempferol-3-O-β-D-glucoside）	480-10-4	$C_{21}H_{20}O_{11}$	448

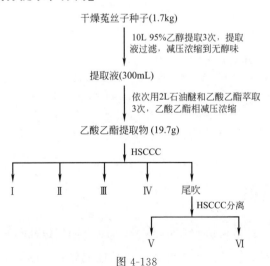

【主要化学成分提取、分离】[69]

干燥菟丝子种子(1.7kg)

↓ 10L 95%乙醇提取3次，提取液过滤，减压浓缩到无醇味

提取液(300mL)

↓ 依次用2L石油醚和乙酸乙酯萃取3次，乙酸乙酯相减压浓缩

乙酸乙酯提取物 (19.7g)

↓ HSCCC

Ⅰ　Ⅱ　Ⅲ　Ⅳ　尾吹

↓ HSCCC分离

Ⅴ　　　　Ⅵ

图 4-138

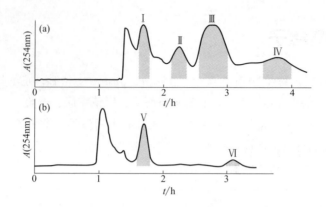

图 4-138　菟丝子乙酸乙酯粗提物的制备 HSCCC 分离图

（a）第一次分离：溶剂系统，乙酸乙酯-乙醇-水-乙酸（4∶1∶5∶0.2，体积比），上相为
固定相，下相为流动相；流速 2.0mL/min；转速 850r/min；检测波长 254nm；进样量 200mg。

Ⅰ—槲皮素-3-O-β-D-呋喃芹糖基-(1→2)-β-D-半乳糖苷；

Ⅱ—绿原酸；Ⅲ—金丝桃苷；Ⅳ—紫云英苷。

（b）二次分离：溶剂系统，氯仿-甲醇-水（4∶3∶2，体积比）；上相为固定相，下相为流动相；
流速 2.0mL/min；转速 850r/min；检测波长 350nm；进样量 56mg；Ⅴ—山柰酚；Ⅵ—槲皮素

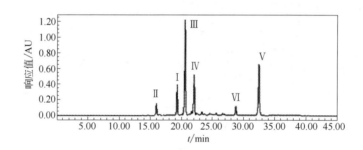

图 4-139　菟丝子粗提物的 HPLC 分析图

HPLC 条件：Intersil ODS C_{18} 柱（4.6mm×250mm，5μm）；检测波长 350nm；
柱温 30℃；流动相，乙腈（A)-0.1%磷酸水（B)，梯度洗脱，0～30min（5%～50%A)，
30～35min（50%～100%A)，35～45min（100%A)。Ⅰ—槲皮素-3-O-β-D-
呋喃芹糖基-(1→2)-β-D-半乳糖苷；Ⅱ—绿原酸；
Ⅲ—金丝桃苷；Ⅳ—紫云英苷；Ⅴ—山柰酚；Ⅵ—槲皮素

4.51　银杏叶

　　银杏叶为银杏科植物银杏 *Ginkgo biloba* L. 的干燥叶，具有活血化瘀、通络止痛、敛肺平喘的功效。银杏叶的主要活性成分有黄酮类、内酯和酸类化合

物。银杏叶具有清除自由基、抗脂质过氧化、抗血小板活化因子、抑制血小板聚集、降血脂等药理作用，其中黄酮类主要活性成分包括异鼠李素、山奈酚、槲皮素等。

【主要化学成分与结构】

编号	名称	CAS 号	分子式	分子量
1	异鼠李素（isorhamnetin）	480-19-3	$C_{16}H_{12}O_7$	316
2	山奈酚（kaempferol）	520-18-3	$C_{15}H_{10}O_6$	286
3	槲皮素（quercetin）	117-39-5	$C_{15}H_{10}O_7$	302

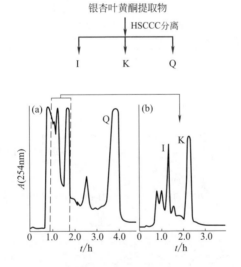

【主要化学成分提取、分离】[70]

图 4-140　银杏叶粗提物的制备 HSCCC 分离图

HSCCC 条件：溶剂系统，氯仿-甲醇-水（4∶3∶2，体积比），上相为固定相，

下相为流动相；流速 2mL/min；进样量 200mg。I—异鼠李素；K—山奈酚；Q—槲皮素

4.52　淫羊藿

淫羊藿为小檗科植物淫羊藿 *Epimedium brevicornu* Maxim.、箭叶淫羊藿 *Epimedium sagittatum*（Sieb. et Zucc）Maxim.、柔毛淫羊藿 *Epimedium pu-*

bescens Maxim. 或朝鲜淫羊藿 *Epimedium koreanum* Nakai 的干燥叶。具有补肾阳、强筋骨、祛风湿的功效。临床上常用于治疗阳痿遗精、筋骨痿软、风湿痹痛、麻木拘挛、更年期高血压等病。淫羊藿的主要活性成分是黄酮类化合物，含量较高的有淫羊藿苷（icariin）、淫羊藿次苷（icariside）、去氧甲基淫羊藿苷（des-O-methylicariin）、β-去水淫羊藿素（β-anhy-droicaritin）、淫羊藿糖苷（epimedoside）A、淫羊藿糖苷 B、淫羊藿糖苷 C、淫羊藿糖苷 D、淫羊藿糖苷 E 等。

【主要化学成分与结构】

编号	名称	CAS 号	分子式	分子量
1	双藿苷 A（diphyllosideA）	00-00-2374	$C_{38}H_{48}O_{20}$	824
2	朝藿定 C（empiedinC）	110642-44-9	$C_{39}H_{50}O_{19}$	822
3	pletypetaloside	128988-55-6	$C_{27}H_{32}O_{12}$	548
4	淫羊藿次苷 I（icariside）	56725-99-6	$C_{27}H_{30}O_{11}$	530
5	3″-ethyoxyl-pletypetaloside	1427757-09-2	$C_{29}H_{36}O_{12}$	576
6	水合淫羊藿素（icaritin）	521-45-9	$C_{21}H_{22}O_7$	386
7	desmethylicaritin	5240-95-9	$C_{20}H_{20}O_7$	371
8	3″-ethyoxyl-icaritin	1427757-11-6	$C_{23}H_{26}O_7$	282
9	去水淫羊藿素（anhydroicaritin）	118525-40-9	$C_{21}H_{20}O_6$	368
10	β-去水淫羊藿素（β-anhydroicaritin）	38226-86-7	$C_{21}H_{20}O_6$	368

【主要化学成分提取、分离】[71,72]

（1）分离方法一

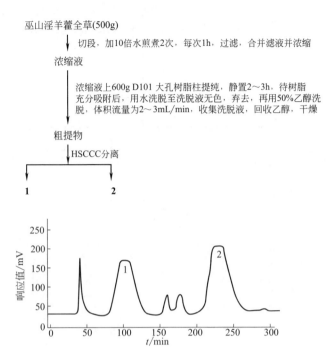

图 4-141　淫羊藿粗提物的制备 HSCCC 分离图[71]

HSCCC 条件：溶剂系统，二氯乙烷-甲醇-水（4∶4.5∶2，体积比），上相
作为固定相，下相作为流动相；流速 2.55mL/min（0～90min），1.0mL/min（90～200min）；
进样量 270mg。1—双藿苷 A（458mg，95.2%）；2—朝藿定 C（321mg，93.8%）

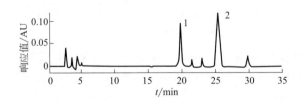

图 4-142　淫羊藿粗提物的 HPLC 分析图[71]

HPLC 条件：WATERS SUNFIRETM C18柱（4.6mm×250mm，5μm）；紫外检测
波长 270nm；柱温 25℃；流速 1.0mL/min；进样量 10μL；流动相，乙腈-水=25∶75。

1—双藿苷 A；2—朝藿定 C

（2）分离方法二

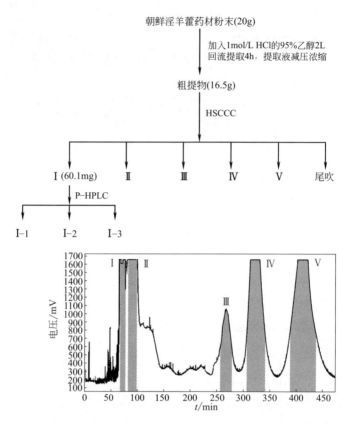

图 4-143　淫羊藿粗提物的制备 HSCCC 分离图[72]

HSCCC 条件：溶剂系统，正己烷-乙酸乙酯-甲醇-水（6∶3.5∶6∶5；6∶3.5∶8∶5，
体积比）梯度洗脱；固定相，6∶3.5∶6∶5 溶剂系统的上相，流动相，
6∶3.5∶6∶5 溶剂系统的下相（0～250min），6∶3.5∶8∶5 溶剂系统
的下相（250～450min）；流速 1.5mL/min；进样量 100mg；固定相保
留率 70％。Ⅰ—pletypetaloside、淫羊藿次苷Ⅰ、3″-ethyoxyl-
pletypetaloside 的混合物；Ⅱ—水合淫羊藿素；Ⅲ—desmethylicaritin；
Ⅳ—3″-ethyoxyl-icaritin；Ⅴ—去水淫羊藿素

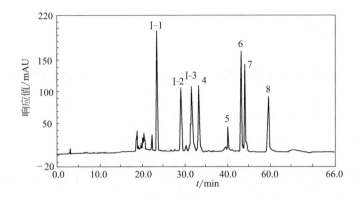

图 4-144 淫羊藿粗提物的 HPLC 分析图[72]

HPLC 条件：Diamonsil TM C$_{18}$柱（4.6mm×250mm，5μm）；紫外检测

波长 270nm；柱温 30℃；流速 0.8mL/min；进样量 10μL；流动相，甲醇（A）-0.3%

冰醋酸（B），梯度洗脱，0～10min（40%A），10～15min（40%～70%A），15～30min（70%A），

30～35min（70%～85%A），35～50min（85%A），50%～55%（85%～40%A）。

Ⅰ-1—pletypetaloside；Ⅰ-2—淫羊藿次苷Ⅰ；Ⅰ-3—3″-ethoxyl-pletypetaloside；

4—水合淫羊藿素；5—desmethylicaritin；6—3″-ethyoxyl-icaritin；

7—去水淫羊藿素；8—β-去水淫羊藿素

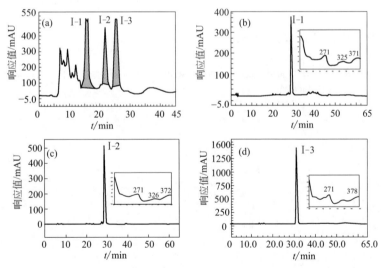

图 4-145 淫羊藿 HSCCC 分离后馏分 I 和 P-HPLC 分离后组分的 HPLC 图[72]

HPLC 条件：Diamonsil TM C$_{18}$柱（4.6mm×250mm，5μm）；紫外检测

波长 270nm；柱温 30℃；流速 0.8mL/min；进样量 10μL；流动相，甲醇（A）-0.3%

冰醋酸（B），梯度洗脱，0～10min（40%A），10～15min（40%～70%A），15～30min（70%A），

30～35min（70%～85%A），35～50min（85%A），50～55min（85%～40%A）。

（a）馏分 I；（b）pletypetaloside；（c）淫羊藿次苷 I；（d）3″-ethyoxyl-pletypetaloside

4.53 鸢尾

鸢尾是鸢尾科鸢尾属植物鸢尾 *Iris tectorum* Maxim. 的根状茎。鸢尾能够活血祛瘀，祛风利湿，解毒，消积。用于跌打损伤，风湿疼痛，咽喉肿痛，食积腹胀，疟疾；外用治痈疖肿毒，外伤出血。鸢尾含有异黄酮类化合物，如鸢尾苷、鸢尾甲苷 B、鸢尾甲苷 A 等。现代药理研究表明，鸢尾异黄酮能够抗动脉粥样硬化、抗氧化剂、抗肿瘤。此外，鸢尾黄酮苷，在试管中有抗透明质酸酶的作用，还能抑制大鼠的透明质酸性的浮肿而不抑制角叉菜胶性浮肿，对鼠因腹腔注射氮芥引起的腹水渗出亦有抑制作用。

【主要化学成分与结构】

编号	名称	CAS 号	分子式	分子量
1	鸢尾苷（tectoridin）	611-40-5	$C_{22}H_{22}O_{11}$	462
2	鸢尾甲苷 B（iristectorin B）	94396-09-5	$C_{23}H_{24}O_{12}$	492
3	鸢尾甲苷 A（iristectorin A）	37744-61-9	$C_{23}H_{24}O_{12}$	492

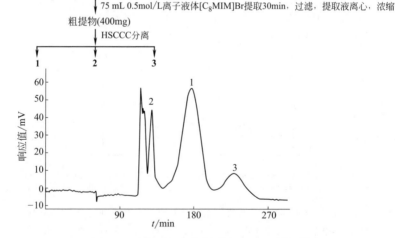

【主要化学成分提取、分离】[73]

图 4-146　鸢尾粗提物的制备 HSCCC 分离图

HSCCC 条件：溶剂系统，正丁醇-水（1∶1），上相作为固定相，下相作为流动相；流速 2.0mL/min；进样量 400mg；检测波长 280nm。1—鸢尾苷（60.21mg，95.3%）；2—鸢尾甲苷 B（4.33mg，95.9%）；3—鸢尾甲苷 A（8.24mg，97.0%）

2.00
1.50
1.00
0.50
0.00
A
1
2
3
5.00
10.00
15.00
20.00
25.00
30.00
t/min

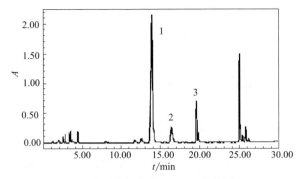

图 4-147　鸢尾粗提物的 HPLC 分析图

HPLC 条件：Hypersil C_{18}柱（250mm×4.6mm，i.d.，5μm）；紫外检测波长 265nm；流速 1.0mL/min；进样量 20μL；流动相，乙腈（A)-水（B），梯度洗脱，0～10min（17%A），10～25min（17%～46% A），25～30min（46% A）。1—鸢尾苷；2—鸢尾甲苷 B；3—鸢尾甲苷 A

4.54　知母

知母为百合科植物知母 *Anemarrhena asphodeloides* Bge. 的干燥根茎，具有清热泻火、滋阴润燥的功效。知母黄酮类化合物具有抑制中枢神经系统、抗炎、抑菌、抗病毒等药理作用，其中主要成分包括芒果苷和新芒果苷等。

【主要化学成分与结构】

编号	名称	CAS 号	分子式	分子量
1	芒果苷（mangiferin）	4773-96-0	$C_{19}H_{18}O_{11}$	422
2	新芒果苷（neomangiferin）	64809-67-2	$C_{25}H_{28}O_{16}$	584

OH
O
Glc
OR
OH
O
OH

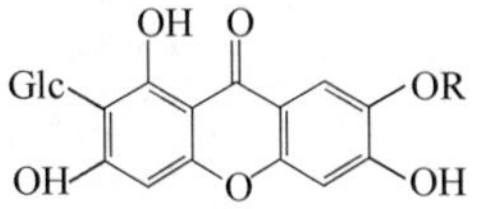

1　R=H　**2**　R=Glc

【主要化学成分提取、分离】[74]

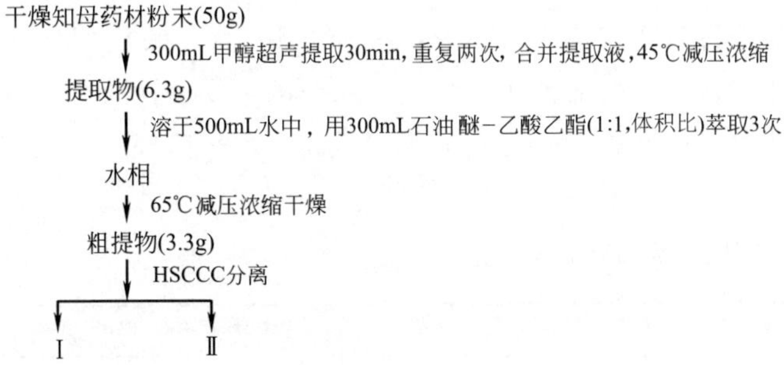

干燥知母药材粉末(50g)
300mL甲醇超声提取30min，重复两次，合并提取液，45℃减压浓缩
提取物(6.3g)
溶于500mL水中，用300mL石油醚-乙酸乙酯(1:1，体积比)萃取3次
水相
65℃减压浓缩干燥
粗提物(3.3g)
HSCCC分离
Ⅰ
Ⅱ

图 4-148

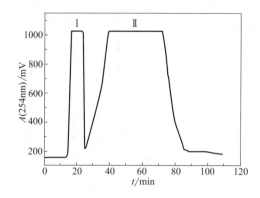

图 4-148 知母粗提物的制备 HSCCC 分离图

HSCCC 条件：溶剂系统，乙酸乙酯-水-［C_4mim］［PF_6］（5∶5∶0.2，体积比），

上相为固定相，下相为流动相；流速 1.0mL/min；转速 600r/min；检测波长 254nm；温度 35℃；

进样量 150mg。Ⅰ—新芒果苷（22.5mg，97.2%）；Ⅱ—芒果苷（70.6mg，98.1%）

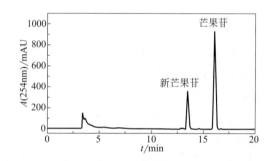

图 4-149 知母粗提物的 HPLC 分析图

HPLC 条件：SPHERIGEL ODS-C_{18}柱（4.6mm×250mm，5μm）；检测波长

254nm；流速 1.0mL/min；流动相，甲醇-0.10%甲酸水（甲酸：0~20min，10%~70%）

4.55 枳壳

枳壳为芸香科植物酸橙 *Citrus aurantium* L. 及其栽培变种的干燥未成熟果实，具有理气宽中、行滞消胀的功效。枳壳的主要活性成分为挥发油和黄酮类化合物，其中柚皮苷和新橙皮苷的含量最高。现代药理研究表明，枳壳具有增加冠脉流量、利尿、增强小肠平滑肌紧张程度和位相性收缩等作用。

【主要化学成分与结构】

编号	名称	CAS 号	分子式	分子量
1	柚皮苷（naringin）	10236-47-2	$C_{27}H_{32}O_{14}$	580
2	新橙皮苷（neohesperidin）	13241-33-3	$C_{28}H_{34}O_{15}$	610

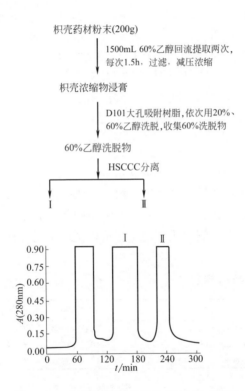

1　　　　　　　　**2**

【主要化学成分提取、分离】[75]

枳壳药材粉末(200g)

　↓ 1500mL 60%乙醇回流提取两次，
　　每次1.5h，过滤，减压浓缩

枳壳浓缩物浸膏

　↓ D101大孔吸附树脂,依次用20%、
　　60%乙醇洗脱,收集60%洗脱物

60%乙醇洗脱物

　↓ HSCCC分离

　Ⅰ　　　　　　　　Ⅱ

图 4-150　枳壳粗提物的制备 HSCCC 分离图

HSCCC 条件：溶剂系统，乙酸乙酯-正丁醇-水（2∶1∶3）；上相作为固定相，

下相作为流动相；流速 2.0mL/min；进样量 500mg。Ⅰ—柚皮苷（210mg，99%）；

Ⅱ—新橙皮苷（122mg，99%）

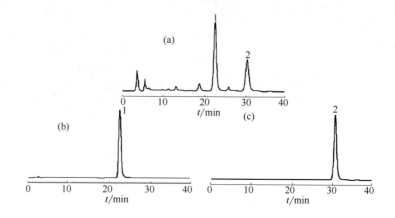

图 4-151　枳壳提物和分离后组分的 HPLC 分析图

HPLC 条件：Lichrospher C₁₈柱（4.6mm×150mm，5μm）；紫外检测波长 280nm；

柱温，室温；流速 1.0mL/min；进样量 10μL；流动相，乙腈-水-冰乙酸＝20：80：1。

（a）粗样；（b）柚皮苷；（c）新橙皮苷

4.56　枳实

　　枳实为芸香科植物酸橙 *Citrus aurantium* L. 及其栽培变种或甜橙 *Citrus sinensis* Osbeck 的干燥幼果，具有破气消积、化痰散痞的功效。现代药理研究表明，枳实具有增加冠脉流量、利尿、增强小肠平滑肌紧张程度和位相性收缩等作用。其主要成分为黄酮类化合物，含量较高的是芸香柚皮苷、柚皮苷、新橙皮苷等。

【主要化学成分与结构】

编号	名称	CAS 号	分子式	分子量
1	芸香柚皮苷（narirutin）	14259-46-2	$C_{27}H_{32}O_{14}$	580
2	柚皮苷（naringin）	10236-47-2	$C_{27}H_{32}O_{14}$	580
3	新橙皮苷（neohesperidin）	13241-33-3	$C_{28}H_{34}O_{15}$	610

【主要化学成分提取、分离】[76]

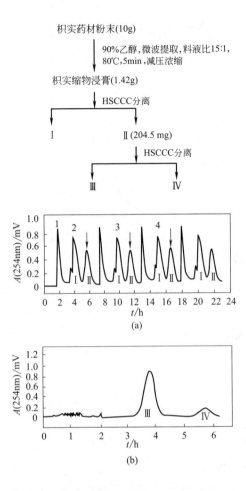

图 4-152　枳实粗提物的制备 HSCCC 分离图

（a）第一次 HSCCC 条件：溶剂系统，乙酸乙酯-正丁醇-水（2：1：3，体积比），
上相作为固定相，下相作为流动相；转速 800r/min；固定相保留率 42％；检测波长
254nm；流速 2.0mL/min；进样量 350mg。Ⅰ—柚皮苷（207.3mg，98.1％）；
Ⅱ—芸香柚皮苷和新橙皮柑的混合物。

（b）第二次 HSCCC 条件：溶剂系统，氯仿-甲醇-正丁醇-水（4：3：0.5：2，体积比），
上相作为固定相，下相作为流动相；转速 800r/min；固定相保留率 50％；检测波长 254nm；
流速 2.0mL/min；进样量 204.5mg。Ⅲ—新橙皮苷（159.5mg，99.5％）；
Ⅳ—芸香柚皮苷（61.6mg，97.2％）

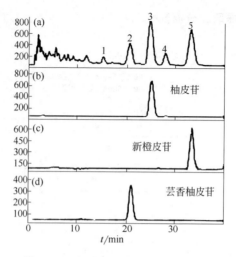

图 4-153 枳实粗提物的 HPLC 分析图

HPLC 条件：Diamonsil C$_{18}$柱（4.6mm×200mm，5μm）；紫外检测波长 280nm；
柱温，室温；流速 1.0mL/min；进样量 10μL；流动相，甲醇-水-冰醋酸（35：65：0.5，体积比）。
（a）粗样；（b）柚皮苷；（c）新橙皮苷；（d）芸香柚皮苷

4.57 紫锥菊

紫锥菊 *Echinacea purpurea* 又称松果菊，是目前国际上受到普遍重视的一种免疫促进剂和免疫调节剂。紫锥菊的主要活性物质有菊苣酸、烷基酰胺类化合物、花色苷等。紫锥菊花中的花色苷类化合物具有抗氧化及抗炎、抗癌、预防心血管疾病、防治糖尿病及其并发症等生理活性。

【主要化学成分与结构】

编号	名称	CAS 号	分子式	分子量
1	矢车菊素-3-*O*-(*β*-D-葡萄糖)（cyanidin3-*O*-glucoside）	7084-24-4	C$_{21}$H$_{21}$O$_{11}$$^+$	449
2	矢车菊素 3-*O*-(6″-*O*-丙二酰基-*β*-D-葡萄糖)（cyanidin 3-*O*-glucoside）	7084-24-4	C$_{24}$H$_{23}$O$_{14}$$^+$	535

【主要化学成分提取、分离】[77]

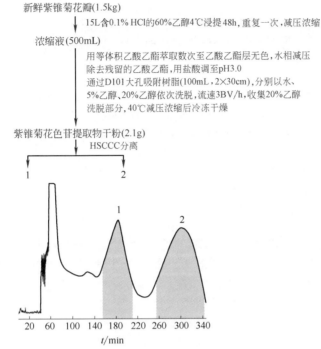

新鲜紫锥菊花瓣(1.5kg)

  ↓ 15L含0.1% HCl的60%乙醇4℃浸提48h,重复一次,减压浓缩

浓缩液(500mL)

  ↓ 用等体积乙酸乙酯萃取数次至乙酸乙酯层无色,水相减压除去残留的乙酸乙酯,用盐酸调至pH3.0
   通过D101大孔吸附树脂(100mL,2×30cm),分别以水、5%乙醇、20%乙醇依次洗脱,流速3BV/h,收集20%乙醇洗脱部分,40℃减压浓缩后冷冻干燥

紫锥菊花色苷提取物干粉(2.1g)
  ↓ HSCCC分离

图 4-154 紫锥菊花色苷提取物中两种化合物的 HSCCC 分离色谱图

HSCCC 条件：溶剂体系，水-正丁醇-叔丁基甲醚-乙腈-三氟乙酸（6∶3∶2∶1∶0.001），上相为固定相，下相为流动相；转速 850r/min；流速 2.0mL/min；进样量 160mg；检测波长 280nm。

1—矢车菊素-3-O-(β-D-葡萄糖)；2—矢车菊素 3-O-

（6″-O-丙二酰基-β-D-葡萄糖）

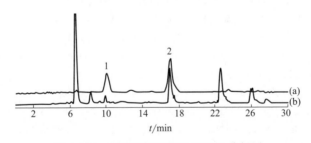

图 4-155 紫锥菊提取物的 HPLC 分析图

HPLC 条件：Woondasil™ C₁₈柱（4.6mm×250mm，5μm）；柱温 25℃；检测波长 530nm（a），280nm（b）；流速 1.0mL/min；流动相，甲醇（A）-0.1%磷酸溶液（B）；梯度洗脱，0～25min，30%～50% A，25～30min，50%～80% A。1—矢车菊素-3-O-

（β-D-葡萄糖）；2—矢车菊素 3-O-（6″-O-丙二酰基-β-D-葡萄糖）

参 考 文 献

[1] Du Q Z, Li L, Jerz G. J. Chromatogr. A, 2005, 1077: 98-101.

[2] Peng J Y, Fan G R, Wu Y T. J. Chromatogr. A, 2006, 1115: 103-111.

[3] Tang Q F, Yang C H, Chen F L, Xin X F, Zeng Y C. Sep. Sci. Technol., 2011, 46 (7): 1184-1188.

[4] Li A F, Sun A L, Liu R M. J. Liq. Chromatogr. R. T., 2010, 35: 2900-2909.

[5] Xiao X H, Si X X, Tong X, Li G K. Sep. Purif. Technol., 2011, 81 (3): 265-269.

[6] Yang Y, Wu T, Yang W X, Aisa H A, Zhang T Y, Ito Y. J. Liq. Chromatogr. R. T., 2008, 31: 1523-1531.

[7] 冯顺卿, 李药兰, 邱玉明, 许少玉, 岑颖洲. 色谱, 2003, 21 (6): 627.

[8] 陈涛, 贾静, 王萍, 尤进茂, 刘永军, 李玉林. 天然产物研究与开发, 2012, 24: 800-803, 859.

[9] Jia J, Chen T, Wang P, Chen G C, You J M, Liu Y J, Lia Y L. J. Phytochem. Anal., 2012, 23: 332-336.

[10] 曲丽萍, 宓鹤鸣, 范国荣, 位华, 孙亮. 中草药. 2006, 37 (3): 375-377.

[11] Tang Q F, Wang Y, Chen M, Zhang Q W, Fan C L, Huang X J, Li Y L, Ye W C. Sep. Sci. Technol., 2013, 48: 1906-1912.

[12] Gao M, Gu M, Liu C Z. J. Chromatogr. B, 2006, 838: 139-143.

[13] 高璐, 于波, 杨红. 色谱, 2011, 29: 1112-1117.

[14] Du Q Z, Zhang Q. J. Liq. Chromatogr. R. T., 2005, 28: 137-144.

[15] Liu R M, Kong L Y, Li A F, Sun A L. J. Liq. Chromatogr. R. T., 2007, 30: 521-532.

[16] Zhang H R, Li B, Zong X F, Li L. J. Sep. Sci., 2013, 36: 1853-1860.

[17] 袁延强, 王祖林, 刘秀河, 韩利文, 刘可春. 天然产物研究与开发, 2011, 23: 1148-1150.

[18] 高蕾, 杨光丽, 陈俐娟. 四川化工, 2007, 10 (2): 34-37.

[19] Chen M, Liu L L, Chen X Q. J. Sep. Sci., 2014, 00: 1-6.

[20] Ma C J, Li G S, Zhang D L, Liu K, Fan X. J. Chromatogr. A, 2005, 1078: 188-192.

[21] Wang Q E, Lee F S C, Wang X R. J. Chromatogr. A, 2004, 1048: 51-57.

[22] Cao X L, Tian Y, Zhang T Y, Li X, Ito Y. J. Chromatogr. A, 1999, 855: 709-713.

[23] Sun B L, Yang Y F, Hu X, Xie X X, Meucci J, Fang M, Zhao L J. Chinese Herbal Medicines, 2014, 6 (2): 140-144.

[24] Zhou T T, Chen B, Fan G R, Chai Y F, Wu Y T. J. Chromatogr. A, 2006, 1116: 97-101.

[25] Wei Y, Xie Q Q, Ito Y. J. Liq. Chromatogr. R. T., 2008, 31: 443-451.

[26] Pan S B, Yu Z Y, Wang X, Zhao J, Geng Y L, Liu J H, Duan W J. Chem. and Ind. of Forest Products. 2014, 34 (2): 17-22.

[27] 徐双双, 孙瑜, 井凤, 段文娟, 杜金华, 王晓. 色谱, 2011, 29 (12): 1244-1248.

[28] Guo X F, Wang D J, Duan W J, Du J H, Wang X. Phytochem. Analysis, 2010, 21: 268-272.

[29] Zong X F, Li L, Zhang H R, Li B, Liu C M. J. Liq. Chromatogr. R. T., 2013, 36: 1947-1958.

[30] Ye H Y, Chen L J, Li Y F, Peng A H, Fu A, Song H, Tang M H, Luo H D, Luo Y F, Xu Y B, Shi J Y, Wei Y Q. J. Chromatogr. A, 2008, 1178: 101-107.

[31] He Y F, Lv H H, Wang X Y, Suo Y R, Wang H L. Sep. Sci. Technol., 2014, 49: 580-587.

［32］ 刘群娣，徐新军，万金志，谢春燕，闫李丽，杨得坡 . 药物分析杂志，2011，31（5）：831-834.

［33］ Wei Y，Xie Q Q，Fisher D，Sutherland I A. J. Chromatogr. A，2011，1218：6202-6211.

［34］ Xiao W H，Han L J，Shi B. J. Chromatogr. B，2009，877：697-702.

［35］ Yang C Y，Yang Y，Aisa H A，Xin X L，Ma H R，Yili A，Zhao Y X. J. Sep. Sci.，2012，35：977-983.

［36］ Wu S J，Sun A L，Liu R M. J. Chromatogr. A，2005，1066：243-247.

［37］ Li H B，Chen F. J. Chromatogr. A，2005，1074：107-110.

［38］ Wei Y，Xie Q Q，Ito Y. J. Liq. Chromatogr. R. T.，2008，31：443-451.

［39］ Zhang Y P，Shi S Y，Wang Y X，Huang K L. J. Chromatogr. B，2011，879：191-196.

［40］ Shi S Y，Zhou H H，Zhang Y P，Huang K L. Chromatographia，2008，68：173-178.

［41］ Ye H Y，Chen L J，Li Y F，Peng A H，Fu A F，Song H，Tang M H，Luo H D，Luo Y F，Xu Y B，Shi J Y，Wei Y Q. J. Chromatogr. A，2008，1178：101-107.

［42］ Wei Y，Ito Y. J. Liq. Chromatogr. R. T.，2007，30：1465-1473.

［43］ 耿岩玲，李福伟，王晓，李景超，徐娜 . 食品科学，2007，28（12）：47-49.

［44］ Zhang Y C，Liu C M，Zhang Z K，Wang J，Wu G M，Li S N. J. Chromatogr. B，2010，878：3149-3155.

［45］ Peng J Y，Xu L N，Han X，Xu Y W，Qi Y，Xu Q W. Chinese J. Anal. Chem.，2007，35（10）：1444-1448.

［46］ Ma C J，Li G，Zhang J，Zheng Q S，Fan X，Wang Z H. J. Sep. Sci.，2009，32：1949-1956.

［47］ Wang X，Cheng C G，Sun Q L，Li F W，Liu J H，Zheng C C. J. Chromatogr. A，2005，1075：127-131.

［48］ Yuan Y，Hou W L，Tang M H，Luo H D，Chen L J，Guan Y H，Sutherland I A. Chromatographia，2008，68：885-892.

［49］ Shi S Y，Huang K L，Zhang Y P，Liu S Q. Sep. Purif. Technol.，2008，60：81-85.

［50］ Shi S Y，Zhang Y P，Huang K L，Liu S Q，Zhao Y. Food Chem.，2008，108：402-406.

［51］ Shi S Y，Zhang Y P，Zhao Y，Huang K L. J. Sep. Sci.，2008，31：683-688.

［52］ Wang Z L，Wang J H，Sun Y S，Li S B，Wang H Z. Sep. Purif. Technol.，2008，G Model SEPPUR-9318.

［53］ Sheng F，Wang Y N，Zhao X C，Tian N，Hu H L，Li P X. J. Agric. Food Chem.，2014，1-31.

［54］ Gutzeit D，Wray V，Winterhalter P，Jerz G. Chromatographia，2007，65：1-7.

［55］ Xu H L，Zhou T T，Wen J，Fan G R，Wu Y T. J. Liq. Chromatogr. R. T.，2009，32：2216-2231.

［56］ Fang L，Liu Y Q，Zhuang H Y，Liu W，Wang X，Huang L Q. J. Chromatogr. B，2011，879：3023-3027.

［57］ Shu X K，Duan W J，Liu F，Shi X G，Geng Y L，Wang X，Yang B T. J. Chromatogr. B，2014，947-948：62-67.

［58］ Wang X H，Liang Y，Peng C L，Xie H C，Pan M，Zhang T Y，Ito Y. J. Liq. Chromatogr. R. T.，2011，34：241-257.

［59］ Peng C L，Liang Y，Wang X H，Xie H C，Zhang T Y，Ito Y. J. Liq. Chromatogr. R. T.，2009，32：2451-2461.

[60] Lee Y，Kim S，Kim J，Lee S，Jung S，Lim S. Phytochem. Analysis，2011，22：468-473.

[61] Liu W N，Luo J G，Kong L Y. J. Chromatogr. A，2011，1218：1842-1848.

[62] Liu Z B，Wang J H，Bi J，Bi Y W，Yang Y H，Chen B F，Gong J H. Sep. Sci. Tecnol.，2011，46：2501-2509.

[63] 白鹤龙，王晶，刘春明，陆娟. 药物分析杂质，2011，31（1）：51-54.

[64] Bai H L，Wang J，Liu C M，Li L. J. Chin. Chem. Soc-taip，2010，57：1071-1076.

[65] Kapadia G J，Oguntimein B，Shukla Y N. J. Chromatogr. A，1994，673：142-146.

[66] Xie Z S，Huang J Y，Xie Z Y，Yu X Y，Yang M，Yang D P，Xu X J. Sep. Sci. Technol.，2014，49：778-782.

[67] Hillebrand S，Schwarz M，Winterhalter P. J. Agric. Food Chem.，2004，52：7331-7338.

[68] Zhang H R，Li B，Zong X F，Li L. J. Sep. Sci.，2013，36：1853-1860.

[69] Pan S B，Wang X，Duan W J，Yu Z Y，Zhang L，Liu W. J. Liq. Chromatogr. R. T.，2014，37（15）：2162-2171.

[70] Yang F Q，Quan J，Zhang T Y，Ito Y. J. Chromatogr. A，1998，803：298-301.

[71] 谢娟平，孙文基. 中成药，2012，34（8）：1541-1545.

[72] Wang G，Wang C Y，Zhang B J，Tian Y，Tan S G，Liu T X，Sa D，Hou J，Peng J Y，Yao J H，Ma X C. J. Liq. Chromatogr. R. T.，2013，36：1163-1176.

[73] Sun Y S，Li W，Wang J H. J. Chromatogr. B，2011，879（2011）：975-980.

[74] Xu L L，Li A F，Sun A L，Liu R M. J. Sep. Sci.，2010，33：31-36.

[75] 胡昌盛，彭金咏. 临床合理用药，2013，6（11C）：58-60.

[76] Wang C，Pan Y J，Fan G R，Chai Y F，Wu Y T. Chromatogr.，2010，24（3）：235-244.

[77] 李佳银，罗晋，李觅路，陆英，刘仲华. 分析测试学报，2012，31（1）：45-50.

第 5 章　香豆素类化合物

5.1　白花前胡

白花前胡为伞形科植物白花前胡 *Peucedanum praeruptorum* Dunn. 的干燥根。其主要药理作用为钙拮抗剂作用，抗血小板凝集的作用，祛痰、扩张冠脉作用等，其中主要活性成分香豆素类化合物，如白花前胡甲素、乙素、戊素，欧前胡素，氧化前胡素，异欧前胡素，前胡香豆精，中旬前胡素等。

【主要化学成分与结构】

编号	名称	CAS 号	分子式	分子量
1	中旬前胡素（*d*-laserpitin）	134002-17-8	$C_{19}H_{20}O_6$	344
2	前胡香豆素 J（qianhucoumarin J）	1256723-57-5	$C_{22}H_{24}O_7$	400
3	前胡香豆素 D（qianhucoumarin D）	20516-19-2	$C_{18}H_{18}O_7$	346
4	pd-Ib	78416-90-7	$C_{19}H_{18}O_6$	342
5	白花前胡香豆精Ⅱ（peucedanocoumarin Ⅱ）	130464-56-1	$C_{21}H_{22}O_7$	386
6	（＋）-白花前胡甲素（praeruptorin A）	73069-27-9	$C_{21}H_{22}O_7$	386
7	白花前胡香豆精Ⅰ（peucedanocoumarin Ⅰ）	130464-55-0	$C_{21}H_{24}O_7$	388
8	（＋）-白花前胡乙素（praeruptorin B）	81740-07-0	$C_{24}H_{26}O_7$	426
9	白花前胡戊素（praeruptorin E）	78478-28-1	$C_{24}H_{28}O_7$	428

【主要化学成分提取、分离】[1,2]

（1）分离方法一

白花前胡药材粉末(500g)

> 5L石油醚萃取3次，时间分别为2h、1h、1h，萃取
> 液在50℃下旋蒸，残留液体-4℃冷冻干燥48h

提取物(60.2g)

> HSCCC分离

A　　　　　　B

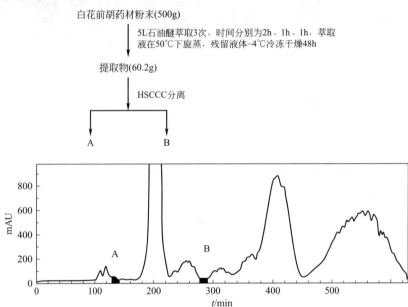

图 5-1　白花前胡粗提物的制备 HSCCC 分离图[1]

HSCCC 条件：溶剂系统，石油醚-乙酸乙酯-甲醇-水（5：5：6：4），上相作为固定相，
下相作为流动相；流速 2.0mL/min；进样量 500mg；固定相保留率：58%；转速 900r/min；
检测波长 322nm。A—中旬前胡素；B—前胡香豆素 J

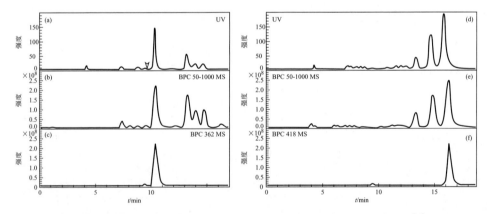

图 5-2　白花前胡分离后组分 A 和 B 的 HPLC/DAD/ESI-MS 分析图[1]

HPLC 条件：Ultimate™ AQ-C_{18}柱（4.6mm×250mm, i. d., 5μm）；紫外检测波长 322nm；
柱温 30℃；流速 1.0mL/min；进样量 10μL；流动相，甲醇：水=70：30。
（c）中旬前胡素；（f）前胡香豆素 J

（2）分离方法二

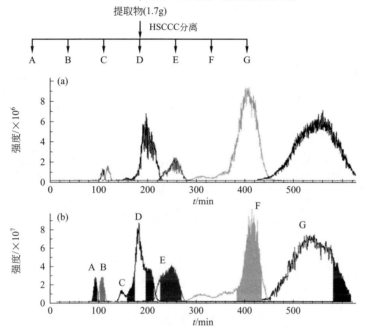

图 5-3　白花前胡提物的制备 HSCCC 分离图[2]

HSCCC 条件：溶剂系统，石油醚-乙酸乙酯-甲醇-水（5∶5∶6∶4），上相作为
固定相，下相作为流动相；流速 2.0mL/min；进样量 300mg；固定相保留率 54.3%；转速 900r/min。

A—前胡香豆素 D；B—pd-Ib；C—白花前胡香豆精Ⅱ；（＋)-D—白花前胡甲素；

E—白花前胡香豆精Ⅰ；F—（＋)-白花前胡乙素；G—白花前胡戊素

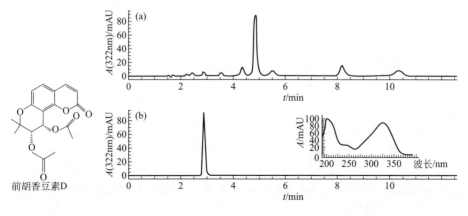

图 5-4

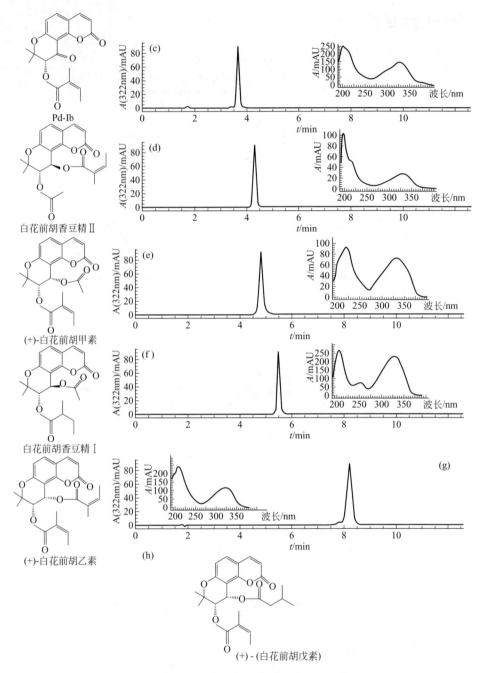

Pd-Ib

白花前胡香豆精Ⅱ

(+)-白花前胡甲素

白花前胡香豆精Ⅰ

(+)-白花前胡乙素

(+)-(白花前胡戊素)

图 5-4　白花前胡粗提物和分离后组分的 HPLC 分析图[2]

HPLC 条件：Shimadzu VP-ODS 柱（4.6mm×150mm，i.d.，5μm）；紫外检测波

长 322nm；柱温 30℃；流速 1.0mL/min；进样量 10μL；流动相，甲醇：水＝78：22。

（a）白花前胡粗提物的 HPLC；（b）前胡香豆素 D；（c）pd-Ib；（d）白花前胡香豆精Ⅱ；

（e）（＋）-白花前胡甲素；（f）白花前胡香豆精Ⅰ；（g）（＋）-白花前胡乙素；（h）白花前胡戊素

5.2　白头翁

　　白头翁为毛茛科植物白头翁 *Pulsatilla chinensis*（Bge.）Regel 的干燥根。白头翁具有抗阿米巴原虫、抗阴道滴虫、抗菌、抗病毒等作用。其主要活性成分为香豆素类化合物，其中主要成分是 8-甲氧基补骨脂素（8-MOP）。

【主要化学成分与结构】

编号	名称	CAS 号	分子式	分子量
1	8-甲氧基补骨脂素（8-methoxypsoralen）	298-81-7	$C_{12}H_8O_4$	216

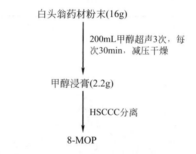

1

【主要化学成分提取、分离】[3]

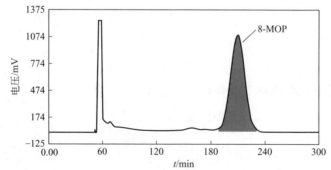

图 5-5　白头翁粗提物的制备 HSCCC 分离图

HSCCC 条件：溶剂系统，正己烷-乙酸乙酯-甲醇-水（5∶5∶5∶5），上相作为固定相，

下相作为流动相；流速 5mL/min；进样量 233.2mg；固定相保留率 69.8%

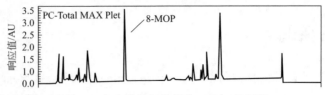

图 5-6 白头翁的粗提物的 HPLC 分析图

HPLC 条件：AC quity uplc® beh C_{18} 柱（2.1mm×50mm，1.7μm）；柱温 35℃；
流速 0.4mL/min；进样量 2μL；流动相，乙腈-水-甲酸 [（20：80：0.1）～（100：0：0.1）]，
梯度洗脱的流速 0.4mL/min

5.3 白芷

白芷为伞形科当归属植物白芷 *Angelicae dahuricae* Radix 的根。具有祛风散寒、通窍止痛、消肿排脓、燥湿止带的功效。现代药理研究表明，白芷中的香豆素类成分具有抗炎、镇痛和解痉等药理作用。其主要活性成分为欧前胡素、异欧前胡素、氧化前胡素、当归素、白当归醚等香豆素类化合物。

【主要化学成分与结构】

编号	名称	CAS 号	分子式	分子量
1	欧前胡素（imperatorin）	482-44-0	$C_{16}H_{14}O_4$	270
2	氧化前胡素（oxypeucedanin）	737-52-0	$C_{16}H_{14}O_5$	286
3	异欧前胡素（isoimperatorin）	482-45-1	$C_{16}H_{14}O_4$	270

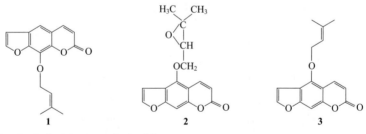

【主要化学成分提取、分离】[4]

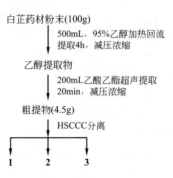

白芷药材粉末(100g)

500mL，95%乙醇加热回流
提取4h，减压浓缩

乙醇提取物

200mL乙酸乙酯超声提取
20min，减压浓缩

粗提物(4.5g)

HSCCC分离

1   2   3

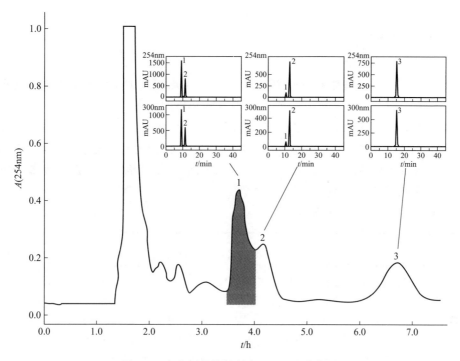

图 5-7　白芷粗提物的制备 HSCCC 分离图

HSCCC 条件：溶剂系统，正己烷-乙酸乙酯-甲醇-水（1∶1∶1∶1），上相作为
固定相，下相作为流动相；流速 2mL/min；转速 800r/min；进样量 300mg。
1—欧前胡素；2—氧化前胡素；3—异欧前胡素

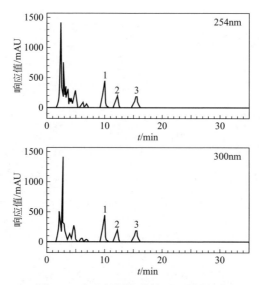

图 5-8　白芷粗提物的 HPLC 分析图

HPLC 条件：Polaris ODS（4.6mm×250mm）；紫外检测波长 254nm 和 300nm；
柱温 35℃；流速 1.0mL/min；进样量 10μL；流动相，甲醇-水＝60∶40。
1—欧前胡素；2—氧化前胡素；3—异欧前胡素

5.4 补骨脂

补骨脂为豆科植物补骨脂 *Psoralea corylifolia* L. 的干燥成熟果实。具有温肾助阳、纳气平喘、温脾止泻、外用消风祛斑的作用。现代药理研究表明，补骨脂中的香豆素和黄酮成分具有光敏化、镇静、解痉、止血、致光敏等药理作用。其中主要活性成分包括补骨脂素、异补骨脂素、补骨脂定、corylifol A、新补骨脂异黄酮、8-prenyldaidzein、异补骨脂查耳酮、补骨脂二氢黄酮甲醚等多种香豆素和黄酮类。

【主要化学成分与结构】

编号	名称	CAS 号	分子式	分子量
1	补骨脂素（psoralen）	66-97-7	$C_{11}H_6O_3$	186
2	异补骨脂素（isopsoralen）	523-50-2	$C_{11}H_6O_3$	186
3	补骨脂定（psoralidin）	18642-23-4	$C_{20}H_{16}O_5$	336
4	corylifol A	775351-88-7	$C_{25}H_{26}O_4$	390
5	新补骨脂异黄酮（neobavaisoflavone）	41060-15-5	$C_{20}H_{18}O_4$	322
6	8-prenyldaidzein	135384-00-8	$C_{20}H_{18}O_4$	322
7	异补骨脂查耳酮（isobavachalcone）	20784-50-3	$C_{20}H_{20}O_4$	324
8	补骨脂二氢黄酮甲醚（bavachinin）	19879-30-2	$C_{21}H_{22}O_4$	338

1

2

3

4

5

6

7

8

【主要化学成分提取、分离】[5]

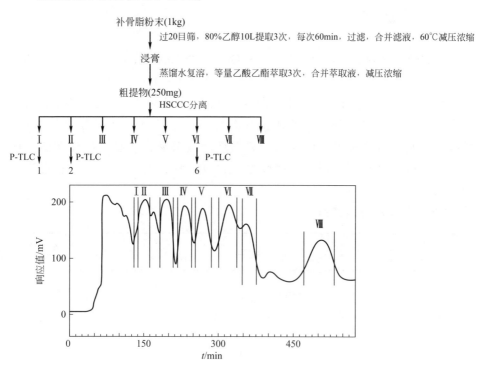

图 5-9　补骨脂粗提物的 HSCCC 分离图

HSCCC 条件：溶剂系统，正己烷-乙酸乙酯-甲醇-水（1∶1.1∶1.3∶1，体积比），上相作为固定相，下相作为流动相；转速 1000r/min；流速 1.3mL/min；检测波长 254nm；进样量 250mg；进样体积 20mL。Ⅰ—8-prenyldaidzein（0.4mg，91.7%）；Ⅱ—新补骨脂异黄酮（4.18mg，97.4%）；Ⅲ—补骨脂素（5.91mg，99.5%）；Ⅳ—异补骨脂素（6.26mg，99.8%）；Ⅴ—补骨脂定（3.19mg，99.4%）；Ⅵ—异补骨脂查耳酮（4.36mg，96.8%）；Ⅶ—corylifol A（0.92mg，96.4%）；Ⅷ—补骨脂二氢黄酮甲醚（2.43mg，99.0%）

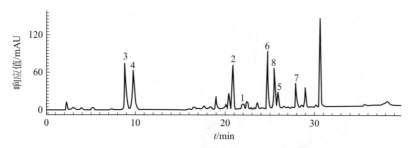

图 5-10　补骨脂粗提物的 HPLC 分析图

HPLC 条件：Zorbax SB C$_{18}$柱（250mm×4.6mm，5μm）；紫外检测波长 312nm；流速 1.0mL/min；流动相，水（A）-甲醇（B）-乙腈（C）；梯度洗脱：0min 48∶52∶0，12min 48∶52∶0，14min 30∶50∶20，20min 25∶55∶20，21min 20∶80∶0，30min 5∶95∶0，35min 0∶100∶0，39min 0∶100∶0，40min 48∶52∶0。1—8-prenyldaidzein（0.4mg，91.7%）；2—新骨脂异黄酮（4.18mg，97.4%）；3—补骨脂素（5.91mg，99.5%）；4—异补骨脂素（6.26mg，99.8%）；5—补骨脂定（3.19mg，99.4%）；6—异补骨脂查耳酮（4.36mg，96.8%）；7—corylifol A（0.92mg，96.4%）；8—补骨脂二氢黄酮甲醚（2.43mg，99.0%）

5.5 草珊瑚

草珊瑚又名肿节风，为金粟兰科植物草珊瑚 *Sarcandra glabra*（Thunb.）Nakai 的干燥全草。草珊瑚的主要活性成分为香豆素类化合物，主要物质为异嗪皮啶。现代药理研究表明，草珊瑚有抗菌消炎、清热解毒、祛风除湿、活血止痛、通经接骨等功效，可用于治疗各种炎症性疾病，如风湿性关节痛、腰腿痛、疮疡肿毒肺炎、阑尾炎、急性蜂窝组织炎、肿瘤、跌打损伤、骨折等。此外，草珊瑚对于治疗胰腺癌、胃癌、直肠癌、肝癌、食道癌等有较显著效果。

【主要化学成分与结构】

编号	名称	CAS 号	分子式	分子量
1	异嗪皮啶（isofraxidin）	486-21-5	$C_{11}H_{10}O_5$	222

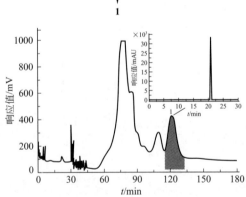

1

【主要化学成分提取、分离】[6]

草珊瑚药材粉末(2g)

↓ 60%乙醇浸提20min，浸提温度65℃。在50℃下旋蒸浓缩

干提取物

↓ HSCCC分离

1

图 5-11 草珊瑚粗提物的制备 HSCCC 分离图

HSCCC 条件：溶剂系统，己烷-乙酸乙酯-甲醇-水（1∶2∶1∶2），上相作为固定相，下相作为流动相；2mL/min；进样量 200mg；转速 800r/min；温度 25℃；检测波长 344nm。1—异嗪皮啶

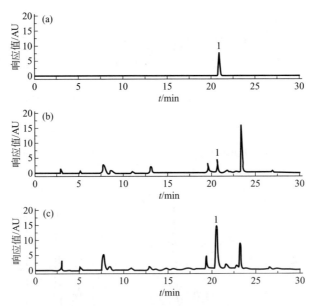

图 5-12　草珊瑚粗提物的 HPLC 分析图

HPLC 条件：紫外检测波长 344nm；柱温 25℃；流速 1mL/min；进样量 10μL；流动相，乙腈（A）-0.2％乙酸；

0～5min，12％A；5～30min，12％～40％A；30～36min，40％～100％A。

（a）10μg/mL 异嗪皮啶标准品；（b）用 60％的乙醇微波提取的原样品 2g；

（c）1g 原样品中加入 1mg 标准品。1—异嗪皮啶

5.6　枸杞

　　枸杞为茄科植物宁夏枸杞 *Lycium barbarum* L. 的干燥成熟果实，具有滋补肝肾、益精明目等功效。枸杞的主要活性成分有枸杞多糖、黄酮类、生物碱类和香豆素化合物。现代药理研究表明，枸杞中的香豆素成分莨菪亭具有很高的药用价值，包括抑制人前列腺细胞增殖与诱导凋亡、祛暑、抑制血管内皮细胞再生、抗炎、抗抑郁等。

【主要化学成分与结构】

编号	名称	CAS 号	分子式	分子量
1	莨菪亭（scopoletin）	92-61-5	$C_{10}H_8O_4$	192

1

【主要化学成分提取、分离】[7]

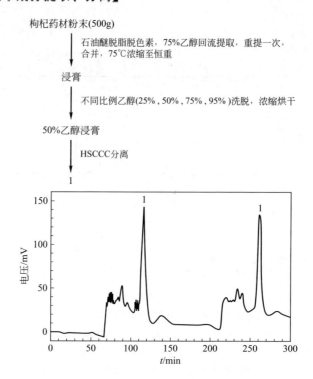

枸杞药材粉末(500g)

　　　│石油醚脱脂脱色素，75%乙醇回流提取，重提一次，
　　　│合并，75℃浓缩至恒重

浸膏

　　　│不同比例乙醇(25%，50%，75%，95%)洗脱，浓缩烘干

50%乙醇浸膏

　　　│HSCCC分离

1

图 5-13　枸杞提取物两次连续进样的 HSCCC 分离图

HSCCC 条件：溶剂系统，氯仿-甲醇-水（10：7：3，体积比），上相作为固定相，下相

作为流动相；流速 1.5mL/min；进样量 200mg。1—莨菪亭

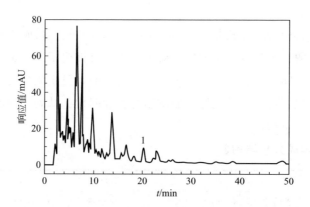

图 5-14　枸杞粗提物的 HPLC 分析图

HPLC 条件：色谱柱，ODS-BP 柱（200mm×4.6mm，5μm）；流动相，

乙腈-1%冰醋酸水溶液（10：90，体积比）；检测波长 341nm；

流速 1.0mL/min；柱温 25℃；进样量 20μL。1—莨菪亭

5.7　结香

结香为瑞香科结香属植物结香 *Edgeworthia chrysantha* Lindl.，以根与花入药。结香性甘、温，根能舒筋活络，消肿止痛，用于风湿性关节痛，腰痛；外用治跌打损伤，骨折。花能祛风明目，用于目赤疼痛，夜盲。结香的主要活性成分为香豆素类成分，包括伞形花内酯、西瑞香素。

【主要化学成分与结构】

编号	名称	CAS 号	分子式	分子量
1	伞形花内酯（umbelliferone）	93-35-6	$C_9H_6O_3$	162
2	西瑞香素（daphnoretin）	2034-69-7	$C_{19}H_{12}O_7$	352

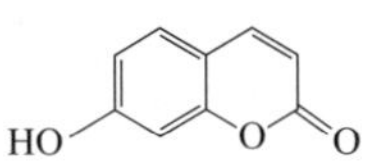

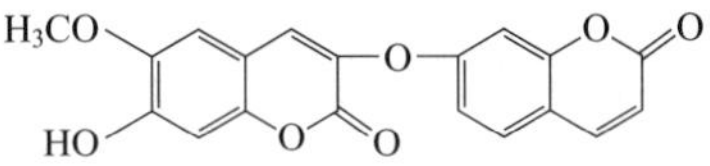

【主要化学成分提取、分离】[8]

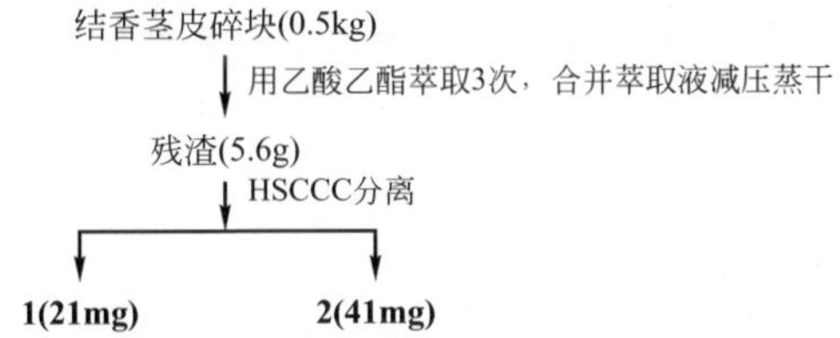

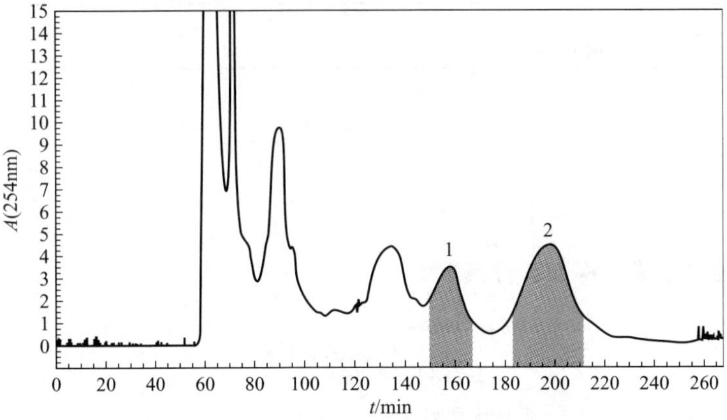

图 5-15　结香粗提物的制备 HSCCC 分离图

HSCCC 条件：溶剂系统，柱体积 270mL；正己烷-乙酸乙酯-甲醇-水（4:6:4:6），上相作为固定相，下相作为流动相；流速 2.0mL/min；进样量 317mg 溶于 10mL（1:1，体积比）的上下相中；固定相保留率 46.3%；转速 800r/min。1—伞形花内酯；2—西瑞香素

0.4
0.2
0.0
1
2
0
5
10
15
20
25
30
35
40
45
50
55
60
t/min

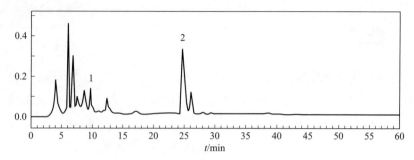

图 5-16 结香粗提物的 HPLC 分析图

HPLC 条件：Shim-Pack CLC-ODS C_{18}柱（250mm×6mm，I. D.）；紫外检测波长 254nm；流动相，乙腈-水；梯度洗脱，0～10min，乙腈 35%，10～30min，乙腈 35%～65%，30～60min，乙腈 65%，流速 0.6mL/min。1—伞形花内酯；2—西瑞香素

5.8 羌活

羌活为伞形科羌活属植物羌活 *Notopterygium incisum* Ting ex H. T. Chang 或宽叶羌活 *Notopterygium*. *franchetii* H de Boiss. 的干燥根及根茎，具有散寒祛风、除湿止痛等功效。羌活的主要活性成分为香豆素类化合物，其中佛手柑内酯的含量最高。现代药理学研究表明佛手柑内酯具有抗癌作用，并有可能与一些重要镇痛的效应有关。

【主要化学成分与结构】

编号	名称	CAS 号	分子式	分子量
1	佛手柑内酯（bergapten）	484-20-8	$C_{12}H_8O_4$	216

OCH3
O
O
O

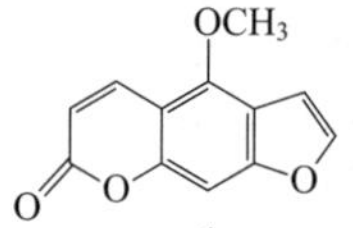

1

【主要化学成分提取、分离】[9]

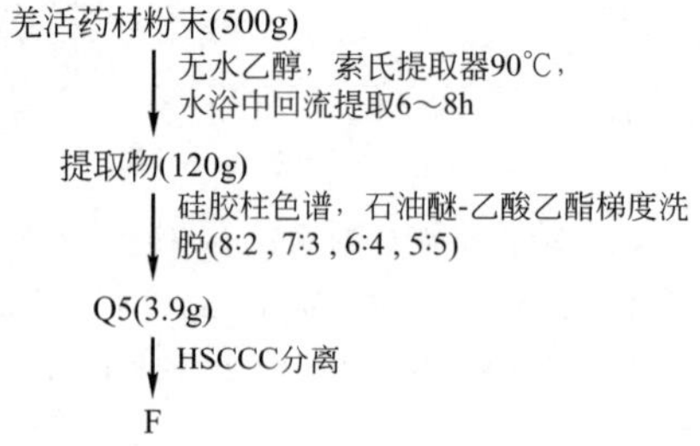

羌活药材粉末(500g)
无水乙醇，索氏提取器90℃，
水浴中回流提取6～8h
提取物(120g)
硅胶柱色谱，石油醚-乙酸乙酯梯度洗
脱(8:2，7:3，6:4，5:5)
Q5(3.9g)
HSCCC分离
F

图 5-17

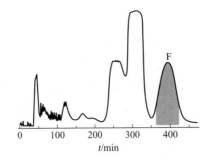

图 5-17　羌活馏分 Q5 的制备 HSCCC 分离图

HSCCC 条件：溶剂系统，正己烷-乙酸乙酯-甲醇-水（5∶5∶4∶5），上相作为固定相，下相作为流
动相；流速 1.8mL/min；进样量 300mg；转速 850r/min；固定相保留率 75%。F—佛手苷内酯

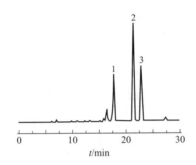

图 5-18　羌活粗分馏分 Q5 的 HPLC 分析图

HPLC 条件：Ultimate XB-C$_{18}$柱（4.6mm×250mm，5μm）；紫外检测
波长 330nm；柱温 35℃；流速 1.0mL/min；进样量 10μL；流动相，甲醇（A）-水（B）
梯度洗脱，0～15min（45%～50% A），15～20min（50%～55% A），
20～25min（55%A），25～30min（55%～65%A）；3—佛手苷内酯

5.9　秦皮

　　秦皮为木犀科植物苦枥白蜡树 *Fraxinus rhynchophylla* Hance、白蜡树
Fraxinus szaboana Lingelsh、尖叶白蜡树 *Fraxinus chinensis* Roxb. 或宿柱白
蜡树 *Fraxinus stylosa* Lingelish. 的干燥枝皮或干皮，具有清热燥湿、收涩止
痢、止带、明目的功效。现代药理研究表明秦皮具有消炎、镇痛，镇咳、平
喘，利尿的作用。主要有效成分是秦皮素、秦皮甲素等。

　　【主要化学成分与结构】

编号	名称	CAS 号	分子式	分子量
1	秦皮甲素（aesculin）	531-75-9	C$_{15}$H$_{16}$O$_9$	340

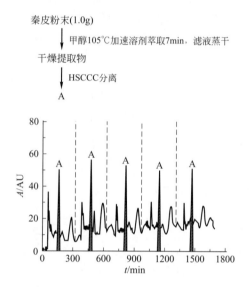

【主要化学成分提取、分离】[10]

秦皮粉末(1.0g)

↓ 甲醇105℃加速溶剂萃取7min，滤液蒸干

干燥提取物

↓ HSCCC分离

A

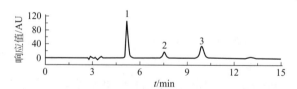

图 5-19　秦皮粗提物的制备 HSCCC 分离图

HSCCC 条件：溶剂系统，乙酸乙酯-甲醇-水（7∶3∶10，体积比），上相作为固定相，

下相作为流动相；流速 2.0mL/min；进样量 300mg。A—秦皮甲素

图 5-20　ASE 提取物的 HPLC 分析图

HPLC 条件：Diamonsil C_{18} 柱（4.6mm×200mm，5μm）；

紫外检测波长 340nm；柱温 25℃；流速 1.0mL/min；进样量 10μL；流动相，

乙腈-0.5%乙酸＝12∶88。1—秦皮甲素

5.10　瑞香狼毒

瑞香狼毒为瑞香科狼毒属植物瑞香狼毒 *Stellera chamaejasme* L. 的干燥根。其主要化学成分有黄酮类、香豆素类、二萜类、三萜类、木脂素类。现代药理研究表明，具有抗肿瘤、抗病毒作用，抗 HIV 病毒作用、其中主要成分包括西瑞香素、7-甲氧基西瑞香素、1,5-diphenyl-1-pentanone 等。

【主要化学成分与结构】

编号	名称	CAS 号	分子式	分子量
1	西瑞香素（daphnoretin）	2034-69-7	$C_{19}H_{12}O_7$	352
2	7-甲氧基西瑞香素（7-methoxy-daphnoretin）	3749-38-0	$C_{20}H_{14}O_7$	366
3	1,5-diphenyl-1-pentanone	39686-51-6	$C_{17}H_{18}O$	238

【主要化学成分提取、分离】[11]

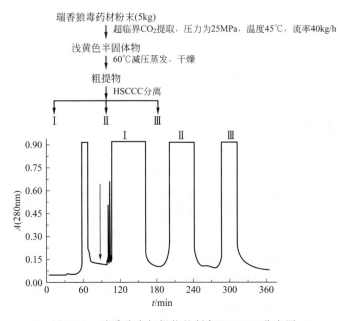

图 5-21　瑞香狼毒粗提物的制备 HSCCC 分离图

HSCCC 条件：溶剂系统，正己烷-乙酸乙酯-甲醇-水（10：13：13：10），上相作为固定相，下相作为流动相；流速 0～1.5h, 1.0mL/min, 1.5～6h, 2.0mL/min；进样量 300mg；固定相保留率 55％。Ⅰ—西瑞香素；Ⅱ—7-甲氧基西瑞香素；Ⅲ—1,5-diphenyl-1-pentanone

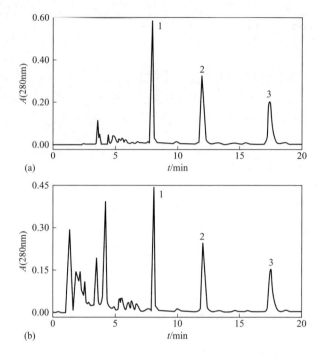

图 5-22 瑞香狼毒粗提物的 HPLC 分析图

HPLC 条件：reversed-phase Lichrospher C₁₈（4.6mm×250mm，5μm）；

紫外检测波长 280nm；柱温 25℃；流速 1.0mL/min；流动相，乙腈-水-乙酸=55：45：2。

（a）SFE 提取物的 HPLC；（b）SE 提取物的 HPLC；1—西瑞香素；2—7-甲氧基

西瑞香素；3—1,5-diphenyl-1-pentanone

5.11 蛇床子

蛇床子为伞形科植物蛇床 *Cnidium monnieri*（L.）Cuss. 的干燥成熟果实。夏、秋两季果实成熟时采收，除去杂质，晒干。蛇床子性温，味辛、苦。其中花椒毒素、异虎耳草素、佛手柑内酯、白茅苷、蛇床子素等为主要有效成分。

【主要化学成分与结构】

编号	名称	CAS 号	分子式	分子量
1	花椒毒素（xanthotoxin）	298-81-7	$C_{12}H_8O_4$	216
2	异虎耳草素（isopimpinellin）	482-27-9	$C_{13}H_{10}O_5$	246
3	佛手柑内酯（bergapten）	484-20-8	$C_{12}H_8O_4$	216
4	白茅苷（imperatorin）	482-44-0	$C_{16}H_{14}O_4$	270
5	蛇床子素（osthole）	484-12-8	$C_{15}H_{16}O_3$	244

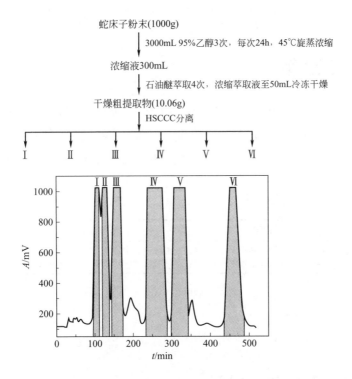

【主要化学成分提取、分离】[12]

蛇床子粉末(1000g)

↓ 3000mL 95%乙醇3次，每次24h，45℃旋蒸浓缩

浓缩液300mL

↓ 石油醚萃取4次，浓缩萃取液至50mL冷冻干燥

干燥粗提取物(10.06g)

↓ HSCCC分离

I　II　III　IV　V　VI

图 5-23　蛇床子粗提物的制备 HSCCC 分离图

HSCCC 条件：溶剂系统，石油醚-乙酸乙酯-甲醇-水（0～100min，
5∶5∶5∶5；100～250min，5∶5∶6∶4；250min 之后 5∶5∶6.5∶3.5，体积比）；
上相作为固定相，下相作为流动相；流速 2.0mL/min；进样量 150mg。Ⅰ—花椒毒素
（7.6mg，95.0%）；Ⅱ—异虎耳草素（7.6mg，99.6%）；Ⅲ—佛手柑内酯
（9.7mg，99.7%）；Ⅳ—白茅苷（60.5mg，100%）；
Ⅴ—蛇床子素（50.6mg，100%）；Ⅵ—未知物

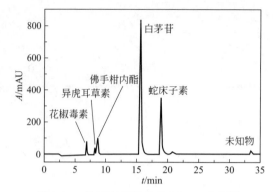

图 5-24　蛇床子粗提物的 HPLC 分析图

HPLC 条件：SPHERIGEL ODS C_{18} 柱（3.9mm×250mm，5μm）；紫外
检测波长 254nm；柱温 25℃；流速 1.0mL/min；进样量 10μL；流动相，乙腈-甲醇-
水（30∶30∶40→50∶30∶20，0～30min）

5.12　石菖蒲

石菖蒲为天南星科植物石菖蒲 *Acorus tatarinowii* Schott 的干燥根茎，具有开窍豁痰、醒神益智、化湿开胃的功效。现代药理研究表明，石菖蒲中的挥发油成分具有镇静、降温、扩血管、促消化、抗真菌等药理作用，其中主要活性成分包括 α-细辛脑、β-细辛脑等挥发油类化合物。

【主要化学成分与结构】

编号	名称	CAS 号	分子式	分子量
1	α-细辛脑（α-asarone）	2883-98-9	$C_{12}H_{16}O_3$	208
2	β-细辛脑（β-asarone）	5273-86-9	$C_{12}H_{16}O_3$	208

【主要化学成分提取、分离】[13]

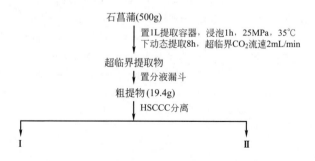

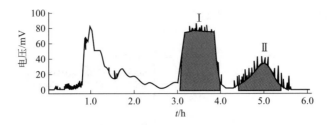

图 5-25　石菖蒲粗提物的 HSCCC 分离图

HSCCC 条件：溶剂系统，正己烷-乙酸乙酯-甲醇-乙腈-水（1∶0.2∶1∶0.3，体积比）；上相作为固定相，下相作为流动相；流速 1.5mL/min；转速 800r/min；检测波长 254nm；进样量 1.0g；进样体积 10mL；固定相保留率 78%。

Ⅰ—β-细辛脑（463mg，99.1%）；Ⅱ—α-细辛脑（39mg，98.9%）

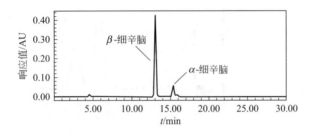

图 5-26　石菖蒲超临界粗提物的 HPLC 分析图

HPLC 条件：Shim-pack VP-ODS 柱（250mm×4.6mm，5μm）；紫外检测波长 254nm；流速 1.0mL/min；流动相，甲醇-水=65∶35；进样体积 10μL

5.13　无花果叶

无花果叶为桑科植物无花果 *Ficus carica* L. 的叶。具有解毒消肿、行气止痛功效，可用于治疗痔疮、肿毒、心痛等。无花果叶的主要活性成分为香豆素类，包括补骨脂素、佛手柑内酯等。其中补骨脂素具有抗肿瘤、抗菌、抗病毒活性的作用。佛手柑内酯可用于治疗白癜风、牛皮癣、斑秃等。

【主要化学成分与结构】

编号	名称	CAS 号	分子式	分子量
1	补骨脂素（psoralen）	66-97-7	$C_{11}H_6O_3$	186
2	佛手柑内酯（bergapten）	484-20-8	$C_{12}H_8O_4$	216

【主要化学成分提取、分离】[14]

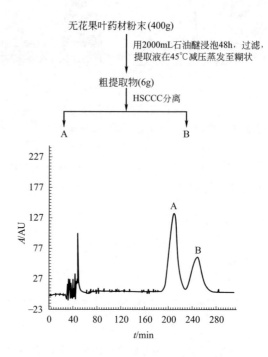

图 5-27　无花果叶粗提物的制备 HSCCC 分离图

HSCCC 条件：溶剂系统，石油醚-乙酸乙酯-甲醇-水
（1∶1∶1∶1），上相作为固定相，下相作为流动相；流速 2mL/min；转速 800r/min；
检测波长 254nm；固定相保留率 70%；进样量，400mg 粗样溶解在 5mL 上
相和 5mL 下相中；分离温度，室温。A—补骨脂素；B—佛手柑内酯

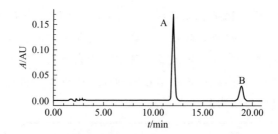

图 5-28　无花果叶粗提物的 HPLC 分析图

HPLC 条件：Agilent reverse C$_{18}$柱（150mm×4.6mm，10μm）；
紫外检测波长 254nm；柱温 30℃；流动相，乙腈-水（30∶70）；流速 1mL/min；进样
量 10μL。A—补骨脂素；B—佛手柑内酯

5.14　茵陈蒿

茵陈蒿为菊科植物滨蒿 *Artemisia scoparia* Waldst. et Kit. 或茵陈蒿 *Artemisia capillaris* Thunb. 的干燥地上部分，具有清利湿热、利胆退黄的功效。茵陈具有显著的降压作用及利胆、抗炎、镇痛、降血脂、平喘、抗凝等作用。临床用于治疗心绞痛、心律失常、支气管哮喘等疾病，其中主要活性成分包括滨蒿内酯等。

【主要化学成分与结构】

编号	名称	CAS 号	分子式	分子量
1	滨蒿内酯（scoparone）	120-08-1	$C_{11}H_{10}O_4$	206

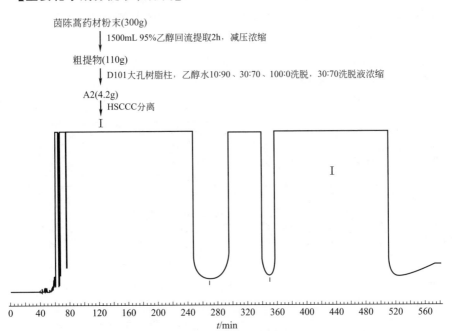

1

【主要化学成分提取、分离】[15]

茵陈蒿药材粉末(300g)

↓ 1500mL 95%乙醇回流提取2h，减压浓缩

粗提物(110g)

↓ D101大孔树脂柱，乙醇水10:90、30:70、100:0洗脱，30:70洗脱液浓缩

A2(4.2g)

↓ HSCCC分离

Ⅰ

图 5-29　茵陈蒿粗提物的制备 HSCCC 分离图

HSCCC 条件：柱体积 300mL；溶剂系统，正己烷-乙酸乙酯-甲醇-水（1:1:0.45:1.55，体积比）；上相作为固定相，下相作为流动相；流速 1.2mL/min；检测波长 254nm；进样量 800mg；固定相保留率 66.7%。Ⅰ—滨蒿内酯（233.5mg，96.8%）

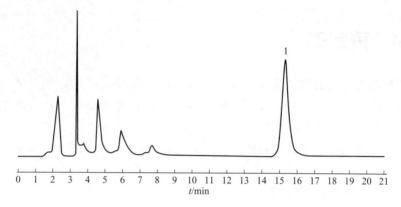

图 5-30　茵陈蒿粗提物的 HPLC 分析图

HPLC 条件：Diamonsil C$_{18}$（4.6mm×250mm，5μm）；紫外检测波长 254nm；

柱温 25℃；流速 1.0mL/min；进样量 20μL；流动相，乙腈-水＝25∶75。1—滨蒿内酯

5.15　紫花前胡

　　紫花前胡为伞形科植物紫花前胡 *Peucedanum decursivum*（Miq.）Maxim. 的干燥根。近年药理研究表明，紫花前胡的醇提物具有祛痰解痉、抗血小板聚集和抗炎作用，及抑制癌细胞的生长和代谢作用。其中主要活性成分包括前胡香豆素 D、pd-Ib、（＋）-白花前胡甲素、（＋）-白花前胡乙素等。

【主要化学成分与结构】

编号	名称	CAS 号	分子式	分子量
1	前胡香豆素 D	20516-19-2	C$_{18}$H$_{18}$O$_7$	346
2	pd-Ib	78416-90-7	C$_{19}$H$_{18}$O$_6$	342
3	（＋）-白花前胡甲素［（＋）-praeruptorin A］	73069-27-9	C$_{21}$H$_{22}$O$_7$	386
4	（＋）-白花前胡乙素［（＋）-praeruptorin B］	81740-07-0	C$_{24}$H$_{26}$O$_7$	426

1

2

3

4

【主要化学成分提取、分离】[16]

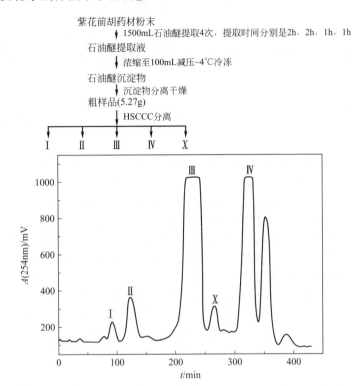

紫花前胡药材粉末
↓ 1500mL石油醚提取4次，提取时间分别是2h，2h，1h，1h
石油醚提取液
↓ 浓缩至100mL减压-4℃冷冻
石油醚沉淀物
↓ 沉淀物分离干燥
粗样品(5.27g)
↓ HSCCC分离
Ⅰ　Ⅱ　Ⅲ　Ⅳ　Ⅹ

图 5-31　紫花前胡粗提物的制备 HSCCC 分离图

HSCCC 条件：溶剂系统为石油醚-乙酸乙酯-甲醇-水（5∶5∶5∶5）、（5∶5∶6.5∶3.5），上相作为固定相，下相作为流动相；流动相，0～150min，5∶5∶5∶5，150～300min，5∶5∶6.5∶3.5；流速 2.0mL/min；进样量110mg；固定相保留率55％。Ⅰ—前胡香豆素 D；Ⅱ—pd-Ib；Ⅲ—（＋）-白花前胡甲素；Ⅳ—（＋）-白花前胡乙素；Ⅹ—未知成分

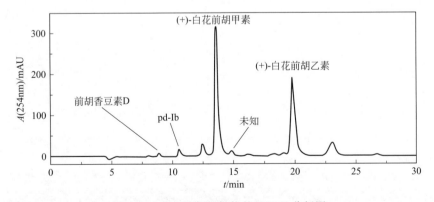

图 5-32　紫花前胡粗提物的 HPLC 分析图

HPLC 条件：SPHERIGEL ODS C_{18}（4.6mm×250mm，5μm）；紫外检测波长 254nm；流速 0.5mL/min；流动相，甲醇-水＝0～30min，（75∶25）～（80∶20）

参 考 文 献

[1] Hou Z G，Luo J G，Wang J S，Kong L Y. Sep. Purif. Technol. ，2010，75：132-137.

[2] Hou Z H，Xu D R，Yao S，Luo J G，Kong L Y. J. Chromatogr. B，2009，877：2571-2578.

[3] Quan G H，Sei-Ryang O，Song H，Lee H，Chin Y. J. Korean Soc. Appl. Biol. Chem. ，2011，54 (4)，623-627.

[4] Wei Y，Ito Y. J. Chromatogr. A，2006，1115：112-117.

[5] Xiao G D，Li G W，Chen L，Zhang Z J，Yin J J，Wu T，Cheng Z H，Wei X H，Wang Z T. J. Chromatogr. A，2010，1217：5470-5476.

[6] Xiao X H，Guo Z N，Deng J C，Li G K. Sep. Purif. Technol. ，2009，68：250-254.

[7] 李小多，李学刚，宋尚华，张波，刘旭晶，叶小利. 色谱，2012，30 (9)：971-974.

[8] Yan J H，Tong S Q，Sheng L Q，Lou J Z. J. Liq. Chromatogr. R. T. ，2006，29：1307-1315.

[9] 胡利锋，廖晓兰，柏连阳，周小毛. 中草药，2013，42 (6)：701-704.

[10] Tong X，Zhou T，Xiao X H，Li G K. J. Sep. Sci. ，2012，35：3609-3614.

[11] Peng J Y，Dong F Q，Xu Q W，Xu Y W，Qi Y，Han X，Xu L N，Fan G R，Liu K X. J. Chromatogr. A，2006，1135：151-157.

[12] Liu R M，Feng L，Sun A L，Kong L Y. J. Chromatogr. A，2004，1055：71-76.

[13] Wang D J，Geng Y L，Fang L，Shu X K，Liu J H，Wang X，Huang L Q. J. Sep. Sci. ，2011，34：3339-3343.

[14] Chi C Y，Shi B，Liang P，Li J M，Ito Y. J. Liq. Chromatogr. R. T. ，2009，32：136-143.

[15] C. H. Ma，W. Ke，Z. L. Sun，J. Y. Peng. Chromatographia，2006，64：83-87.

[16] Liu R M，Feng L，Sun A L，Kong L Y. J. Chromatogr. A，2004，1057：89-94.

第6章 木脂素类化合物

6.1 臭灵丹

臭灵丹又名鹿耳林或大黑药，菊科六棱菊属植物臭灵丹 *Laggera pter-odonta*（DC.）Benth 以根或全草入药。现代药理研究表明，臭灵丹中的三萜类和酚酸类成分具有很高的药用价值，包括祛痰、抗肿瘤、清热解毒、抗炎、抗病毒等。其主要活性成分有烷型衍生物、糖苷类、黄酮类、类固醇和香豆素。

【主要化学成分与结构】

编号	名称	CAS 号	分子式	分子量
1	异绿原酸 B(3,4-*O*-dicaffeoylquinic acid)	14534-61-3	$C_{25}H_{24}O_{12}$	516
2	异绿原酸 A(3,5-*O*-dicaffeoylquinic acid)	2450-53-5	$C_{25}H_{24}O_{12}$	516
3	4,5-二咖啡酰奎宁酸(4,5-*O*-dicaffeoylquinic acid)	32451-88-0	$C_{25}H_{24}O_{12}$	516

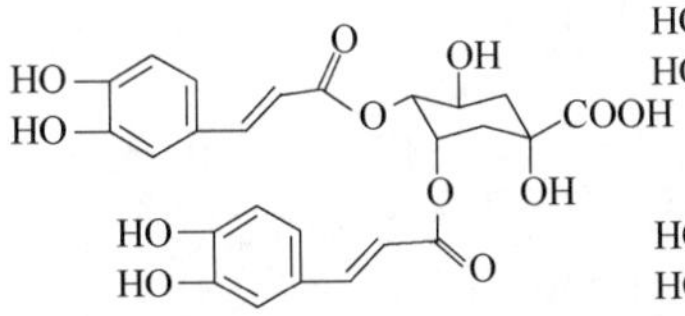

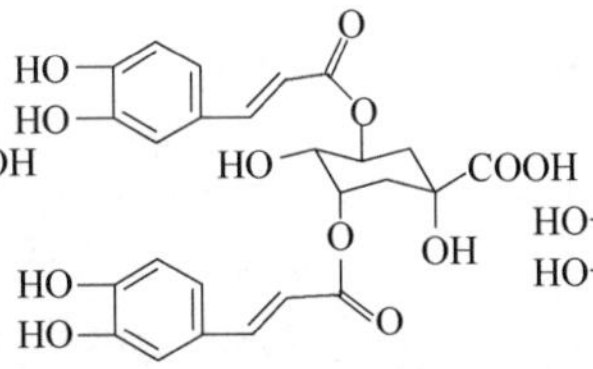

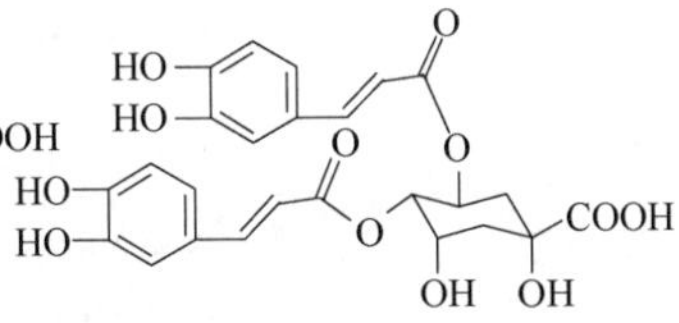

【主要化学成分提取、分离】[1]

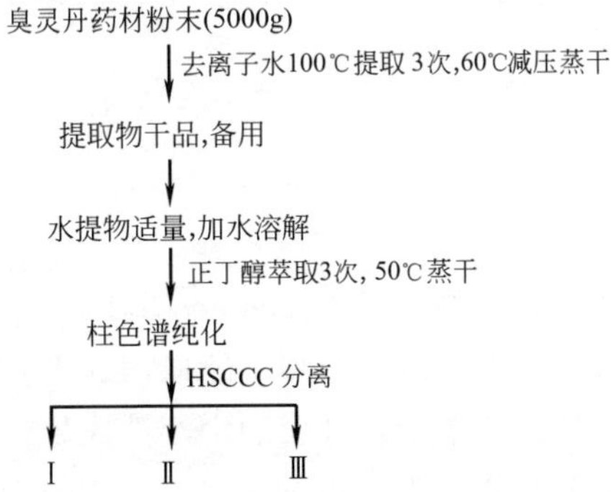

图 6-1

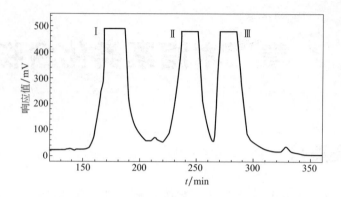

图 6-1　臭灵丹提取物的 HSCCC 分离图

HSCCC 条件：柱体积 420mL；进样体积 20mL；溶剂系统，乙酸乙酯-正丁醇-水（3∶2∶5，
体积比）上相作为固定相，下相作为流动相；固定相保留率 65％；流速 1.5mL/min；
进样量 200mg；检测波长 326nm。Ⅰ—异绿原酸 A；Ⅱ—异绿原酸 B；Ⅲ—4,5-二咖啡酰奎宁酸

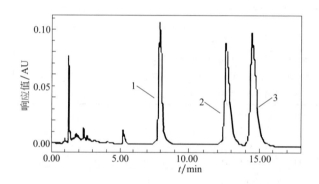

图 6-2　臭灵丹提取物的 HPLC 分析图

HPLC 条件：色谱柱 C_{18}（150mm×3.9mm i.d, $5\mu m$）；流动相，甲醇-0.1％冰醋
酸水溶液（40∶60，体积比）；检测波长 326nm；流速 0.8mL/min；柱温 30℃。
1—异绿原酸 A；2—异绿原酸 B；3—4,5-二咖啡酰奎宁酸

6.2　丹参

　　丹参为唇形科鼠尾草属植物丹参 *Salvia miltiorrhiza* Bge. 的干燥根及根茎，具有活血祛瘀，通经止痛，清心除烦，凉血消痈等功效。丹酚酸是一类既有咖啡酰缩酚酸结构，又有新木脂素骨架的水溶性成分，丹酚酸具有很强的抗氧化作用，可以清除体内的超氧阴离子和羟基自由基，抑制脂质过氧化反应，改善微循环，其丹酚酸类化合物主要有丹酚酸 A、丹酚酸 B 等。

【主要化学成分与结构】

编号	名称	CAS 号	分子式	分子量
1	丹酚酸 A（salvianolic acid A）	96574-01-5	$C_{26}H_{22}O_{10}$	494
2	丹酚酸 B（salvianolic acid B）	115939-25-8	$C_{36}H_{30}O_{16}$	718
3	迷迭香酸（rosmarinic acid）	20283-92-5	$C_{18}H_{16}O_8$	360
4	紫草酸（lithospermic acid）	28831-65-4	$C_{27}H_{22}O_{12}$	538
5	丹酚酸 E（salvianolic acid E）	142998-46-7	$C_{36}H_{30}O_{16}$	718

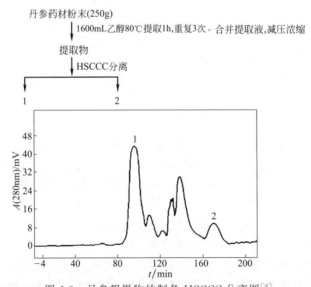

【主要化学成分提取、分离】[2~4]

（1）分离方法一

丹参药材粉末(250g)
↓ 1600mL乙醇80℃提取1h,重复3次。合并提取液,减压浓缩
提取物
↓ HSCCC分离
1　　　2

图 6-3　丹参粗提物的制备 HSCCC 分离图[2]

HSCCC 条件：溶剂系统，正己烷-乙酸乙酯-甲醇-水（3∶6∶6∶10），上相作为
固定相，下相作为流动相；流速 1.7mL/min；转速 850r/min；进样量 260mg；固定
相保留率 67%；检测波长 280nm。1—丹酚酸 B；2—丹酚酸 A

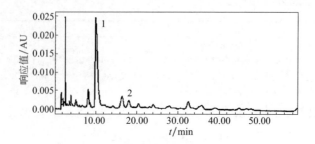

图 6-4　丹参粗提物的 HPLC 分析图[2]

HPLC 条件：Symmetry C$_{18}$（4.6mm×250mm，5μm）；紫外
检测波长 280nm；柱温 25℃；流速 1.0mL/min；流动相，甲醇-1％甲酸＝41：59。

1—丹酚酸 B；2—丹酚酸 A

（2）分离方法二

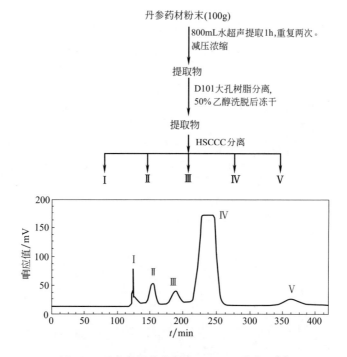

图 6-5　丹参粗提物的制备 HSCCC 分离图[3]

HSCCC 条件：溶剂系统，正己烷-乙酸乙酯-甲醇-水（1.5：5：1.5：5），
上相作为固定相，下相作为流动相；流速 1.7mL/min；转速 850r/min；进样量 80mg；
检测波长 254nm。Ⅱ—迷迭香酸；Ⅲ—紫草酸；Ⅳ—丹酚酸 B；Ⅴ—丹酚酸 E

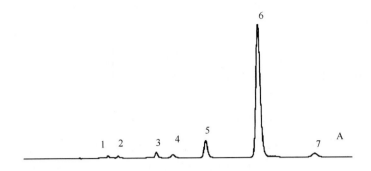

图 6-6　丹参粗提物的 HPLC 分析图[3]

HPLC 条件：Kromasil KR100-5 C_{18}（4.6mm×150mm，5μm）；紫外检测
波长 290nm；流速 0.8mL/min；流动相，乙腈-0.05％三氟乙酸。

5—迷迭香酸和紫草酸；6—丹酚酸 B；7—丹酚酸 E

（3）分离方法三

丹参粉碎 (500g)

　　80% 的乙醇(5L)浸提 3 次，合并滤液，
　　减压浓缩至 800mL

浓缩液 (800mL)

　　正己烷(500mL)萃取3次，水层浓缩

水相

　　10% 盐酸调节 pH 2，乙醚(500mL)萃取
　　4次，合并，浓缩

乙醚相 (14.5g)

　　pH−HSCCC

　　A　　B　　C

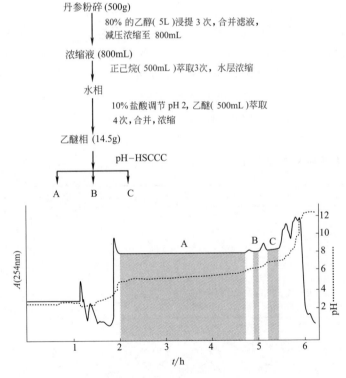

图 6-7　丹参粗提物的制备 HSCCC 色谱图[4]

HSCCC 条件：溶剂系统，甲基叔丁基醚-水（1∶1）；螺旋管体积230mL；
上相加入 10mmol/L 三氟乙酸作为固定相，下相加入 10mmol/L 氨水作为流动相；流速 2mL/min；检测
波长 254nm；转速 800r/min；固定相保留率 51％；进样量 2.0g。A—丹酚酸 B（572mg，94.1％）

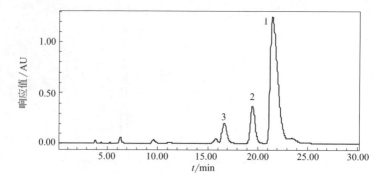

图 6-8　丹参粗提物的 HPLC 图[4]

HPLC 条件：Shim-pack VP-ODS柱（4.6mm×250mm，id）；紫外检测波长 282nm；柱温 25℃；
流速 1.0mL/min；进样量 10μL；流动相，甲醇-0.5％乙酸水＝35：65。1—丹酚酸 B

6.3　鬼臼

　　鬼臼为小檗科植物八角莲 *Dysosma versipellis*（Hance）M. Cheng 或六角莲 *Dysosma pleiantha*（Hance）Woods. 等八角莲属多种植物的根茎，别名八角莲、八角乌，具有清热解毒、化痰散结等功效。八角莲活性成分具有抗病毒、抗肿瘤、抗免疫、抗菌、抗蛇毒等药理作用。其主要活性成分有 4′-去甲基去氢鬼臼毒素、异苦鬼臼毒酮、鬼臼毒素、4′-去甲基鬼臼毒素、山荷叶素和去氢鬼臼毒素等。

　　【主要化学成分与结构】

编号	名称	CAS号	分子式	分子量
1	4′-去甲基鬼臼毒素（4′-demethylpodophyllotoxin）	40505-27-9	$C_{21}H_{20}O_8$	400
2	异苦鬼臼毒酮（isopicropodophyllone）	55515-07-6	$C_{22}H_{20}O_8$	412
3	鬼臼毒素（podophyllotoxin）	518-28-5	$C_{22}H_{22}O_8$	414
4	4′-去甲基去氢鬼臼毒素（4′-demethyldehydropodo-phyllotoxin）	6559-91-7	$C_{21}H_{20}O_8$	400
5	山荷叶素（diphyllin）	22055-22-7	$C_{21}H_{16}O_7$	380
6	去氢鬼臼毒素（dehydropodophyllotoxin）	42123-27-3	$C_{22}H_{18}O_8$	410

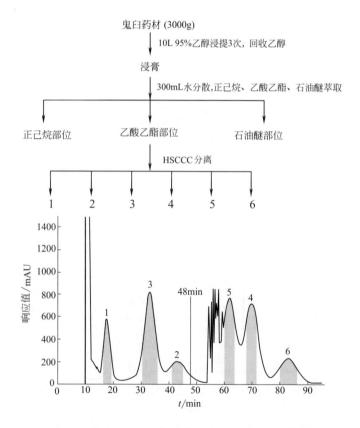

【主要化学成分提取、分离】[5,6]

（1）分离方法一

鬼臼药材 (3000g)

　　10L 95%乙醇浸提3次，回收乙醇

浸膏

　　300mL水分散,正己烷、乙酸乙酯、石油醚萃取

正己烷部位　　　　乙酸乙酯部位　　　　石油醚部位

HSCCC分离

1　　2　　3　　4　　5　　6

图 6-9　鬼臼乙酸乙酯粗提物制备 HSCCC 分离图[5]

HSCCC 条件：溶剂系统，正己烷-乙酸乙酯-甲醇-水 [A，2∶3.3∶2∶3.5；

B，2∶3.5∶2∶3.5（0～48min），B，4∶5∶4∶5（48～95min）]，上相

作为固定相，下相作为流动相；流速 50mL/min；进样量 1g。1— 4'-去甲基鬼臼毒素；

2—异苦鬼臼毒酮；3—鬼臼毒素；4—4'-去甲基去氢鬼臼毒素；5—山荷叶素；6—去氢鬼臼毒素

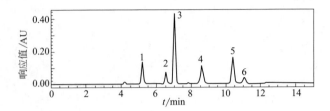

图 6-10　鬼臼乙酸乙酯粗提物的 HPLC 分析图[5]

HPLC 条件：紫外检测波长 210～400nm；柱温 25℃；流动相，甲醇-水（0～15min；
甲醇，50%～85%）；流速 1.0mL/min。1—4′-去甲基鬼臼毒素；2— 异苦鬼臼
毒酮；3—鬼臼毒素；4—4′-去甲基去氢鬼臼毒素；5—山荷叶素；6—去氢鬼臼毒素

（2）分离方法二

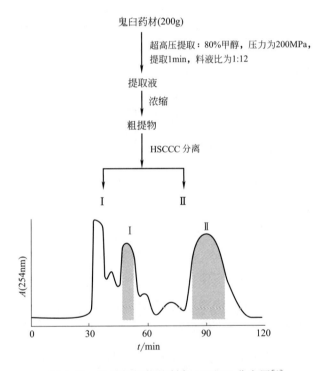

图 6-11　鬼臼粗提物的制备 HSCCC 分离图[6]

HSCCC 条件：溶剂系统，石油醚-乙酸乙酯-甲醇-水（10∶10∶8∶12，体积比），
上相作为固定相，下相作为流动相；流速 2.0mL/min；进样量 260mg；固定相保留率 75%；
转速 800r/min；检测波长 254nm。Ⅰ—4′-去甲基鬼臼毒素；Ⅱ—鬼臼毒素

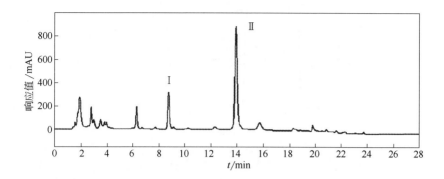

图 6-12　鬼臼粗提物的 HPLC 分析图[6]

HPLC 条件：色谱柱，Shim-pack VP-ODS 柱（4.6mm×250mm，I.D.）；紫外
检测波长 215nm；柱温 25℃；流速 1.0mL/min；进样量 10μL；流动相，乙腈：水＝35：65。
Ⅰ— 4′-去甲基鬼臼毒素；Ⅱ—鬼臼毒素

6.4　厚朴

厚朴为木兰科植物厚朴 *Magnolia officinalis* Rehd. et Wils. 的干燥干皮，
具有行气、燥湿、消积、平喘等功效。现代药理研究表明，厚朴木脂素类成分
主要具有湿滞伤中、脘痞吐泻、食积气滞、腹胀便秘、痰饮喘咳等药理作用，
其中主要活性成分包括和厚朴酚、厚朴酚。

【主要化学成分与结构】

编号	名称	CAS 号	分子式	分子量
1	和厚朴酚（honokiol）	35354-74-6	$C_{18}H_{18}O_2$	266
2	厚朴酚（magnolol）	528-43-8	$C_{18}H_{18}O_2$	266

【主要化学成分提取、分离】[7]

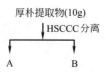

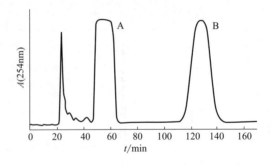

图 6-13 厚朴粗提物的制备 HSCCC 分离图

HSCCC 色谱条件：正己烷-乙酸乙酯-甲醇-水（1∶0.4∶1∶0.4），上相作
为固定相，下相作为流动相；流速 2.0mL/min；转速 800r/min；进样量 150mg；
固定相保留率 80%；检测波长 254nm。A—和厚朴酚；B—厚朴酚

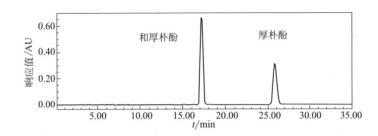

图 6-14 厚朴粗提物的 HPLC 分析图

HPLC 条件：Shim pack VP-ODS 柱（4.6mm×250mm，5μm）；检测波
长 288nm；柱温 30℃；流速 1.0mL/min；流动相，乙腈-0.1%磷酸水溶液＝55∶45

6.5 金银花

金银花为忍冬科植物忍冬 *Lonicera japonica* Thunb. 的干燥花蕾或带初
开的花，具有清热解毒、疏风散热的功效，为中医常用药。绿原酸类化合物是
金银花的主要有效成分，包括绿原酸和异绿原酸等。药理研究表明，金银花具
有抗病原微生物、抗炎、解热、加强免疫力、中枢兴奋等作用。临床用途非常
广泛，可与其他药物配伍用于治疗呼吸道感染、菌痢、急性泌尿系统感染、高
血压等病症。

【主要化学成分与结构】

编号	名称	CAS 号	分子式	分子量
1	绿原酸（chlorogenic acid）	327-97-9	$C_{16}H_{18}O_9$	354
2	异绿原酸 A（isochlorogenic acid A）	2450-53-5	$C_{25}H_{24}O_{12}$	516
3	异绿原酸 B（isochlorogenic acid B）	14534-61-3	$C_{25}H_{24}O_{12}$	516

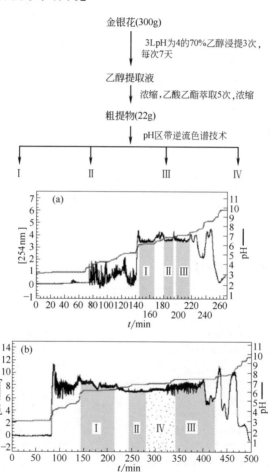

1　　　　　　　　　**2**　　　　　　　　　**3**

【主要化学成分提取、分离】[8]

金银花(300g)

↓ 3LpH为4的70%乙醇浸提3次，
每次7天

乙醇提取液

↓ 浓缩，乙酸乙酯萃取5次，浓缩

粗提物(22g)

↓ pH区带逆流色谱技术

Ⅰ　　　　Ⅱ　　　　Ⅲ　　　　Ⅳ

图 6-15　金银花 pH 区带逆流色谱图

HSCCC 条件：溶剂系统，叔丁基甲醚-乙腈-水（2∶2∶3，体积比），上层有机
相中加入 10mmol/L 三氟乙酸，下层水相加入 8mmol/L 氨水；柱体积 250mL；转速 800r/min；
流速 2.0mL/min；检测波长 254nm；进样量，（a）323mg，（b）2.13g；固定
相保留率（a）36％，（b）15％。Ⅰ—绿原酸；Ⅱ—异绿原酸 A；Ⅲ—异绿原酸 B

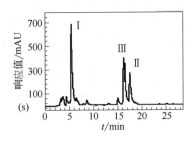

图 6-16　金银花粗提物的 HPLC 分离图

HPLC 条件：Symmetryshield C$_{18}$（250mm×6mm，5μm）；紫外检测
波长 254nm；柱温 25℃；流速 0.8mL/min；进样量 10μL；流动相，乙腈（A）-
0.1%磷酸（B），梯度洗脱，0～5min 20% A，5～25min 20%～40% A，25～30min
40%～90% A，30～45min 90% A。Ⅰ—绿原酸，Ⅱ—异绿原酸 A；Ⅲ—异绿原酸 B

6.6　连翘

连翘为木犀科植物连翘 *Forsythia suspense*（Thunb.）Vahl 的干燥果实。具有抗菌、抗病毒、强心、升压，抑制毛细血管通透性，抑制弹性蛋白酶活力，抗辐射损伤，对离体小肠的抑制等药理作用。其主要活性成分为木脂素类化合物。

【主要化学成分与结构】

编号	名称	CAS 号	分子式	分子量
1	cornoside	40661-45-8	C$_{14}$H$_{20}$O$_8$	316
2	连翘脂苷 F(forsythoside F)	94130-58-2	C$_{34}$H$_{44}$O$_{19}$	756
3	连翘脂苷 A（forsythoside A）	79916-77-1	C$_{29}$H$_{36}$O$_{15}$	624
4	毛蕊花糖苷（acteoside）	61276-17-3	C$_{29}$H$_{36}$O$_{15}$	624
5	（+）pinoresinol mono methyl ether-β-D-glucoside	74957-57-6	C$_{27}$H$_{34}$O$_{11}$	534
6	连翘苷（phillyrin）	487-41-2	C$_{27}$H$_{34}$O$_{11}$	534
7	（+）pinoresinol-β-D-glucoside	69251-96-3	C$_{26}$H$_{32}$O$_{11}$	520
8	（+）epipinoresinol-4'-O-β-D-glucoside	24404-49-7	C$_{26}$H$_{32}$O$_{11}$	520
9	suspensaside A	251443-70-6	C$_{29}$H$_{34}$O$_{15}$	622
10	isolariciresinol-9'-O-β-D-glucopyranoside	63358-12-3	C$_{26}$H$_{34}$O$_{11}$	522
11	松脂醇（pinoresinol）	487-36-5	C$_{20}$H$_{22}$O$_6$	358
12	连翘脂素（phillygenin）	487-39-8	C$_{21}$H$_{24}$O$_6$	372

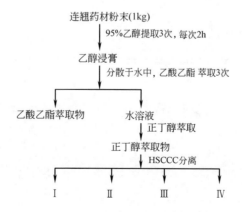

【主要化学成分提取、分离】[9～13]

（1）分离方法一

连翘药材粉末(1kg)
↓95%乙醇提取3次, 每次2h
乙醇浸膏
↓分散于水中, 乙酸乙酯 萃取3次

乙酸乙酯萃取物　　　水溶液
　　　　　　　　　　↓正丁醇萃取
　　　　　　　　正丁醇萃取物
　　　　　　　　↓HSCCC分离

Ⅰ　　Ⅱ　　Ⅲ　　Ⅳ

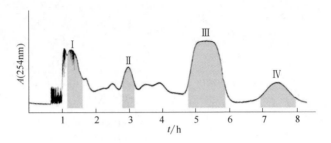

图 6-17　连翘粗提物的制备 HSCCC 分离图[9]

HSCCC 条件：溶剂系统，乙酸乙酯-正丁醇-乙醇-水（5∶1∶0.5∶5），上相作为固定相，

下相作为流动相；流速 1.5mL/min；进样量 140mg；固定相保留率 34%。

I—cornoside；II—连翘脂苷 F；III—连翘脂苷 A；IV—毛蕊花糖苷

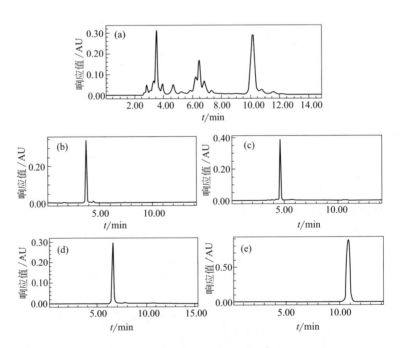

图 6-18　连翘粗提物和分离后组分的 HPLC 分析图[9]

HPLC 条件：symmetry RP C$_{18}$（4.6mm×250mm，5μm）；紫外检测波长 230nm；

柱温 25℃；流速 1.0mL/min；流动相，甲醇-水=40∶60。

（b）cornoside；（c）连翘脂苷 F；（d）连翘脂苷 A；（e）毛蕊花糖苷

（2）分离方法二

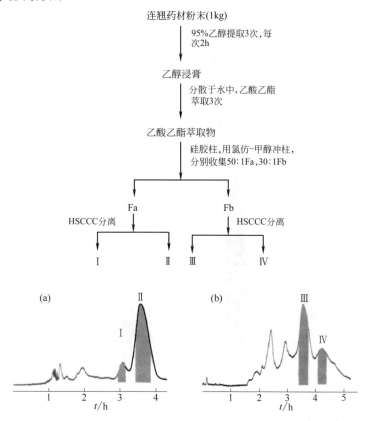

图 6-19　连翘粗提物的制备 HSCCC 分离图[10]

HSCCC 条件：溶剂系统，（a）乙酸乙酯-正丁醇-甲醇-水（5∶0.7∶1∶5），（b）乙酸乙酯-正丁醇-甲醇-水（5∶0.5∶1∶5）；上相作为固定相，下相作为流动相；流速 1.5mL/min；进样量 Fa 132mg；Fb 125mg。Ⅰ—（＋）pinoresinol mono methyl ether-β-D-glucoside；Ⅱ—连翘苷；Ⅲ—（＋）pinoresinol-β-D-glucoside；Ⅳ—（＋）epipinoresinol-4′-O-β-D-glucoside

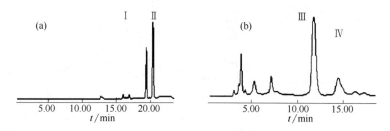

图 6-20　连翘粗提物和分离后组分的 HPLC 分析图[10]

HPLC 条件：Symmetry RP C$_{18}$（4.6mm×250mm，5μm）；紫外检测波长 230nm；柱温 25℃；流速 1.0mL/min；流动相，甲醇-水＝40∶60。（a）上图中粗样 HPLC，（b）上图中粗样 HPLC；Ⅰ—（＋）pinoresinol mono methyl ether-β-D-glucoside；Ⅱ—连翘苷；Ⅲ—（＋）pinoresinol-β-D-glucoside；Ⅳ—（＋）epipinoresinol-4′-O-β-D-glucoside

（3）分离方法三

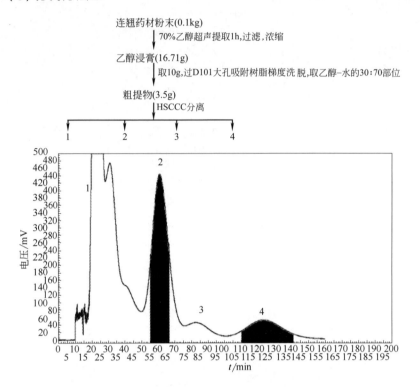

连翘药材粉末(0.1kg)

　　↓ 70%乙醇超声提取1h,过滤,浓缩

乙醇浸膏(16.71g)

　　↓ 取10g,过D101大孔吸附树脂梯度洗脱,取乙醇-水的30:70部位

粗提物(3.5g)

　　↓ HSCCC分离

1　2　3　4

图 6-21　连翘粗提物的制备 HSCCC 分离图[11]

HSCCC 条件：溶剂系统，乙酸乙酯-正丁醇-甲醇-水（4:0.5:0.5:5），上相作为固定相，下相作为流动相；流速 2mL/min；进样量 250mg；固定相保留率 70%。

1—未知化合物；2—连翘脂苷 A；3—未知化合物；4—suspensaside A

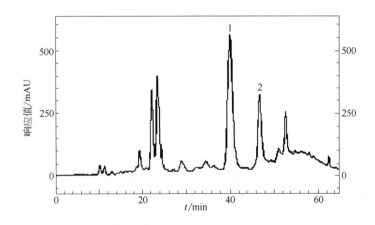

图 6-22　连翘粗提物的 HPLC 分析图[11]

HPLC 条件：Dikma-Diamonsil C_{18} 柱（4.6mm×250mm，5μm）；紫外检测波长 330nm；柱温 18℃；流速 1.0mL/min；进样量 10μL；流动相，A 水（0.4%冰醋酸)-B（甲醇），0~10min：25%B~35%B，10~35min：35%B，35~55min：35%B~70%B，55~65min：70%B。

1—连翘脂苷 A；2—suspensaside A

（4）分离方法四

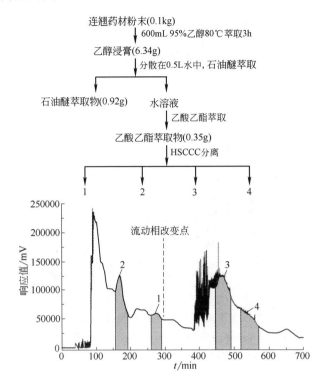

图 6-23　连翘粗提物的制备 HSCCC 分离图[12]

HSCCC 条件：溶剂系统，正己烷-乙酸乙酯-甲醇-水（1∶4∶1∶4 和 1∶4∶2∶3）分步洗脱，0～296min，上下相均为（1∶4∶1∶4）体系；296～700min，下相为（1∶4∶2∶3）体系，上相作为固定相，下相作为流动相；流速 2mL/min；进样量 350mg；固定相保留率 57.69％。
1—连翘苷；2—isolariciresinol-9′-O-β-D-glucopyranoside；3—松脂醇；4—连翘脂素

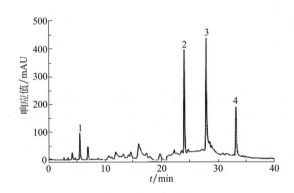

图 6-24　连翘粗提物的 HPLC 分析图[12]

HPLC 条件：reversed-phase SunFire™ C$_{18}$柱（4.6mm×250mm，5μm）；
紫外检测波长 278nm；柱温 25℃；流速 1.0mL/min；流动相，乙腈-水（0.4％乙酸）梯度洗脱：
0～20min，20％乙腈，20～40min，35％～55％乙腈。1—连翘苷；
2—isolariciresinol-9′-O-β-D-glucopyranoside；3—松脂醇；4—连翘脂素

（5）分离方法五

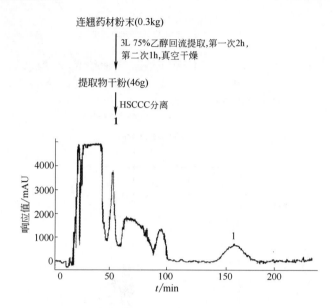

连翘药材粉末(0.3kg)

↓ 3L 75%乙醇回流提取,第一次2h,
第二次1h,真空干燥

提取物干粉(46g)

↓ HSCCC分离

1

图 6-25　连翘粗提物的制备 HSCCC 分离图[13]

HSCCC 条件：溶剂系统，四氯化碳-氯仿-甲醇-水（2∶3∶3∶2），上相作为固定相，下相作为流动相；
流速 1.2mL/min；进样量 200mg；固定相保留率 62％。1—连翘苷

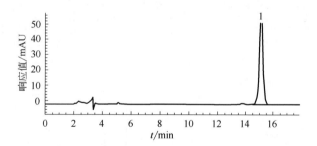

图 6-26　连翘粗提物分离后 1 号峰的 HPLC-MS 分析图[13]

HPLC-MS 条件：Shiseido MP C_{18} 柱（4.6mm×250mm，5μm）；柱温 25℃；流速 1.0mL/min；
流动相，乙腈-水=30∶70。质谱条件：Bruker esquire HCT 型质谱仪，电离源，电喷雾电离源（ESI）；
毛细管电压 3kV，锥孔电压 20V，源温 100℃，脱溶剂气温度 300℃。
扫描范围 100～1000D。1—连翘苷

6.7　牛蒡子

牛蒡子为菊科植物牛蒡 *Arctium lappa* L. 的干燥成熟果实，具有疏散风

热、宣肺透疹、解毒利咽等功效。牛蒡子的主要活性成分为木脂素类化合物。现代药理研究表明，牛蒡子木脂素类成分具有抗肿瘤和增强免疫活性等药理作用，其中主要活性成分包括牛蒡子苷、牛蒡子苷元等。

【主要化学成分与结构】

编号	名称	CAS 号	分子式	分子量
1	牛蒡子苷（arctiin）	20362-31-6	$C_{27}H_{34}O_{11}$	534
2	牛蒡子苷元（arctigenin）	7770-78-7	$C_{21}H_{24}O_6$	372
3	罗汉松脂素（matairesinol）	580-72-3	$C_{20}H_{22}O_6$	358
4	lappaol F	69394-17-8	$C_{40}H_{42}O_{12}$	714

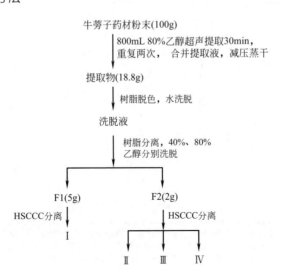

【主要化学成分提取、分离】[14～16]

（1）分离方法一

牛蒡子药材粉末(100g)

↓ 800mL 80%乙醇超声提取30min，
重复两次， 合并提取液，减压蒸干

提取物(18.8g)

↓ 树脂脱色，水洗脱

洗脱液

↓ 树脂分离，40%、80%
乙醇分别洗脱

F1(5g) ———— F2(2g)

F1 ↓ HSCCC分离 → Ⅰ

F2 ↓ HSCCC分离 → Ⅱ　Ⅲ　Ⅳ

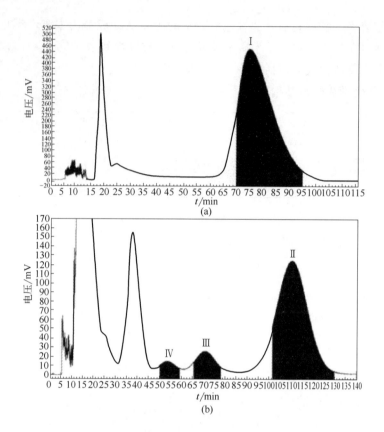

图 6-27　牛蒡子粗提物的制备 HSCCC 分离图[14]

HSCCC 条件：（a）乙酸乙酯-正丁醇-水（4∶0.5∶5），固定相为上相，流动相为下相；
流动相流速 2.0mL/min；转速 860r/min；进样量 250mg；固定相保留率 65.2%；
检测波长 280nm；（b）正己烷-乙酸乙酯-甲醇-水（2∶3∶2∶3），固定相为上相，
流动相为下相；流动相流速 2.0mL/min；转速 860r/min；进样量 150mg；固定相保留率 73.9%；
检测波长 280nm。Ⅰ—牛蒡子苷；Ⅱ—牛蒡子苷元；Ⅲ—罗汉松脂素；Ⅳ—lappaol F

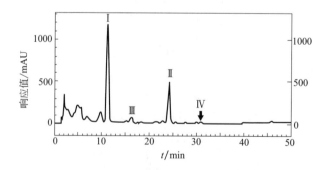

图 6-28　牛蒡子粗提物的 HPLC 分析图[14]

HPLC 条件：Dikma-Diamonsil C$_{18}$柱（4.6mm×150mm，5μm）；检测波长 280nm；
柱温 35℃；流速 1.0mL/min；进样量 10μL；流动相，甲醇（A）-水（B），0～20min 40%～48% A，
20～30min 48% A，30～40min 48%～70% A，40～50min 70% A。
Ⅰ—牛蒡子苷；Ⅱ—牛蒡子苷元；Ⅲ—罗汉松脂素；Ⅳ—lappaol F

（2）分离方法二

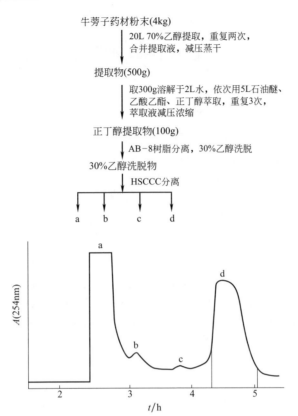

牛蒡子药材粉末(4kg)

↓ 20L 70%乙醇提取，重复两次，
合并提取液，减压蒸干

提取物(500g)

↓ 取300g溶解于2L水，依次用5L石油醚、
乙酸乙酯、正丁醇萃取，重复3次，
萃取液减压浓缩

正丁醇提取物(100g)

↓ AB-8树脂分离，30%乙醇洗脱

30%乙醇洗脱物

↓ HSCCC分离

a　b　c　d

图 6-29　牛蒡子正丁醇提取物的制备 HSCCC 分离图[15]

HSCCC 色谱条件：乙酸乙酯-正丁醇-乙醇-水（5∶0.5∶1∶5），上相为固定相，下相为流动相；
流动相流速 1.0mL/min；转速为 800r/min；进样量 350mg；固定相保留率 30%；
检测波长 254nm。d—牛蒡子苷

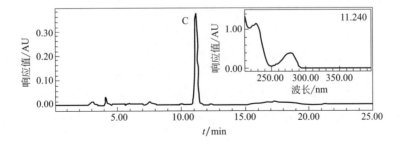

图 6-30　牛蒡子正丁醇经 AB-8 树脂 30％乙醇洗脱物的 HPLC 分析图[15]

HPLC 条件：Shim-pack VP-ODS 柱（4.6mm×250mm，5μm）；检测波长 280nm；柱温 25℃；
流速 1.0mL/min；进样量 10μL；流动相，乙腈（A)-水（30∶70，体积比）。C—牛蒡子苷

（3）分离方法三

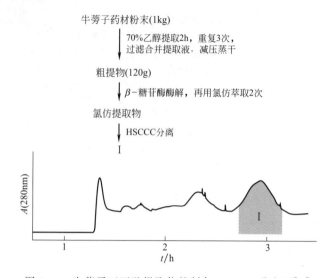

图 6-31　牛蒡子正丁醇提取物的制备 HSCCC 分离图[16]

HSCCC 条件：石油醚-乙酸乙酯-甲醇-水（10∶25∶15∶20），上相为固定相，下相为流动相；

流动相流速 2.0mL/min；转速 850r/min；进样量 200mg；固定相保留率 52.1%；

检测波长 280nm。Ⅰ—牛蒡子苷

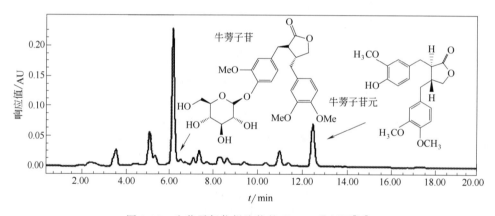

图 6-32　牛蒡子氯仿提取物的 HPLC 分析图[16]

HPLC 条件：Welch Materials C₁₈柱（4.6mm×250mm，5μm）；检测波长 280nm；柱温 25℃；

流速 1.0mL/min；进样量 10μL；流动相，0.01%磷酸（A）-乙腈（B），

0~10min，35%~60% B；10~20min 60% B

6.8　肉苁蓉

肉苁蓉为列当科植物肉苁蓉 *Cistanche deserticola* Y.C.Ma 或管花肉苁蓉

Cistanche tubulosa（Schrenk）Wight 的干燥带鳞叶的肉质茎。具有补肾壮阳，填精补髓，养血润燥，悦色延年等功效，主治男子阳痿、女子不孕、带下、血崩、腰膝冷痛、血枯便秘等。现代药理研究表明，肉苁蓉具有抗衰老、抗氧化、补肾壮阳，保护肝脏，免疫调节，润肠通便等药理作用，其中主要活性成分包括松果菊苷、肉苁蓉苷 A、毛蕊花糖苷、异麦角甾苷、2-乙酰基毛蕊花糖等。

【主要化学成分与结构】

编号	名称	CAS 号	分子式	分子量
1	松果菊苷（echinacoside）	82854-37-3	$C_{35}H_{46}O_{20}$	786
2	肉苁蓉苷 A（cistanoside A）	93236-42-1	$C_{36}H_{48}O_{20}$	800
3	毛蕊花糖苷（acteoside）	61276-17-3	$C_{29}H_{36}O_{15}$	624
4	异麦角甾苷（isoacteoside）	61303-13-7	$C_{29}H_{36}O_{15}$	624
5	2′-乙酰基毛蕊花糖（2′-acetylacteoside）	94492-24-7	$C_{31}H_{38}O_{16}$	666

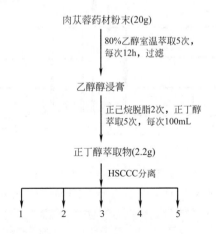

1 $R^1=Rham$，$R^2=Glc$，$R^3=H$
2 $R^1=Rham$，$R^2=Glc$，$R^3=H$，$R^4=CH_3$
3 $R^1=Rham$，$R^2=H$，$R^3=H$
4 $R^1=Rham$，$R^2=H$，$R^3=COCH_3$

5 $R^1=Rham$

【主要化学成分提取、分离】[17]

肉苁蓉药材粉末(20g)

↓ 80%乙醇室温萃取5次，每次12h，过滤

乙醇醇浸膏

↓ 正己烷脱脂2次，正丁醇萃取5次，每次100mL

正丁醇萃取物(2.2g)

↓ HSCCC分离

1　2　3　4　5

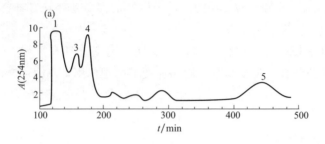

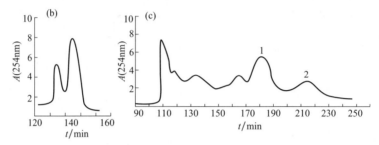

图 6-33 肉苁蓉粗提物的制备 HSCCC 分离图

HSCCC 条件：溶剂系统，乙酸乙酯-乙醇-水（5∶0.5∶4.5，体积比）(a)(b)，
乙酸乙酯-正丁醇-乙醇-水（0.5∶0.5∶0.1∶1，体积比）(c)，上相作为固定相，
下相作为流动相；流速 1.5mL/min；进样量 250mg。1—松果菊苷；2—肉苁蓉苷 A；
3—毛蕊花糖苷；4—异麦角甾苷；5—2′-乙酰基毛蕊花糖

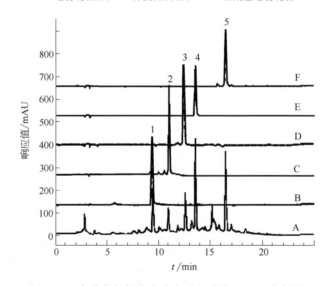

图 6-34 肉苁蓉粗提物和分离后组分的 HPLC 分析图

HPLC 条件：Phenomenex C_{18}-ODS 柱（4.6mm×250mm，5μm）；紫外检测波长 320nm；
流速 1.0mL/min；流动相，乙腈（A）和 2％乙酸（B）；梯度洗脱，90％B～60％B，0～20min，
60％B～0％B，20～22min，0％B～90％B，22～25min。A—粗样的 HPLC 图；B—松果菊苷；
C—肉苁蓉苷 A；D—毛蕊花糖苷，E—异麦角甾苷；F—2′-乙酰基毛蕊花糖

6.9　五味子

五味子为木兰科植物五味子 *Schisandra chinensis*（Turcz.）Baill 的干燥成熟果实，具有收敛固涩、益气生津、补肾宁心等功效。现代药理研究表明，五味子木脂素类成分具有降酶保肝、保护中枢神经系统、抗艾滋病毒、抗肿瘤、抗衰老、抑制胆固醇生物合成等作用，其中主要活性成分包括去氧五味子素、五味子醇甲、五味子酯甲、五味子甲素、五味子酚等。

【主要化学成分与结构】

编号	名称	CAS 号	分子式	分子量
1	五味子素（schizandrin）	7432-28-2	$C_{24}H_{32}O_7$	432
2	当归酰基戈米辛 H（angeloylgomisin H）	66056-22-2	$C_{28}H_{36}O_8$	500
3	五味子醇甲（gomisin A）	58546-54-6	$C_{23}H_{28}O_7$	416
4	五味子酯甲（schisantherin C）	64938-51-8	$C_{28}H_{34}O_9$	514
5	五味子甲素（deoxyschizandrin）	61281-38-7	$C_{24}H_{32}O_6$	416
6	五味子乙素（γ-schisandrin）	61281-37-6	$C_{23}H_{28}O_6$	400
7	五味子丙素（schisandrin C）	61301-33-5	$C_{22}H_{24}O_6$	384
8	五味子酯乙（schisantherin B）	58546-55-7	$C_{28}H_{34}O_9$	514
9	五味子酚（schisanhenol）	69363-14-0	$C_{23}H_{30}O_6$	402

【主要化学成分提取、分离】[18~20]
(1)分离方法一

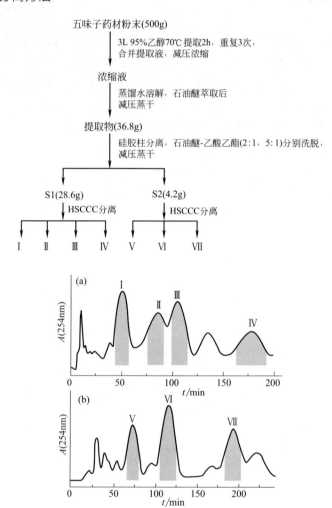

图 6-35 五味子粗提物的制备 HSCCC 分离图[18]

HSCCC 条件：(a) 溶剂系统，石油醚-乙酸乙酯-甲醇-水 (10：8：10：8)，上相作为固定相，下相作为流动相；流速 2mL/min；进样量 260mg；检测波长 254nm。(b) 溶剂系统：石油醚-乙酸乙酯-甲醇-水 (10：0.5：10：1)，上相作为固定相，下相作为流动相；流速 2mL/min；进样量 260mg；检测波长 254nm。Ⅰ—五味子素；Ⅱ—当归酰基戈米辛 H；Ⅲ—五味子醇甲；Ⅳ—五味子酯甲；Ⅴ—五味子甲素；Ⅵ—五味子乙素；Ⅶ—五味子丙素

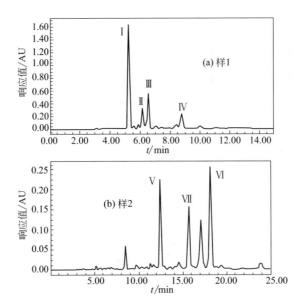

图 6-36　五味子粗提物的 HPLC 分析图[18]

HPLC 条件：Shim-pack VP-ODS 柱（4.6mm×250mm，5μm）；紫外检测波长 254nm；柱温 25℃；流速 1.0mL/min；进样量 20μL；流动相，甲醇-水＝25：75。Ⅰ—五味子素；Ⅱ—当归酰基戈米辛 H；Ⅲ—五味子醇甲；Ⅳ—五味子酯甲；Ⅴ—五味子甲素；Ⅵ—五味子乙素；Ⅶ—五味子丙素

（2）分离方法二

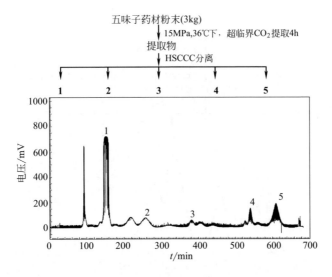

图 6-37　五味子粗提物的制备 HSCCC 分离图[19]

HSCCC 条件：溶剂系统，正己烷-乙酸乙酯-甲醇-水（6：4：5：5，6：4：6：4，6：4：7：3）梯度洗脱，（6：4：5：5）体系 0～260min，（6：4：6：4）体系 260～400min，（6：4：7：3）体系 400～680min，上相作为固定相，下相作为流动相，流速 1.8mL/min，进样量 300mg，固定相保留率 28％。1—五味子素；2—五味子醇甲；3—五味子酯乙；4—五味子甲素；5—五味子乙素

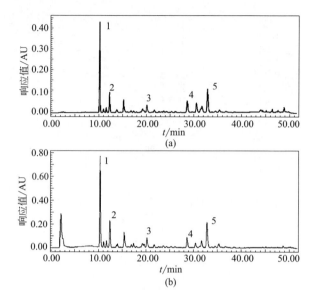

图 6-38　五味子粗提物的 HPLC 分析图[19]

HPLC 条件：紫外检测波长 225nm；柱温 30℃；流速 1.0mL/min；流动相，A（乙腈）B（水），0～10min，45％～58％ A；10～15min，58％～60％ A，15～25min，60％～70％ A，25～35min，70％～75％ A，35～45min，75％～95％ A。1—五味子素；2—五味子醇甲；3—五味子酯乙；4—五味子甲素；5—五味子乙素

（3）分离方法三

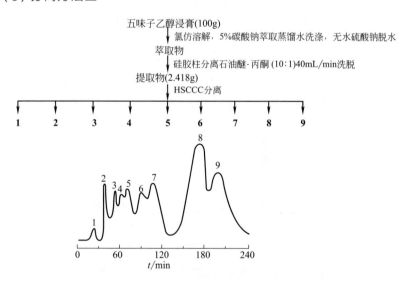

图 6-39　五味子提取物的 HSCCC 分离图[20]

HSCCC 条件：溶剂系统，正己醇-甲醇-水（7∶6∶1），上相作为固定相，下相作为流动相；流速 2mL/min；进样量 1.0g；固定相保留率 48.5％。

4—五味子甲素；5—五味子乙素；8—五味子酚；9—五味子酯甲

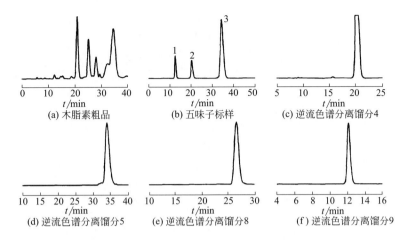

图 6-40　五味子分离后组分 HPLC 分析图[20]

HPLC 条件：Diamodsil C_{18} 柱（4.6mm×250mm，5μm）；紫外检测波长 254nm；

柱温 35℃；流速 1.0mL/min；进样量 10μL；流动相，甲醇：水＝75：25。

4—五味子甲素；5—五味子乙素；8—五味子酚；9—五味子酯甲

6.10　辛夷

辛夷为木兰科植物望春花 *Magnolia biondii* Pamp.、玉兰 *Magnolia denudata* Desr. 或武当玉兰 *Magnolia sprengeri* Pamp. 的干燥花蕾。辛夷的主要活性成分为木脂素类化合物。现代药理研究表明，辛夷挥发性成分具有局部收敛、刺激和麻醉，镇痛，降压，兴奋子宫及肠道平滑肌，抗过敏等药理作用。其主要活性成分包括表木兰脂素 A、木兰脂素、望春花黄酮醇苷 I 等。

【主要化学成分与结构】

编号	名称	CAS 号	分子式	分子量
1	木兰脂素（magnolin）	31008-18-1	$C_{23}H_{28}O_7$	416
2	望春花黄酮醇苷 I（biondnoid I）	00-00-1296	$C_{30}H_{26}O_{13}$	594
3	辛夷烯酮[（－）-maglifloenone]	82427-77-8	$C_{22}H_{26}O_6$	386
4	细叶青蒌藤烯酮（futoenone）	19913-01-0	$C_{20}H_{20}O_5$	340
5	cylohexadienone	112156-46-4	$C_{20}H_{20}O_5$	340
6	望春花酮 C（fargesone C）		$C_{21}H_{22}O_6$	370
7	望春花酮 A（fargesone A）	116424-69-2	$C_{21}H_{24}O_6$	372
8	望春花酮 B（fargesone B）	116424-70-5	$C_{21}H_{24}O_6$	372

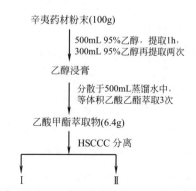

【主要化学成分提取、分离】[21,22]

（1）分离方法

辛夷药材粉末(100g)

　　500mL 95%乙醇，提取1h，
　　300mL 95%乙醇再提取两次

乙醇浸膏

　　分散于500mL蒸馏水中，
　　等体积乙酸乙酯萃取3次

乙酸甲酯萃取物(6.4g)

　　HSCCC 分离

Ⅰ　　　　　　　　　　Ⅱ

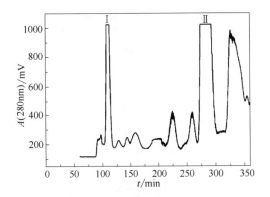

图 6-41　辛夷粗提物的制备 HSCCC 分离图[21]

HSCCC 条件：溶剂系统，石油醚-乙酸乙酯-甲醇-水（3∶7∶4∶6），上相作为固定相，
下相作为流动相；流速 2mL/min；进样量 500mg；固定相保留率 47％。

Ⅰ—望春花黄酮醇苷Ⅰ；Ⅱ—木兰脂素

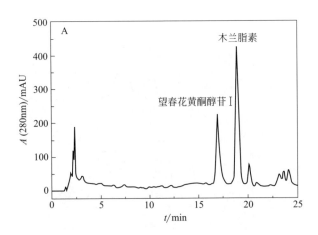

图 6-42　辛夷粗提物的 HPLC 分析图[21]

HPLC 条件：YGW C_{18}柱（4.6mm×200mm，10μm）；紫外检测波长 280nm；柱温 25℃；
流速 1.0mL/min；流动相，甲醇-水＝（40∶60）～（70∶30），0～20min

（2）分离方法二

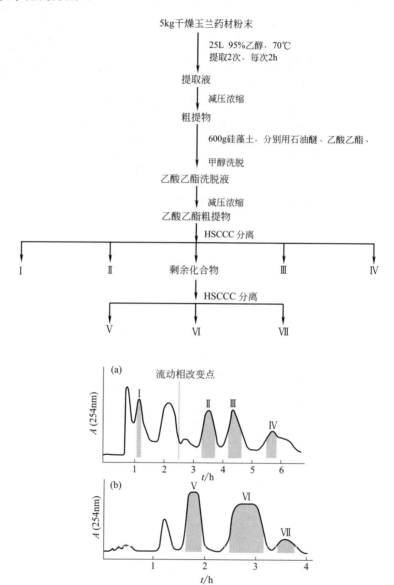

图 6-43 辛夷乙酸乙酯粗提物的制备 HSCCC 分离图[22]

（a）乙酸乙酯粗提物：溶剂系统，石油醚-乙酸乙酯-甲醇-水（1：0.8：0.6：1.2，1：0.8：0.8：1，体积比），固定相为 1：0.8：0.6：1.2 体系的上相，流动相，0～2.5h 为 1：0.8：0.6：1.2 体系的下相，2.5～6.5h 为 1：0.8：0.8：1 体系的下相；流速 2.0mL/min；进样量 370mg；检测波长 254nm。（b）第一次分离后得剩余化合物：溶剂系统，石油醚-乙酸乙酯-甲醇-水（1：0.8：0.6：1.2，体积比），固定相为上相，流动相为下相；流速 2.0mL/min；进样量 217mg；检测波长 254nm。Ⅰ—辛夷烯酮；Ⅱ—细叶青萎藤烯酮；Ⅲ—木兰脂素；Ⅳ—cylohexadienone；Ⅴ—望春花酮 C；Ⅵ—望春花酮 A；Ⅶ—望春花酮 B

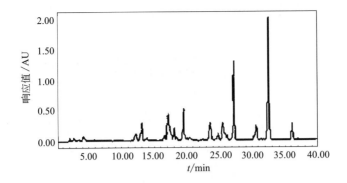

图 6-44　辛夷乙酸乙酯粗提物的 HPLC 分析图[22]

HPLC 条件：色谱柱，Shim-pack VP-ODS 柱（4.6mm×250mm，I. D.，5μm）；
紫外检测波长 254nm；柱温 25℃；流速 1.0mL/min；进样量 20μL；流动相，A（甲醇），B（水），
40min，50%～80%A。Ⅰ—辛夷烯酮；Ⅱ—细叶青蒌藤烯酮；Ⅲ—木兰脂素；
Ⅳ—cylohexadienone；Ⅴ—望春花酮 C；Ⅵ—望春花酮 A；Ⅶ—望春花酮 B

6.11　杏香兔耳风

　　杏香兔耳风为菊科植物杏香兔耳风 *Ainsliaea fragrans* Champ. 的干燥全草。杏香兔耳风的主要活性成分是异绿原酸类化合物。现代药理研究表明，杏香兔耳风中的异绿原酸类成分具有清热解毒、消积散结、止咳、止血等药理作用，其中主要活性成分包括异绿原酸 A、4,5-二咖啡酰奎宁酸等多种异绿原酸类。

【主要化学成分与结构】

编号	名称	CAS 号	分子式	分子量
1	异绿原酸 A(3,5-O-dicaffeoylquinic acid)	2450-53-5	$C_{25}H_{24}O_{12}$	516
2	4,5-二咖啡酰奎宁酸(4,5-O-dicaffeoylquinic acid)	32451-88-0	$C_{25}H_{24}O_{12}$	516

【主要化学成分提取、分离】[23]

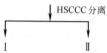

杏香兔耳风干燥茎叶(1kg)

用 80℃，10L 水提取 3 次，合并滤液，
减压浓缩至 600mL

粗提物

AB-8聚乙烯树脂，6L水以3mL/min 流速洗
脱至无色，2L 80% 乙醇，以 1.5mL/min 洗
脱，80%乙醇洗脱液减压浓缩

干燥粉末(30g)

HSCCC 分离

Ⅰ   Ⅱ

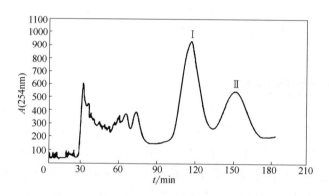

图 6-45　杏香兔耳风粗提物的 HSCCC 分离图

HSCCC 条件：柱体积280mL；溶剂系统，氯仿-甲醇-水（8：8：4，体积比），上相作为固定相，
下相作为流动相；流速 4mL/min；转速 800r/min；检测波长 254nm；进样体积 4mL；进样量 150mg；
温度 25℃。Ⅰ—异绿原酸 A；Ⅱ—4,5-二咖啡酰奎宁酸

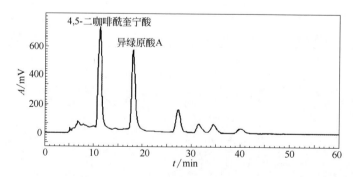

图 6-46　杏香兔耳风粗提物和分离得到化合物 1 和 2 的 HPLC 分析图

HPLC 条件：Discovery（Supelco，Bellefonte，USA）ODS C_{18}柱（250mm×4.6mm i.d.，5μm）；
紫外检测波长 328nm；流速 0.6mL/min；柱温，室温；流动相，1%甲酸-甲醇=58：42

6.12　洋蓟

　　洋蓟 *Cynara scolymus* L. 为菊科菜蓟属中以花蕾供食的栽培种，宿根多年生双子叶草本蔬菜植物，中文别名朝鲜蓟、洋百合、法国百合、荷花百合。营养价值极高，有"蔬菜之皇"的美誉。洋蓟主要含有多酚、黄酮等类化合物，能够提高肝脏的活力，促进排除肝脏中的毒素，促进肝脏细胞的再生，增进胆汁的分泌和脂肪的消化。

【主要化学成分与结构】

编号	名称	CAS 号	分子式	分子量
1	绿原酸（chlorogenic acid）	327-97-9	$C_{16}H_{18}O_9$	354
2	木犀草素-7-*O*-芸香糖苷（luteolin-7-*O*-rutinoside）	20633-84-5	$C_{27}H_{30}O_{15}$	594
3	木犀草苷（luteolin-7-*O*-glucoside）	5373-11-5	$C_{21}H_{20}O_{11}$	448
4	洋蓟酸（cynarin）	30964-13-7	$C_{25}H_{24}O_{12}$	516

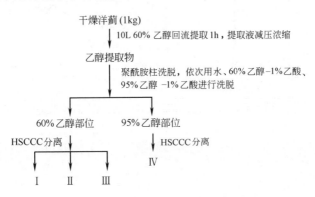

【主要化学成分提取、分离】[24]

```
                        干燥洋蓟(1kg)
                            │ 10L 60% 乙醇回流提取 1h，提取液减压浓缩
                        乙醇提取物
                            │ 聚酰胺柱洗脱，依次用水、60% 乙醇 -1% 乙酸、
                            │ 95% 乙醇 -1% 乙酸进行洗脱
              ┌─────────────┴─────────────┐
          60% 乙醇部位                   95% 乙醇部位
     HSCCC分离 │                          │ HSCCC 分离
        ┌──────┼──────┐                  ▼
        ▼      ▼      ▼                   Ⅳ
        Ⅰ      Ⅱ      Ⅲ
```

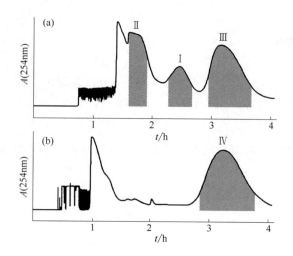

图 6-47　洋蓟粗提物的制备 HSCCC 分离图

HSCCC 条件：溶剂系统，（a）乙酸乙酯-正丁醇-乙醇-水-乙酸（4∶0.5∶0.5∶5∶0.2）；
（b）正己烷-乙酸乙酯-甲醇-水（0.2% HCl）（2∶8∶1∶9），上相作为固定相，下相作为流动相；
流速 2.0mL/min；检测波长 254nm；进样量，（a）150mg，（b）150mg；转速 800r/min；
固定相保留率（a）42%，（b）65%。Ⅰ—绿原酸（7.8mg，92.0%）；Ⅱ—木犀草素-
7-O-芸香糖苷（24.5mg，98.2%）；Ⅲ—木犀草苷（18.4mg，98.5%）；
Ⅳ—洋蓟酸（33.4mg，98.0%）

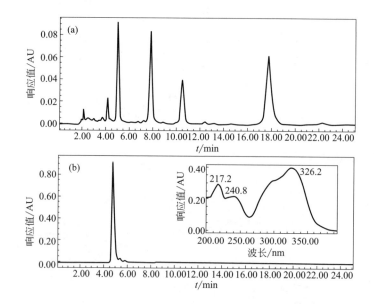

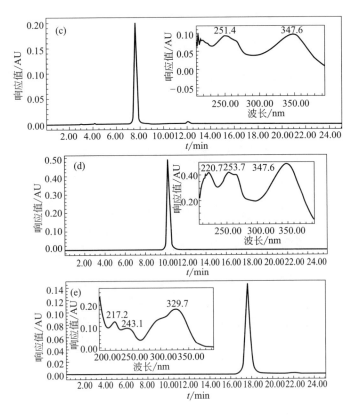

图 6-48　洋蓟粗提物及各分离组分的 HPLC 分析图

HPLC 条件：Amethyst C_{18}-P（4.6mm×250mm，5μm）；紫外检测波长 330nm；

流速 1.0mL/min；流动相，20％乙腈-水

6.13　紫锥菊

紫锥菊 *Echinacea purpurea* 为菊科紫锥花属植物，具有极高的观赏价值，也可入药。现代药理研究表明，紫锥菊含有多种活性成分，可刺激人体内白细胞等免疫细胞活力，提高机体自身免疫力；菊苣酸具有增强免疫功能和抗炎作用，并能抑制透明质酸酶，保护胶原蛋白免受可导致降解的自由基的影响。

【主要化学成分与结构】

编号	名称	CAS 号	分子式	分子量
1	菊苣酸（cichoric acid）	70831-56-0	$C_{22}H_{18}O_{12}$	474

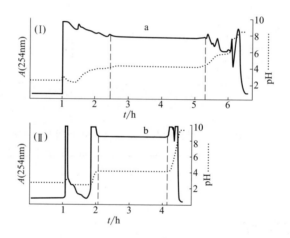

【主要化学成分提取、分离】[25,26]

（1）分离方法一

```
紫锥菊药材(500g)
        │  5L 50%乙醇超声提取2次，每次30min
        │  过滤，减压浓缩至2.3L
        ↓
浓缩液
        │  AB-8大孔树脂，先用水洗脱至近无色，16L 30%乙醇洗脱，
        │  收集15流分，每份1L,合并3～13流分,浓缩干燥
        ↓
粗提物
        │  取3.0g用于pH区带逆流色谱分离
        ↓
        b
```

图 6-49　紫锥菊粗提物的制备 pH 区带逆流色谱图[25]

pH 区带逆流色谱条件：柱体积 230mL；溶剂系统，甲基叔丁基醚-乙腈-水（4∶1∶5），

上相含 10mmol/L TFA，下相含 10mmol/L 氨水，上相作为固定相，下相作为流动相；

流速 2mL/min；检测波长 254nm；转速 800r/min；固定相保留率 49.1%；

（Ⅰ）第一次 pH 区带逆流色谱图；（Ⅱ）第二次 pH 区带逆流色谱图；

a—菊苣酸（620mg，87.8%）；b—菊苣酸（563mg，95.6%）

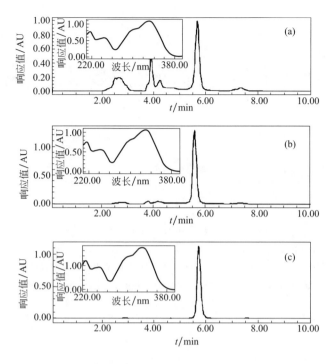

图 6-50　紫锥菊粗提物和分离后组分的 HPLC 分析图及紫外光谱图[25]

HPLC 条件：Shim-pack VP-ODS 柱（4.6mm×250mm，5μm）；紫外检测波长 327nm；

柱温 25℃；流速 1.0mL/min；进样量 10μL；流动相，乙腈-0.55％磷酸＝35：65。

（a）紫锥菊粗提物；（b）菊苣酸；（c）菊苣酸

（2）分离方法二

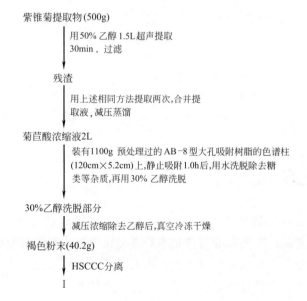

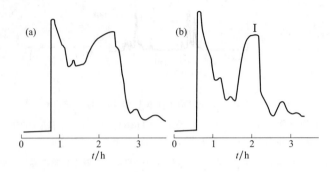

图 6-51　紫锥菊粗提物的制备 HSCCC 色谱图[26]

HSCCC 条件：溶剂系统，（a）正己烷-乙酸乙酯-甲醇-水（1∶4∶2∶5.5），（b）正己烷-乙酸乙酯-
甲醇-0.5％乙酸（4∶1∶0.25∶5），上相作为固定相，下相作为流动相；
流速 1.0mL/min；进样量 200mg；转速 800r/min。Ⅰ—菊苣酸

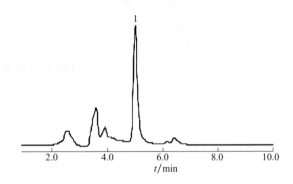

图 6-52　紫锥菊粗提物的 HPLC 分析图[26]

HPLC 条件：Shim-pack VP-ODS 柱（250mm×4.6mm，i.d.）；柱温，室温；紫外检测波长 254nm；
流动相，乙腈-0.5％磷酸＝35∶65；流速 1mL/min；进样量 10μL。1—菊苣酸

6.14　芝麻

芝麻为胡麻科植物胡麻 *Sesamum indicum* L. 的籽种，具有滋补、养血、
润肠等功效。芝麻的主要功能成分是木脂素类化合物。现代药理研究表明，芝
麻木脂素类成分具有抗高血压及心血管疾病、保肝、抗氧化、降低胆固醇、抗
癌等功效，其中主要活性成分包括芝麻素与芝麻林素。

【主要化学成分与结构】

编号	名称	CAS 号	分子式	分子量
1	芝麻素(sesamin)	607-80-7	$C_{20}H_{18}O_6$	354
2	芝麻林素(sesamolin)	526-07-8	$C_{20}H_{18}O_7$	370

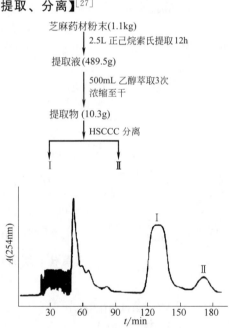

【主要化学成分提取、分离】[27]

芝麻药材粉末(1.1kg)

2.5L 正己烷索氏提取 12h

提取液(489.5g)

500mL 乙醇萃取3次
浓缩至干

提取物 (10.3g)

HSCCC 分离

Ⅰ　　　Ⅱ

图 6-53　芝麻粗提物的制备 HSCCC 分离图

HSCCC 条件：石油醚-乙酸乙酯-甲醇-水（1∶0.4∶1∶0.5），固定相为上相，流动相为下相；

流速 2.0mL/min；转速 800r/min；进样量 220mg；固定相保留率 57%；检测波长 254nm。

Ⅰ—芝麻素；Ⅱ—芝麻林素

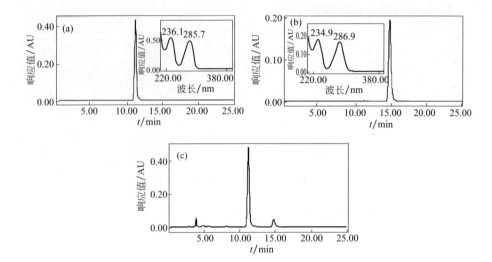

图 6-54　芝麻粗提物和分离得到成分的 HPLC 分析图

HPLC 条件：Shim pack VP-ODS 柱 （4.6mm×250mm，5μm）；检测波长 286nm；柱温 25℃；流速 1.0mL/min；流动相，甲醇-水＝80∶20。(a) 芝麻素；（b) 芝麻林素；(c) 芝麻粗提物

参 考 文 献

[1] Shi S Y, Huang K L, Zhang Y P, Zhao Y, Du Q Z. J. Chromatogra. B, 2007, 859：119-124.

[2] Sun Y S, Zhu H F, Wang J H, Liu Z B, Bi J J. J. Chromatogr. B, 2009, 877：733-737.

[3] Chen J H, Wang F M, Lee F S C, Wang X R, Xie M Y. Talanta, 2006, 69：172-179.

[4] Wang X, Geng Y L, Li F W, Liu J H. J. Sep. Sci. , 2007, 30：3214-3217.

[5] 赖慧君，李澍才，陈俐娟. 四川化工，2013, 16（4）：31-36.

[6] Zhu Q, Liu F, Xu M X, Lin X J, Wang X. J. C. B, 2012, 905：145-149.

[7] Wang X, Wang Y Q, Geng Y L, Li F W, Zheng C C. J. Chromatogr. A, 2004, 1036：171-175.

[8] Tong S Q, Yan J Z, Guan Y X. J. Chromatogr. A, 2008, 1212：48-53.

[9] Duan W J, Zheng Z J, Geng Y L, Liu J H, Wang X. Acta Chromatographica, 2011, 23（3），499-507.

[10] 段文娟，耿岩玲，庄会永，傅茂润，刘建华，王晓. 林产化学与工业，2011, 31（5）：41-47.

[11] Yang M, Xu X J, Xie C Y, Huang J Y, Xie Z S, Yang D P. J. Liq. Chromatogr. T. , 36：2895-2904.

[12] Su W, Liu Q, Yang Q, Jiang S J, Chen X Q. Separ. Sci. Technol. , 214.

[13] 张继全，阮克锋，杜若飞. 世界科学技术-中医药现代化思路与方法，2011, 13（5）：796-799.

[14] Yang M, Xu X J, Xie C Y, Xie Z S, Huang J Y, Yang D P. Sep. Sci. Technol. , 2013, 48（11）：1738-1744.

[15] Wang X, Li F W, Sun Q L, Yuan J P, Jiang T, Zheng C C. J. Chromatogr. A, 2005, 1063：247-251.

[16] Liu F, Xi X J, Wang M, Fan L, Geng Y L, Wang X. J. Sep. Sci. 2014, 37：376-381.

[17] Li L, Tsao R, Yang R, Liu C M, Young J C, Zhu H H. Food Chem. , 2008, 108：702-710.

[18]　Sun Y，Xu S S，Geng Y L，Wang X，Zhang T Y. Chem. Ind. Chem. Eng. Q. ，2013，19（3）：435-440.

[19]　Chu C，Zhang S D，Tong S Q，Li X N，Yan J Z. J. Sep. Sci. ，2013，36：3958-3964.

[20]　王磊，魏芸，袁其朋. 北京化工大学学报（自然科学版），2009，36（2）：77-80.

[21]　Li X，Sun A L，Liu R M，Zhang Y Q. J. Liq. Chromatogr. R. T. ，2012，35：2304-2312.

[22]　Yu S N，Yu Z Y，Duan W J，Fang L，Xu S S，Wang X. J. Chromatogr. B，2011，879：3775-3779.

[23]　Wang Y F，Liu B. Phytochem. Analysis，2007，18：436-440.

[24]　Shu X K，Wang M，Liu D C，Wang D J，Lin X J，Liu J H，Wang X，Huang L Q. Quim. Nova，2013，36：836-839.

[25]　Wang X，Geng Y L，Li F W，Gao Q S，Shi X G. J. Chromatogr. A，2006，1103：166-169.

[26]　刘建华，赵善仓，王晓，耿岩玲，李福伟. 分析化学研究简报，2008，7（36）：964-966.

[27]　Wang X，Lin Y L，Geng Y L，Li F W，Wang D J. Cereal Chem. ，2004，86（1）：23-25.

第7章 萜类化合物

7.1 蟾酥

蟾酥为蟾蜍科动物黑眶蟾蜍 *Bufo melanostictus* Schneider 或中华大蟾蜍 *Bufo gargarizans* Cantor 的干燥分泌物，具有止痛、解毒和开窍醒神的功效，常用作强心剂、利尿剂、止痛药和抗肿瘤药等。主要活性成分是蟾蜍二烯羟酸内酯类化合物。现代药理研究表明，蟾蜍二烯羟酸内酯类成分具有诱导肿瘤细胞凋亡、抑制肿瘤细胞增殖和促进肿瘤细胞的分化等抗肿瘤活性，可用于治疗白血病、肝癌和胰腺癌等。

【主要化学成分与结构】

编号	名称	CAS 号	分子式	分子量
1	日本蟾毒它灵（gamabufotalin）	465-11-2	$C_{24}H_{34}O_5$	402
2	沙蟾毒精（arenobufagin）	464-74-4	$C_{24}H_{32}O_6$	416
3	远华蟾蜍精（telocinobufagin）	472-26-4	$C_{24}H_{34}O_5$	402
4	蟾毒它灵（bufotalin）	471-95-4	$C_{26}H_{36}O_6$	444
5	华蟾毒它灵（cinobufotalin）	1108-68-5	$C_{26}H_{34}O_7$	458
6	蟾毒灵（bufalin）	465-21-4	$C_{24}H_{34}O_4$	386
7	19-氧代华蟾毒精（19-oxo cinobufagin）	24512-59-2	$C_{26}H_{32}O_7$	456
8	华蟾毒精（cinobufagin）	470-37-1	$C_{26}H_{34}O_6$	442
9	脂蟾毒配基（resibufogenin）	465-39-4	$C_{24}H_{32}O_4$	384
10	嚏根草配基-3-辛二酸半酯（hellebrigenin-3-hemisuberate）	465-90-7	$C_{32}H_{44}O_9$	572

    1   **2**   **3**   **4**

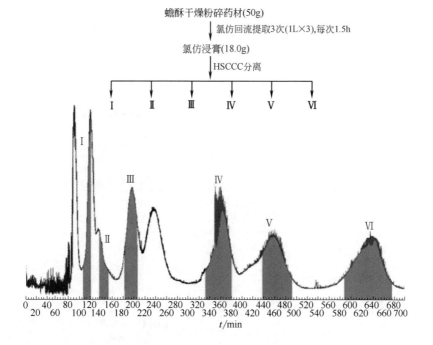

【主要化学成分提取、分离】[1,2]

（1）分离方法一

蟾酥干燥粉碎药材(50g)

↓氯仿回流提取3次(1L×3),每次1.5h

氯仿浸膏(18.0g)

↓HSCCC分离

Ⅰ　Ⅱ　Ⅲ　Ⅳ　Ⅴ　Ⅵ

t/min

图 7-1　蟾酥粗提物的制备 HSCCC 分离图[1]

HSCCC 条件：总体积 300mL；溶剂系统，正己烷-乙酸乙酯-甲醇-水（4∶6∶2∶4，4∶6∶2.5∶4，4∶6∶3.2∶4 梯度洗脱），固定相为 4∶6∶2∶4 的上相，流动相，0～200min 为 4∶6∶2∶4 的下相，200～400min 为 4∶6∶2.5∶4 的下相，400～700min 为 4∶6∶3.2∶4 的下相；流速 1.5mL/min；旋转速度 800r/min；检测波长 296nm；分离温度 20℃；进样量 80mg 样品溶于 5mL 下相；固定相保留率 56％。Ⅰ—日本蟾毒它灵；Ⅱ—沙蟾毒精；Ⅲ—远华蟾蜍精；Ⅳ—蟾毒它灵；Ⅴ—华蟾毒它灵；Ⅵ—蟾毒灵

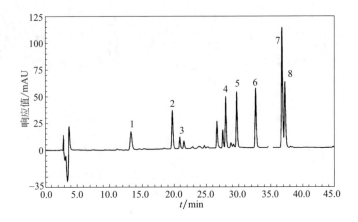

图 7-2　蟾酥粗提物的 HPLC 分析图[1]

HPLC 条件：Agilent ODS C$_{18}$柱（250mm×4.6mm，5μm）；紫外检测波长 296nm；
柱温 30℃；流速 0.8mL/min；流动相，A（0.3％乙酸水）-B（乙腈）。色谱条件：0～5min，
A/B 为 70：30，5～25min A/B 从 70：30 到 50：50，25～35min，A/B 为 50：50，35～40min
A/B 从 50：50 到 10：90。1—日本蟾毒它灵；2—沙蟾毒精；3—远华蟾蜍精；4—蟾毒它灵；
5—华蟾毒它灵；6—蟾毒灵

（2）分离方法二

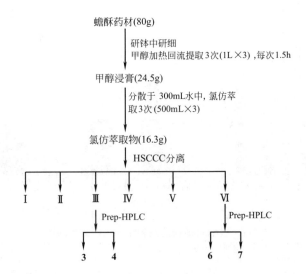

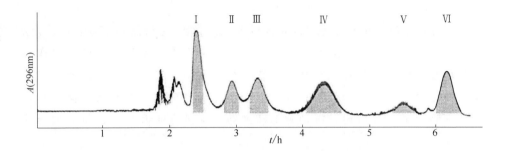

图 7-3　蟾酥粗提物的制备 HSCCC 分离图[2]

HSCCC 条件：总体积 330mL；溶剂系统，石油醚-乙酸乙酯-甲醇-水（4∶6∶4∶6，4∶6∶5∶5）；
固定相，石油醚-乙酸乙酯-甲醇-水（4∶6∶4∶6）上相；流动相，0～220min，4∶6∶4∶6 的下相，
220min 之后，4∶6∶5∶5 的下相；流速 2mL/min；进样量 3mL。Ⅰ—沙蟾毒精；
Ⅱ—蟾毒它灵；Ⅲ—19-氧代华蟾毒精和华蟾毒它灵；Ⅳ—蟾毒灵；
Ⅴ—嚏根草配基-3-辛二酸半酯；Ⅵ—华蟾毒精和脂蟾毒配基

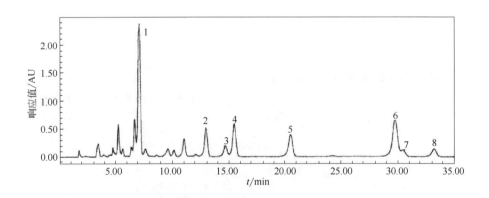

图 7-4　蟾酥粗提物的 HPLC 分析图[2]

HPLC 条件：Inertsil ODS-3 C_{18} 色谱柱（250mm×250mm，5μm）；紫外检测波长 296nm；
柱温 25℃；流速 1.0mL/min；流动相，A（0.3％乙酸水）-B（乙腈），梯度洗脱；
0～8min，42％B；8～32min，42％～50％B；32～35min，50％B。1—沙蟾毒精；
2—蟾毒它灵；3—19-氧代华蟾毒精；4—华蟾毒它灵；5—蟾毒灵；6—华蟾毒精；
7—脂蟾毒配基；8—嚏根草配基-3-辛二酸半酯

7.2 赤芍

赤芍为毛茛科植物芍药 *Paeonia lactiflora* Pall. 或川赤芍 *Paeonia veitchii* Lynch 的干燥根。具有清热凉血、散瘀止痛等功效。赤芍的主要有效成分有芍药苷、芍药内酯苷、羟基芍药苷、苯甲酰芍药苷等多种结构类似的单萜苷类化合物，总称为赤芍总苷。现代药理研究证明赤芍具有抑制血小板和红细胞聚集、抗血栓、抗动脉粥样硬化、保护心脏和肝脏、抗肿瘤等药理作用。

【主要化学成分与结构】

编号	名称	CAS 号	分子式	分子量
1	芍药苷(paeoniflorin)	23180-57-6	$C_{23}H_{28}O_{11}$	480
2	芍药内酯苷(albiflorin)	39011-90-0	$C_{23}H_{28}O_{11}$	480

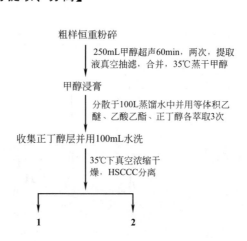

1   2

【主要化学成分提取、分离】[3]

```
            粗样恒重粉碎
               │  250mL甲醇超声60min，两次，提取
               │  液真空抽滤，合并，35℃蒸干甲醇
               ↓
            甲醇浸膏
               │  分散于100L蒸馏水中并用等体积乙
               │  醚、乙酸乙酯、正丁醇各萃取3次
               ↓
   收集正丁醇层并用100mL水洗
               │  35℃下真空浓缩干
               │  燥，HSCCC分离
          ┌────┴────┐
          ↓         ↓
          1         2
```

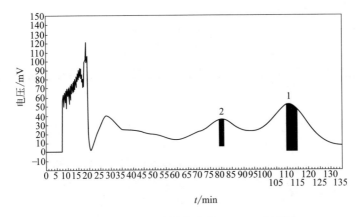

图 7-5　赤芍正丁醇提取物的 HSCCC 分离图

HSCCC 条件：溶剂系统，乙酸乙酯-正丁醇-水（3∶2.5∶5），上相作为固定相，下相作为流动相；
转速 860r/min，固定相保留率 69.6％；流速 1.5mL/min；进样量 100mg；检测波长 254nm。
1—芍药苷；2—芍药内酯苷。图中暗条所指的化合物 1 纯度＞98％，化合物 2 纯度＞95％

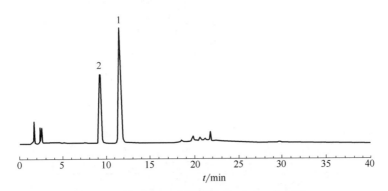

图 7-6　赤芍正丁醇提取物的 HPLC 分析图

HPLC 条件：A Grace C_{18} 柱（150mm×4.6mm，5mm）和 C_{18} 保护柱（10mm×4.6mm，5mm）；
流动相，B 乙腈，A0.1％磷酸；0～10min：15％B，10～20min：15％B～40％B，20～30min：
40％B，30～40min：15％B；检测波长 230nm；柱温 35℃；流速 1.0mL/min；
进样量 10μL。1—芍药苷；2—芍药内酯苷

7.3　穿心莲

穿心莲是爵床科植物穿心莲 *Andrographis paniculata* Nees 的干燥地上部分。穿心莲中的有效成分主要是穿心莲内酯及其双萜化合物，例如新穿心莲内酯、脱氧穿心莲内酯和脱氧穿心莲内酯苷等。现代药理学研究表明，穿心莲内酯具有抗肝毒活性和抗病毒活性，新穿心莲内酯具有很强的抗疟、保肝活性，脱氧穿心莲内酯则具有潜在的降血压效果。

【主要化学成分与结构】

编号	名称	CAS 号	分子式	分子量
1	穿心莲内酯（andrographolide）	5508-58-7	$C_{20}H_{30}O_5$	350
2	新穿心莲内酯（neoandrographolide）	27215-14-1	$C_{26}H_{40}O_8$	480

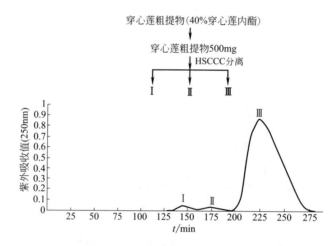

【主要化学成分提取、分离】[4]

图 7-7　穿心莲粗提物的 HSCCC 分离图

HSCCC 条件：溶剂系统，正己烷-乙酸乙酯-甲醇-水（1∶4∶2.5∶2.5），上相为固定相，下相为流动相；流速 1.5mL/min；转速 650r/min；检测波长 250nm。Ⅱ—新穿心莲内酯；Ⅲ—穿心莲内酯

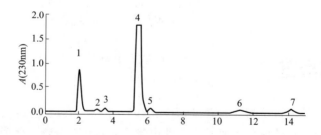

图 7-8　穿心莲粗提物的 HPLC 分析图

HPLC 条件：ODS柱（Ultra-sphere，5μm，150mm×4.6mm，Beckman，Germany）；
检测波长 230nm；流速 1.0mL/min；流动相，甲醇-水-乙腈（50∶50∶10）。
4—穿心莲内酯；6—新穿心莲内酯

7.4 刺五加

刺五加为五加科植物刺五加 *Acanthopanax senticosus*（Rupr. et Maxim.）Harms 的干燥根和根茎或茎。具有补中、益精、强意志、祛风湿、壮筋骨、活血去瘀、健胃利尿等功能。现代研究表明其具有调节机体紊乱、抗疲劳、提高耐缺氧能力。其主要有效成分为刺五加苷 E，具有刺激精神和身体活力的作用。

【主要化学成分与结构】

编号	名称	CAS 号	分子式	分子量
1	刺五加苷 E(eleutheroside E)	39432-56-9	$C_{34}H_{46}O_{18}$	742

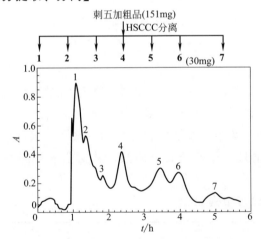

1

【主要化学成分提取、分离】[5]

刺五加粗品(151mg)
↓HSCCC分离

图 7-9　刺五加粗提物的制备 HSCCC 分离图

HSCCC 条件：溶剂系统，氯仿-甲醇-异丙醇-水（5∶6∶1∶4），

上相作为固定相，下相作为流动相；流速 2mL/min；进样量 151mg；

固定相保留率 42.5%；转速 800r/min。6—刺五加苷 E

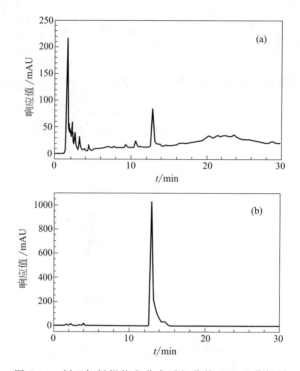

图 7-10 刺五加粗提物和分离后组分的 HPLC 分析图

HPLC 条件：Inertsil ODS-3 柱（150mm×4.6mm i. d.，5μm，GL Sciences Inc.，Japan）；
柱温 30℃；紫外检测波长 254nm；流动相，乙腈-水（梯度：0～30min，乙腈 8%～16%）；
流速 1mL/min；进样量 20μL。a—刺五加粗提物；b—刺五加苷 E

7.5 胆汁

猪科动物猪、牛科动物牛、羊、雉科动物鸡等的胆汁。胆汁的主要活性成分有胆汁酸类。现代药理学研究表明，胆汁酸具有抗菌、抗炎、抗癌、利胆、降血脂等生物活性，其中主要活性成分包括牛磺鹅去氧胆酸、牛磺猪夫氧胆酸、牛磺猪胆酸钠盐、甘氨鹅脱氧胆酸、甘氨猪去氧胆酸、甘氨猪胆酸钠盐等。

【主要化学成分与结构】

编号	名称	CAS 号	分子式	分子量
1	牛磺鹅去氧胆酸（taurochenodeoxycholic acid）	516-35-8	$C_{26}H_{45}NO_6S$	499
2	牛磺猪去氧胆酸（taurohyodeoxycholic acid）	2958-04-5	$C_{26}H_{45}NO_6S$	499
3	牛磺猪胆酸钠盐（taurohyocholic acid）	32747-07-2	$C_{26}H_{45}NO_7S$	515
4	甘氨鹅脱氧胆酸（glycochenodeoxycholic acid）	640-79-9	$C_{26}H_{43}NO_5$	449
5	甘氨猪去氧胆酸（glycohyodeoxycholic acid）	13042-33-6	$C_{26}H_{43}NO_5$	449
6	甘氨猪胆酸钠盐（glycohyocholic acid）	32747-08-3	$C_{26}H_{43}NO_6$	465

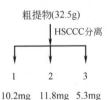

【主要化学成分提取、分离】[6,7]

（1）分离方法一

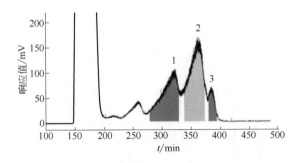

图 7-11　猪胆粉粗提物的制备 HSCCC 分离图[6]

HSCCC 条件：溶剂系统，氯仿-甲醇-水-乙酸（4∶4∶2∶0.3，体积比），上相作为固定相，

下相作为流动相；流速 1.5mL/min；转速 800r/min；温度 25℃；进样量 100mg。

1—牛磺鹅去氧胆酸；2—牛磺猪去氧胆酸；3—牛磺猪胆酸钠盐

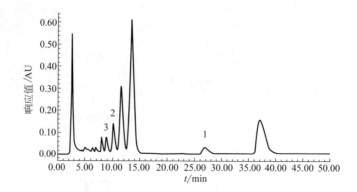

图 7-12 猪胆汁粗提物的 HPLC 分析图[6]

HPLC 条件：Welchrom C$_{18}$柱（4.6mm×250mm，5μm）；检测波长 200nm；柱温 25℃；

流速 1.0mL/min；进样量 20μL；流动相，甲醇-0.03mol/L 磷酸钠＝70：30，磷酸调 pH 到 4.4。

1—牛磺鹅去氧胆酸；2—牛磺猪去氧胆酸；3—牛磺猪胆酸钠盐

（2）分离方法二

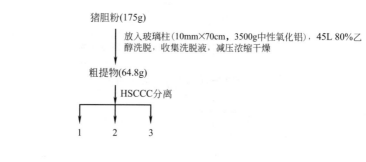

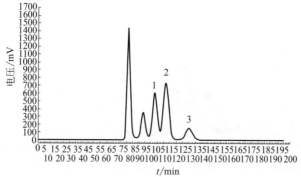

图 7-13 猪胆粉粗提物的制备 HSCCC 分离图[7]

HSCCC 条件：溶剂系统，氯仿-甲醇-水-乙酸（65：30：10：1.5，体积比），上相作为固定相，

下相作为流动相；流速 2mL/min；进样量 200mg；转速 800r/min。1—牛磺鹅去氧胆酸；

2—牛磺猪去氧胆酸；3—牛磺猪胆酸钠盐

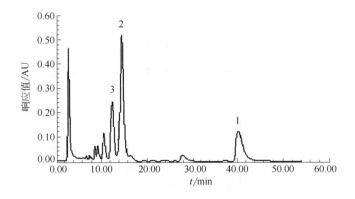

图 7-14　猪胆粉粗提物的 HPLC 图[7]

HPLC 条件：Welchrom C$_{18}$柱（4.6mm×250mm，5μm），检测波长 200nm；柱温 25℃；

流速 1.0mL/min；流动相，甲醇-0.03mol/L 磷酸钠＝70∶30，磷酸调 pH 到 4.4。

1—牛磺鹅去氧胆酸；2—牛磺猪去氧胆酸；3—牛磺猪胆酸钠盐

7.6　冬凌草

　　冬凌草为唇形科植物碎米桠 *Rabdosia rubescenss*（Hemsl.） Hara 的干燥地上部分。具有良好的清热毒、活血止痛、抑菌、抗肿瘤作用，主治咽喉肿痛、扁桃体炎、感冒头痛、气管炎、慢性肝炎、关节风湿痛、蛇虫咬伤。全株对食管癌、乳腺癌、直肠癌等有缓解作用。冬凌草的煎剂和醇剂可有效地抑制甲型、乙型溶血性链球菌、金黄色葡萄球菌等，从而提高机体抵抗力，迅速降低因炎症引起的白细胞增高。冬凌草还与化疗、其他抗癌药物配合治疗癌症有明显的增效作用。其主要有效成分为冬凌草甲素、冬凌草乙素。

【主要化学成分与结构】

编号	名称	CAS 号	分子式	分子量
1	冬凌草甲素(oridonin)	28957-04-2	C$_{20}$H$_{28}$O$_6$	364
2	冬凌草乙素(ponicidin)	52617-37-5	C$_{20}$H$_{26}$O$_6$	362

【主要化学成分提取、分离】[8]

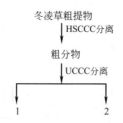

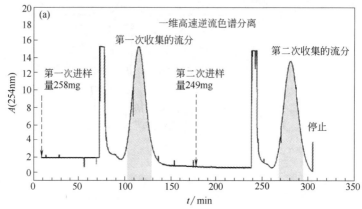

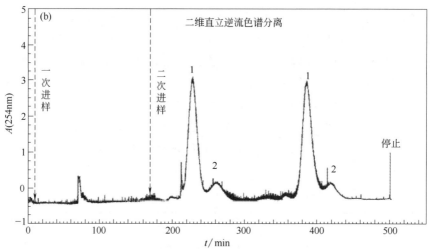

图 7-15　冬凌草粗提物的制备 HSCCC 和 UCCC 分离图

（a）HSCCC 条件：溶剂系统，正己烷-乙酸乙酯-甲醇-水（1∶5∶1∶5），上相作为固定相，
下相作为流动相；流速 2.0mL/min；进样量 258mg 和 249mg；固定相保留率 40%；转速 800r/min；
检测波长 254nm。（b）UCCC 条件：溶剂系统，正己烷-乙酸乙酯-甲醇-水（3∶5∶3∶5），
上相作为固定相，下相作为流动相；流速 4.0mL/min；固定相保留率 63%；转速 500r/min；
检测波长 254nm。1—冬凌草甲素；2—冬凌草乙素

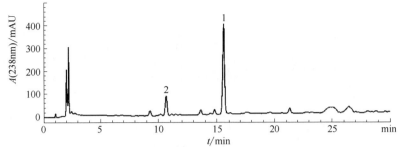

图 7-16　冬凌草粗提物的 HPLC 分析图

HPLC 条件：Zorbax Eclipse XDB-C$_8$ 柱（150mm×4.6mm i.d，5μm）；紫外检测波长 238nm；
流动相，甲醇-水（梯度 0～30min，甲醇 30%～90%）；流速 0.8mL/min
1—冬凌草甲素；2—冬凌草乙素

7.7　杜仲

　　杜仲为杜仲科植物杜仲 *Eucommia ulmoides* Oliv. 的干燥树皮。其主要活性成分有黄酮、有机酸以及萜类化合物等。现代药理研究表明，杜仲萜类成分具有神经保护、抗糖尿病、抗增殖和抗氧化活性，其中主要活性成分有京尼平苷。

【主要化学成分与结构】

编号	名称	CAS 号	分子式	分子量
1	京尼平苷（geniposide）	24512-63-8	C$_{17}$H$_{24}$O$_{10}$	388

【主要化学成分提取、分离】[9]

干杜仲叶(600g)

↓ 水提

粗提物(69.2g)

↓ 溶于水中，乙酸乙酯萃取,正丁醇萃取

正丁醇萃取物(10.48g)

↓ D101柱分离水、10%乙醇、20%乙醇、30%乙醇、40%乙醇洗脱

10%乙醇部分(0.69g)

↓ 活性炭柱分离50%、80%乙醇洗脱

80%乙醇部分(0.42g)

↓ HSCCC分离

1

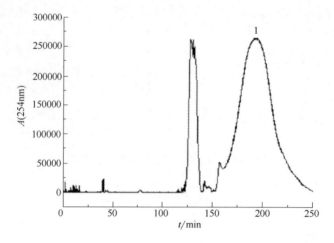

图 7-17　杜仲粗提物的制备 HSCCC 分离图

HSCCC 条件：溶剂系统，乙酸乙酯-正丁醇-水（1∶2∶3），上相作为固定相，下相作为流动相；
流速 1.2mL/min；转速 850r/min；进样量 20mL。1—京尼平苷

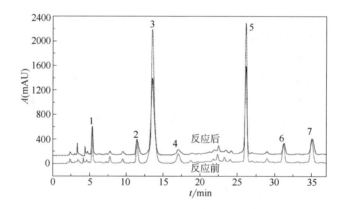

图 7-18　杜仲粗提物的 HPLC 分析图

HPLC 条件：反相 SunFire™ C$_{18}$柱（250mm×4.6mm i. d.，5μm）；紫外检测波长 254nm；
柱温 20℃；流速 0.8mL/min；流动相，A0.4％乙酸水-B 乙腈，梯度洗脱，0～10min，12％ B；
10～16min，12％～18％ B；16～37min，18％ B。1—京尼平苷

7.8　茯苓皮

茯苓皮为多孔菌科真菌茯苓 *Poria cocos*（Schw.）Wolf 菌核的干燥外皮。茯苓皮的主要活性成分有三萜酸类化合物及多糖类化合物。现代药理研究表明，茯苓皮中三萜酸类化合物具有免疫调节、抗肿瘤和抗炎等作用，并对人白血病细胞系 HL-60 有诱导分化作用。其中主要活性成分包括茯苓酸 A 等。

【主要化学成分与结构】

编号	名称	CAS 号	分子式	分子量
1	茯苓酸 A(poricoic acid A)	137551-38-3	$C_{31}H_{46}O_5$	498

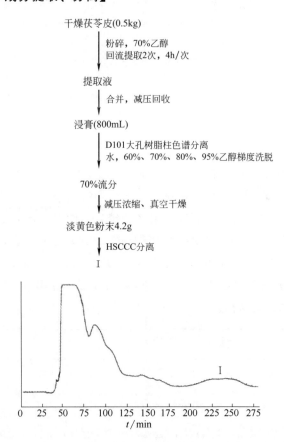

1

【主要化学成分提取、分离】[10]

干燥茯苓皮(0.5kg)

↓ 粉碎，70%乙醇
↓ 回流提取2次，4h/次

提取液

↓ 合并，减压回收

浸膏(800mL)

↓ D101大孔树脂柱色谱分离
↓ 水，60%、70%、80%、95%乙醇梯度洗脱

70%流分

↓ 减压浓缩、真空干燥

淡黄色粉末4.2g

↓ HSCCC分离

Ⅰ

图 7-19　茯苓皮大孔树脂 70％乙醇洗脱流分 HSCCC 分离图

HSCCC 条件：溶剂系统，正己烷-乙酸乙酯-甲醇-水 (1：1：1.2：0.8)，上相作为固定相，

下相作为流动相；流速 1.5mL/min；进样量 200mg。Ⅰ—茯苓酸 A

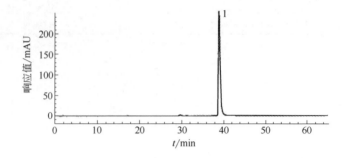

图 7-20　流分Ⅰ的 HPLC 分析图

HPLC 条件：Eclipse Plus C$_{18}$柱（150mm×4.6mm，5μm）（Agilent，USA）；

紫外检测波长 242nm；柱温 25℃；流速 0.8mL/min；进样量 10μL；流动相，

A 甲醇-B 水，梯度洗脱，0～30min，70%～75% A；0～40min，75%～79% A；

40～55min，79%～90%A；56～65min，

90%A。1—茯苓酸 A

7.9　甘遂

甘遂为大戟科植物甘遂 *Euphorbia kansui* T. N. Liou ex T. P. Wang 的干燥块根。常用于治水肿胀满，留饮，结胸，痢疾，症瘕积聚，二便不通等。现代药理研究表明，甘遂具有泻下、利尿、引产、镇痛等作用，其主要活性成分为萜类化合物，包括 3-O-(2′E，4′Z-decadienoyl)- 20-O-acetylingenol、3-O-(2′E，4′E-decadienoyl)-20-O-acetylingenol、5-O-(2′E，4′Z-decadienoyl)-20-O-acetylingenol、5-O-(2′E，4′E-decadienoyl)-20-O-acetylingenol 等。

【主要化学成分与结构】

编号	名称	CAS 号	分子式	分子量
1	5-O-(2′E，4′Z-decadienoyl)-20-O-acetylingenol	1000614-37-8	C$_{32}$H$_{44}$O$_7$	540
2	5-O-(2′E，4′E-decadienoyl)-20-O-acetylingenol	1421264-71-2	C$_{32}$H$_{44}$O$_7$	540
3	3-O-(2′E，4′Z-decadienoyl)-20-O-acetylingenol	158850-76-1	C$_{32}$H$_{44}$O$_7$	540
4	3-O-(2′E，4′E-decadienoyl)-20-O-acetylingenol	466663-12-7	C$_{32}$H$_{44}$O$_7$	540

【主要化学成分提取、分离】[11]

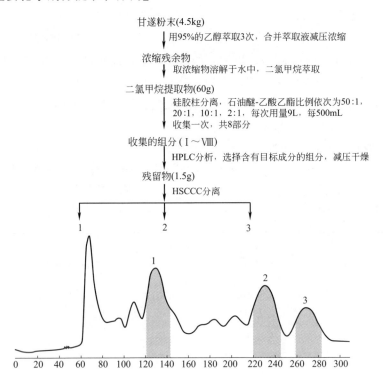

甘遂粉末(4.5kg)

用95%的乙醇萃取3次，合并萃取液减压浓缩

浓缩残余物

取浓缩物溶解于水中，二氯甲烷萃取

二氯甲烷提取物(60g)

硅胶柱分离，石油醚-乙酸乙酯比例依次为50∶1，20∶1，10∶1，2∶1，每次用量9L，每500mL收集一次，共8部分

收集的组分（Ⅰ～Ⅷ）

HPLC分析，选择含有目标成分的组分，减压干燥

残留物(1.5g)

HSCCC分离

图 7-21 甘遂粗提物的制备 HSCCC 分离图

HSCCC 条件：溶剂系统，正己烷-乙醇-水（10∶7∶3），上相作为固定相，下相作为流动相；

温度 25℃；流速 1.0mL/min；进样量 200mg；检测波长 254nm；转速 880r/min。

1—5-O-($2'E$,$4'Z$-decadienoyl)-20-O-acetylingenol 和 5-O-($2'E$,$4'E$-decadienoyl)-20-O-acetylingenol；

2—3-O-($2'E$,$4'Z$-decadienoyl)-20-O-acetylingenol；3—3-O-($2'E$,$4'E$-decadienoyl)-20-O-acetylingenol

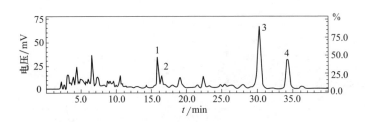

图 7-22 甘遂粗提物的 HPLC 分析图

HPLC 条件：Agilent Zorbax SB-C$_{18}$柱（250mm×4.6mm，i. d.，5μm）；柱温 25℃；

紫外检测波长 254nm；流动相，乙腈-水＝70∶30；流速 1mL/min；进样量 15μL。

1—3-O-($2'E$,$4'Z$-decadienoyl)-20-O-acetylingenol；2—3-O-($2'E$,$4'E$-decadienoyl)- 20-O-acetylingenol；

3—5-O-($2'E$,$4'Z$-decadienoyl)-20-O-acetylingenol；

4—5-O-($2'E$,$4'E$-decadienoyl)-20-O-acetylingenol

7.10 红豆杉

红豆杉 *Taxus chinensis*（*Pilger*）Rehd，又名紫杉，为红豆杉属植物。红豆杉的主要活性成分有黄酮化合物和萜类化合物。现代药理研究表明，红豆杉中萜类化合物具有抗肿瘤、抗氧化、抗衰老作用，其中主要活性成分为紫杉醇、9-羟基卡巴丁 Ⅲ、baccatin Ⅵ。

【主要化学成分与结构】

编号	名称	CAS 号	分子式	分子量
1	9-羟基卡巴丁 Ⅲ	156168-98-8	$C_{31}H_{40}O_{11}$	588
2	baccatin Ⅵ	57672-79-4	$C_{37}H_{46}O_{14}$	715
3	紫杉醇（paclitaxel）	33069-62-4	$C_{47}H_{51}NO_{14}$	853

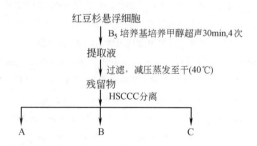

【主要化学成分提取、分离】[12]

红豆杉悬浮细胞
↓ B₅ 培养基培养甲醇超声30min,4次
提取液
↓ 过滤，减压蒸发至干(40℃)
残留物
↓ HSCCC分离

A   B   C

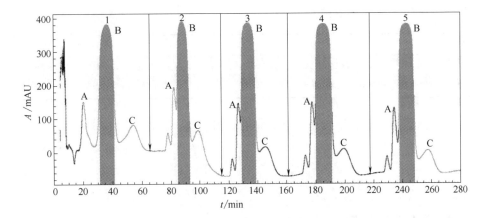

图 7-23　红豆杉提取残留物的制备 HSCCC 分离图

HSCCC 条件：溶剂系统，正己烷-乙酸乙酯-甲醇-水（1.2∶1.8∶1.5∶1.5），上相作为固定相，

下相作为流动相；转速 860r/min；流速 2mL/min；进样量 250mg。

A—9-dihydrobaccatin Ⅲ；B—紫杉醇；C—baccatin Ⅵ

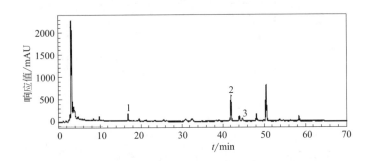

图 7-24　红豆杉提取残留物分离后组分的 HPLC 分析图

HPLC 条件：Dikma Diamonsil C$_{18}$柱（150mm×4.6mm，5μm）；紫外检测波长 227nm；

柱温 35℃；流速 1.0mL/min；流动相，A 水-B 乙腈，梯度洗脱，0～15min，20%～40% B；15～30min，

40%B；30～50min，40%～75% B；50～70min，75%～90% B。

1—9-dihydrobaccatin Ⅲ；2—紫杉醇；3—baccatin Ⅵ

7.11　黑紫橐吾

　　黑紫橐吾 *Ligularia atroviolacea* 为菊科橐吾属多年生草本植物，主治支气管炎、哮喘、肺结核等。主要活性成分有艾里莫芬烷类倍半萜化合物，包括8β-氢艾里莫芬烷-3,7(11)-二烯-12,8α,15,6α-二内酯、呋喃雅槛蓝烷-3-烯-15,6α-内酯等。现代药理研究表明，黑紫橐吾中部分化合物具有抗乙型肝炎病毒活性。

【主要化学成分与结构】

编号	名称	CAS号	分子式	分子量
1	8β-氢艾里莫芬烷-3,7(11)-二烯-12,8α,15,6α-二内酯	872367-52-7	$C_{15}H_{16}O_4$	260
2	呋喃雅槛蓝烷-3-烯-15,6α-内酯	82166-25-4	$C_{15}H_{16}O_3$	244

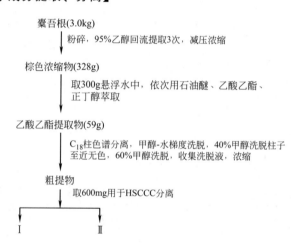

【主要化学成分提取、分离】[13]

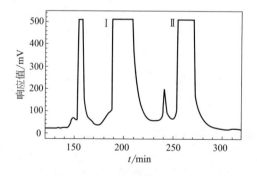

囊吾根(3.0kg)

↓ 粉碎，95%乙醇回流提取3次，减压浓缩

棕色浓缩物(328g)

↓ 取300g悬浮水中，依次用石油醚、乙酸乙酯、
正丁醇萃取

乙酸乙酯提取物(59g)

↓ C₁₈柱色谱分离，甲醇-水梯度洗脱，40%甲醇洗脱柱子
至近无色，60%甲醇洗脱，收集洗脱液，浓缩

粗提物

↓ 取600mg用于HSCCC分离

Ⅰ   Ⅱ

图 7-25 黑紫囊吾粗提物的制备 HSCCC 分离图

HSCCC 条件：柱体积 420mL；溶剂系统，正己烷-乙酸乙酯-乙醇-水（4∶1∶4∶1），上相作为固定相，下相作为流动相；流速 1.5mL/min；检测波长 240nm；转速 800r/min；固定相保留率 54.2%。

Ⅰ—8β-氢艾里莫芬烷-3,7(11)-二烯-12,8α,15,6α-二内酯（54.7mg，98.1%）；

Ⅱ—呋喃雅槛蓝烷-3-烯-15,6α-内酯（41.8mg，98.4%）

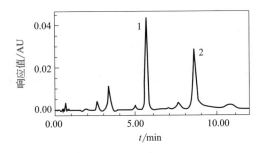

图 7-26　黑紫橐吾粗提物的 HPLC 分析图

HPLC 条件：反相 Symmetry C$_{18}$柱（3.9mm×150mm，5μm）；紫外检测波长 240nm；

柱温 30℃；流速 0.8mL/min；流动相，0.1％乙酸-甲醇＝30：70。1—8β-氢艾里莫芬烷-

3,7(11)-二烯-12,8α,15,6α-二内酯；2—呋喃雅槛蓝烷-3-烯-15,6α-内酯

7.12　苦楝子

苦楝子为楝科植物楝树 *Melia azedarach* L. 的干燥成熟果实。苦楝子性味苦寒，归肝、胃经，功效行气止痛，杀虫，可用于治疗脘腹胁肋疼痛，疝痛，虫积腹痛，头癣，冻疮等。其现代药理作用主要为抗真菌作用。主要活性成分为印楝素、印楝素 A、印楝素 B、印楝素 H 等。

【主要化学成分与结构】

编号	名称	CAS 号	分子式	分子量
1	印楝素 A(azadirachtin A)	11141-17-6	C$_{35}$H$_{44}$O$_{16}$	720
2	印楝素 B(azadirachtin B)	95507-03-2	C$_{33}$H$_{42}$O$_{14}$	662
3	印楝素 H(azadirachtin H)	134788-15-1	C$_{33}$H$_{42}$O$_{14}$	662
4	desacetylnimbin	18609-16-0	C$_{28}$H$_{34}$O$_8$	498
5	desacetylsalannin	1110-56-1	C$_{32}$H$_{42}$O$_8$	554
6	印楝素(nimbin)	5945-86-8	C$_{30}$H$_{36}$O$_9$	540
7	salannin	992-20-1	C$_{34}$H$_{44}$O$_9$	596

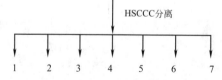

【主要化学成分提取、分离】[14]

苦楝子(500g)

↓ 用正己烷磁力搅拌 8h，得到油状物，抽滤，上述过程重复 2 次

脱脂楝树饼

↓ 甲醇萃取，合并萃取液，减压蒸发

提取物 (62g)

↓ 用 300mL 正己烷和 300mL 90% 甲醇萃取，弃去正己烷层，甲醇层减压蒸发

油状物

↓ 用 500mL 水和 500mL 乙酸乙酯萃取，弃去水层，乙酸乙酯层活性炭处理(4.0g，60℃，25min)，过滤，减压浓缩

橙色油状物 (9.0g)

↓ 油状物溶解于10mL 乙酸乙酯中，用过量正己烷沉淀

残留物(7.7g)

↓ 重复2次除去木炭的过程

白色粉末 NSC(4.0g)

↓ HSCCC分离

1   2   3   4   5   6   7

苦楝子粗提物制备的HSCCC条件：溶剂系统，正己烷-正丁醇-甲醇-水
(1:0.9:1:0.9)，上相作为固定相，下相作为流动相；
分离温度30℃；流速2.0mL/min；
固定相保留率82%；转速800r/min。

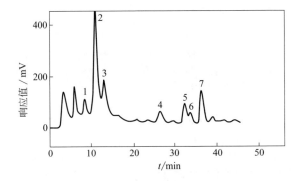

图 7-27 苦楝子粗提物的 HPLC 分析图

HPLC 条件：Supelcosil LC-18（250mm×4.6mm，I. D.，5μm）；紫外检测波长 217nm；

流动相，甲醇-水，梯度洗脱：0～55min，甲醇 60%～100%；流速 0.8mL/min。

1—印楝素 H；2—印楝素 A；3—印楝素 B；4—desacetylnimbin；

5—desacetylsalannin；6—印楝素；7—salannin

7.13　款冬花

款冬花为菊科款冬属植物款冬 *Tussilago farfara* L. 的干燥花蕾，具有润肺下气、止咳化痰的功效。款冬花的主要活性成分有萜类、黄酮类和生物碱等，其中萜类包括倍半萜和三萜，现代药理研究发现倍半萜类成分对心血管系统具有一定的作用。

【主要化学成分与结构】

编号	名称	CAS 号	分子式	分子量
1	款冬酮（tussilagone）	104012-37-5	$C_{23}H_{34}O_5$	390
2	14-acetoxy-7β-(3′-ethyl cis-crotonoyloxy)-1α-(2′-methylbutyryloxy)-notonipetranone		$C_{28}H_{42}O_7$	490
3	7β-(3′-ethyl cis-crotonoyloxy)-1α-(2′-methylbutyryloxy)-3,14-dehydro-Z-notonipetranone		$C_{26}H_{38}O_5$	430

1　　　　**2**　　　　**3**

【主要化学成分提取、分离】[15]

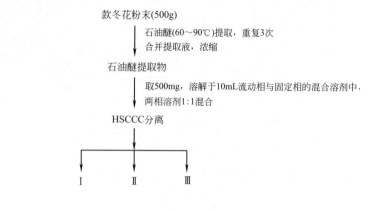

款冬花粉末(500g)

　　石油醚(60～90℃)提取，重复3次
　　合并提取液，浓缩

石油醚提取物

　　取500mg，溶解于10mL流动相与固定相的混合溶剂中，
　　两相溶剂1:1混合

HSCCC分离

Ⅰ　　Ⅱ　　Ⅲ

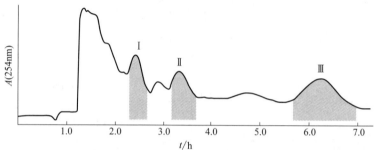

图 7-28　款冬花粗提物的制备 HSCCC 分离图

HSCCC 条件：溶剂系统，正己烷-乙酸乙酯-甲醇-水（1：0.5：1.1：0.3），上相作为固定相，下相作为流动相；流速 1.0mL/min；检测波长 254nm；进样量 500mg；固定相保留率 62%。

　　Ⅰ—款冬酮（32mg，＞99.5%）；Ⅱ—14-acetoxy-7β-(3'-ethyl cis-crotonoyloxy)-1α-(2'-methylbutyryloxy)-notonipetranone(18mg，＞99.4%)；Ⅲ—7β-(3'-ethyl cis-crotonoyloxy)-1α-(2'-methylbutyryloxy)-3,14-dehydro-Z-notonipetranone(21mg，＞99.1%)

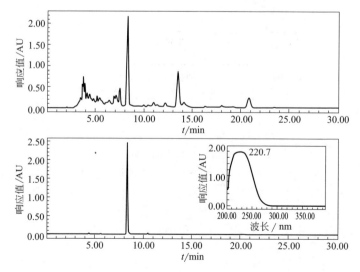

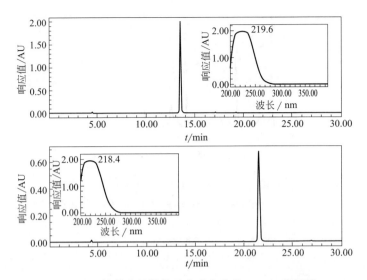

图 7-29　款冬花粗提物及分离组分的 HPLC 分析图

HPLC 条件：Shim-pack VP-ODS（4.6mm×250mm，5μm）；紫外检测波长 220nm；
柱温 25℃；流速 1.0mL/min；流动相，甲醇-水＝75：25。从上至下依次为款冬酮、
14-acetoxy-7β-(3′-ethyl cis-crotonoyloxy)-1α-(2′-methylbutyryloxy)-notonipetranone、
7β-(3′-ethyl cis-crotonoyloxy)-1α-(2′-methylbutyryloxy)-
3,14-dehydro-Z-notonipetranone

7.14　辣椒

　　辣椒为茄科植物辣椒 *Capsicum annuum* L. 或其栽培变种的干燥成熟果
实。辣椒的主要活性成分有生物碱类和辣椒糖苷类化合物等。辣椒中的萜类化
合物辣椒红素是食品添加剂红色素的优良原料。

【主要化学成分与结构】

编号	名称	CAS 号	分子式	分子量
1	辣椒红素（capsanthin）	465-42-9	$C_{40}H_{56}O_3$	584

1

【主要化学成分提取、分离】[16]

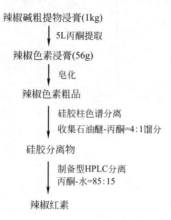

辣椒碱粗提物浸膏(1kg)
↓ 5L丙酮提取
辣椒色素浸膏(56g)
↓ 皂化
辣椒色素粗品
↓ 硅胶柱色谱分离
↓ 收集石油醚-丙酮=4:1馏分
硅胶分离物
↓ 制备型HPLC分离
↓ 丙酮-水=85:15
辣椒红素

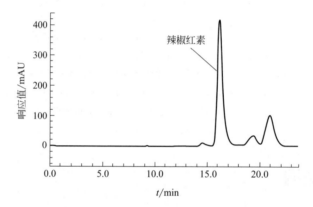

图 7-30　辣椒红素的制备 HPLC 分离图

半制备 Shim-pack PREP-ODS 柱（20mm×250mm，15μm）；流速 5mL /min；

流动相，丙酮-水（体积比 85：15）；检测波长 474nm

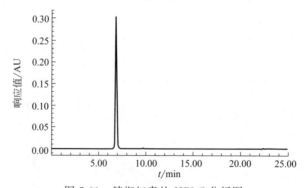

图 7-31　辣椒红素的 HPLC 分析图

HPLC 条件：Inertsil ODS-3 柱（4.6mm×250mm，5μm）；流速 1.0mL/min；

流动相，丙酮-水＝80：20；检测波长 474nm

7.15 雷公藤

　　雷公藤为卫矛科植物雷公藤属植物，学名 *Tripterygium wilfordii* Hook.f 的根。雷公藤主要化学成分为雷公藤碱、雷公藤次碱等，此外，还含有二萜类、三萜类、倍半萜类及卫矛醇、卫矛碱类等物质，具有杀虫、消炎、解毒作用。目前，在抗生育、抗肿瘤等方面的研究也取得了较大进展。雷公藤红素（tripterine）是我国传统中药雷公藤多苷的主要活性成分之一，属五环三萜类单体，具有明显的免疫抑制和抗炎作用。

【主要化学成分与结构】

编号	名称	CAS 号	分子式	分子量
1	雷公藤内酯酮（triptonide）	38647-11-9	$C_{20}H_{22}O_6$	358
2	异雷酚新内酯（isoneotriptophenolide）	00-00-4008	$C_{21}H_{26}O_4$	342
3	山海棠素（hypolide）	74285-86-2	$C_{20}H_{24}O_3$	312
4	雷酚萜甲醚（triptonoterpene methyl ether）	99694-88-9	$C_{21}H_{30}O_3$	330
5	雷酚内酯（triptophenolide）	74285-86-2	$C_{20}H_{22}O_4$	326
6	雷公藤红素（celastrol）	34157-83-0	$C_{29}H_{38}O_4$	450

【主要化学成分提取、分离】[17,18]

(1) 分离方法一

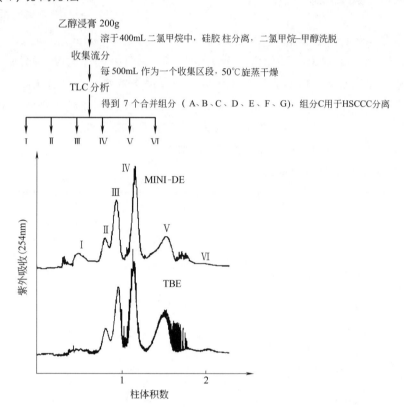

图 7-32　雷公藤醇浸膏分离组分的优化分析与制备 HSCCC 分离图[17]

HSCCC 条件：溶剂系统，正己烷-乙酸乙酯-甲醇-水（3∶2∶3∶2），上相作为固定相，
下相作为流动相；分析进样量 18mL，制备进样量 295mL；分析转速 1950r/min，
制备转速 850r/min；温度 25℃；检测波长 254nm。Ⅰ—雷公藤内酯酮；
Ⅱ—异雷酚新内酯；Ⅲ—山海棠素；Ⅳ—雷酚萜甲醚；Ⅴ—雷酚内酯

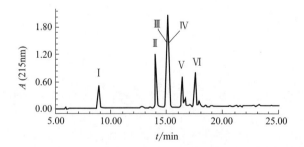

图 7-33　雷公藤醇浸膏的 HPLC 分析图[17]

HPLC 条件：Xterra C$_{18}$柱（150mm×4.6mm，5μm）；流动相，甲醇-水梯度洗脱，
0～20min，45%～95% 甲醇；流速 1.0mL/min；柱温 40℃；检测波长 215nm。
Ⅰ—雷公藤内酯酮；Ⅱ—异雷酚新内酯；Ⅲ—山海棠素；
Ⅳ—雷酚萜甲醚；Ⅴ—雷酚内酯

（2）分离方法二

```
干燥雷公藤粉末(15kg)
    │ 95%的乙醇提取3次，40℃减压浓缩回收溶剂
浸膏 (1.5kg)
    │ 分别用石油醚、乙酸乙酯、甲醇复溶，合并并减压回收溶剂
石油醚粗提物 (100g)
    │ 硅胶柱色谱分离 (石油醚-乙酸乙酯为1:0、1:0.25、1:0.5、1:1、0:1)，得5个部分
第二部分 (1:0.25)
    │ 制备逆流色谱
```

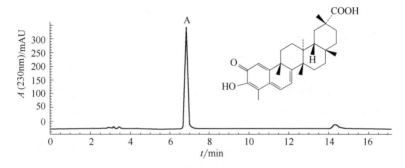

图 7-34　雷公藤红素的化学结构式及粗提物的 HPLC 分析图[18]

HPLC 条件：色谱柱 YMC-Pack ODS-A （150mm×4.6mm i.d.，5μm）；柱温 25℃；
流动相，乙腈-0.005mol/L 正磷酸 （85:15，体积比）；流速 1mL/min；检测波长 230nm

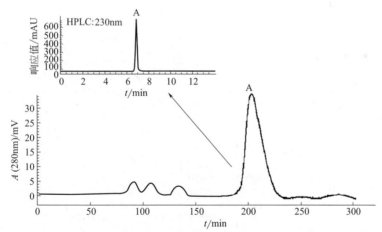

图 7-35　雷公藤红素粗提物的制备 CCC 色谱分离图及 HPLC 分析图[18]

CCC 分离条件：柱体积 1600mL；转速 400r/min；柱温 35℃；溶剂系统，石油醚-乙酸乙酯-
四氯化碳-甲醇-水 （1:1:8:6:1，体积比）；流动相为下相；流速 4mL/min；检测波长 280nm；
进样量 1020mg；固定相保留率 78.1%；液相条件，色谱柱 YMC-Pack ODS-A
（150mm×4.6mm i.d.，5μm）；柱温 25℃；流动相，乙腈-0.005mol/L 正磷酸 （85:15，体积比）；
流速 1mL/min；检测波长 230nm

7.16 灵芝

灵芝为多孔菌科真菌赤芝 *Ganoderma lucidum* （Leyss. ex Fr. ） Karst. 或紫芝 *Ganoderma sinense* Zhao. Xu et Zhang 的干燥子实体，具有补气安神、止咳平喘的功效。灵芝含有萜类物质，主治虚劳、咳嗽、气喘、失眠、消化不良、恶性肿瘤等，对人肝癌细胞具有细胞毒作用，也能抑制组织胺的释放，具有保肝和抗过敏作用等，其主要有效成分有灵芝酸 C6、灵芝酸 E、灵芝酸 F、灵芝酸 A、灵芝酸 B、灵芝酸 G、灵芝酸 D、灵芝烯酸 D 等。

【主要化学成分与结构】

编号	名称	CAS 号	分子式	分子量
1	灵芝酸 C6（ganoderic acid C6）	105742-76-5	$C_{30}H_{42}O_8$	530
2	灵芝酸 E（ganoderic acid E）	98665-14-6	$C_{30}H_{40}O_7$	512
3	灵芝酸 F（ganoderic acid F）	98665-15-7	$C_{32}H_{42}O_9$	570
4	灵芝酸 G（ganoderic acid G）	98665-22-6	$C_{30}H_{44}O_8$	532
5	灵芝酸 A（ganoderic acid A）	81907-62-2	$C_{30}H_{42}O_7$	514
6	灵芝酸 B（ganoderic acid B）	81907-61-1	$C_{30}H_{44}O_7$	516
7	灵芝酸 D（ganoderic acid D）	108340-60-9	$C_{30}H_{42}O_7$	514
8	灵芝烯酸 D（ganoderenic acid D）	100665-43-8	$C_{30}H_{40}O_7$	512

1 $R^1 = OH, R^2 = O, R^3 = OH, R^4 = O$
2 $R^1 = OH, R^2 = OH, R^3 = H, R^4 = OH$
3 $R^1 = O, R^2 = O, R^3 = OAc, R^4 = O$
4 $R^1 = OH, R^2 = OH, R^3 = OH, R^4 = O$
5 $R^1 = O, R^2 = OH, R^3 = H, R^4 = OH$
6 $R^1 = OH, R^2 = OH, R^3 = H, R^4 = O$
7 $R^1 = O, R^2 = OH, R^3 = H, R^4 = O$
8 20,22位为双键, $R^1 = O, R^2 = OH, R^3 = H, R^4 = O$

【主要化学成分提取、分离】[19]

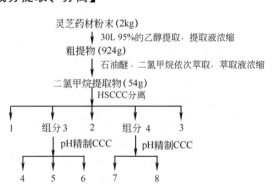

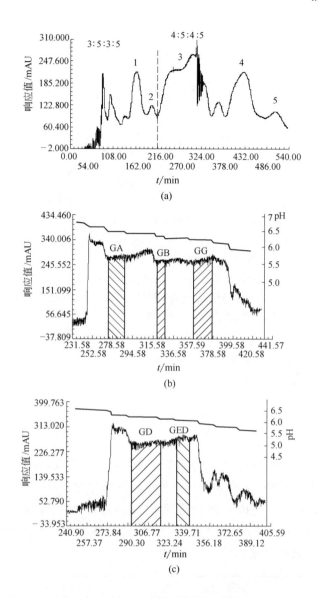

图 7-36　灵芝粗提物的 HSCCC 分离图

HSCCC 条件：(a) 林芝粗提物的 HSCCC，柱体积 260mL；溶剂系统，石油醚-乙酸乙酯-甲醇-水
（3：5：3：5，体积比；4：5：4：5，体积比）；流速 5.0mL/min；转速 500r/min；检测波长 254nm；
进样量 2g。(b) 组分 3 的 pH 区带精制逆流色谱，柱体积 260mL；溶剂体系，氯仿-甲醇-水
（13：7：4，体积比），上相加入 22mmol/L 氨水为固定相，下相加入 11mmol/L
三氟乙酸为流动相；流速 2.0mL/min；转速 800r/min；检测波长 254nm；进样量 568mg。
(c) 组分 4 的 pH 区带精制逆流色谱，柱体积 260mL；溶剂体系，氯仿-甲醇-水
（13：7：4，体积比），上相加入 22mmol/L 氨水为固定相，下相加入 11mmol/L
三氟乙酸为流动相；流速 2.0mL/min；转速 800r/min；检测波长 254nm；进样量 147mg。
1—灵芝酸 E（76mg，90%）；2—灵芝酸 C6（38mg，97%）；5—灵芝酸 F（32mg，90%）；
GA—灵芝酸 A（64mg，91%）；GB—灵芝酸 B（25mg，98%）；GG—灵芝酸 G（36mg，96%）；
GD—灵芝酸 D（28mg，98%）；GED—灵芝烯酸 D（11mg，98%）

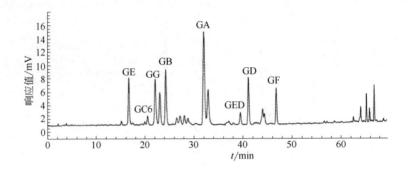

图 7-37 灵芝粗提物的 HPLC 分析图

HPLC 条件：Supelco discovery C_{18} 柱（4.6mm×250mm，5μm）；柱温 40℃；

流速 1.0mL/min；进样量 10μL；流动相，乙腈（A）-0.01％冰醋酸（B），梯度洗脱，

0～30min（28％～32％A），30～40min（32％～40％A），40～50min（40％～50％A），

50～70min（50％～100％A）。GE—灵芝酸 E；GC6—灵芝酸 C6；GF—灵芝酸 F；

GA—灵芝酸 A；GB—灵芝酸 B；GG—灵芝酸 G；GD—灵芝酸 D；GED—灵芝烯酸 D

7.17 龙胆

龙胆为龙胆科植物条叶龙胆 *Gentiana manshurica* Kitag. 、龙胆 *Gentiana scabra* Bge. 、三花龙胆 *Gentiana triflora* Pall. 或坚龙胆 *Gentiana rigescens* Franch. 的干燥根和根茎。龙胆性味苦，寒。归肝、胆经，功效清热燥湿，泻肝胆火。用于湿热黄疸，阴肿阴痒，带下，湿疹瘙痒，肝火目赤，耳鸣耳聋，胁痛口苦，强中，惊风抽搐。现代药理研究表明，龙胆有抗菌消炎、利胆保肝的作用。其主要活性成分为 8-羟基-10-氢当药苷、獐牙菜苦苷、三叶苷等。

【主要化学成分与结构】

编号	名称	CAS 号	分子式	分子量
1	8-羟基-10-氢当药苷（8-hydroxy-10-hydrosweroside）	82509-41-9	$C_{16}H_{24}O_{10}$	376
2	獐牙菜苦苷（swertiamarin）	17388-39-5	$C_{16}H_{22}O_{10}$	374
3	三叶苷（trifloroside）	53823-10-2	$C_{35}H_{42}O_{20}$	782

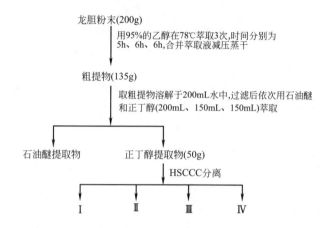

3

【主要化学成分提取、分离】[20]

龙胆粉末(200g)

用95%的乙醇在78℃萃取3次,时间分别为
5h、6h、6h,合并萃取液减压蒸干

粗提物(135g)

取粗提物溶解于200mL水中,过滤后依次用石油醚
和正丁醇(200mL、150mL、150mL)萃取

石油醚提取物　　　正丁醇提取物(50g)

HSCCC分离

Ⅰ　　Ⅱ　　Ⅲ　　Ⅳ

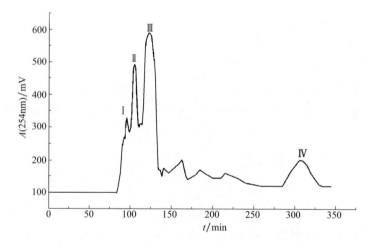

图 7-38　龙胆粗提物的制备 HSCCC 分离图

HSCCC 条件：溶剂系统，正己烷-正丁醇-甲醇-0.4％乙酸水（1.4∶8∶3∶15.5），上相作为固定相，
下相作为流动相；流速 1.5mL/min（前 3h），2.5mL/min（3h 之后）；转速 750r/min（前 3h），
800r/min（3h 之后）；检测波长 254nm；进样量 50mg 样品溶于 2mL 下相。

Ⅰ—未知物；Ⅱ—8-羟基-10-氢当药苷；Ⅲ—獐牙菜苦苷；Ⅳ—三叶苷

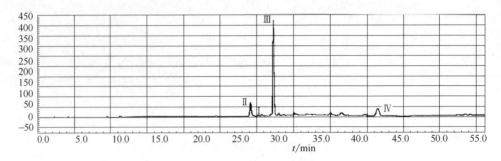

图 7-39　龙胆粗提物的 HPLC 分析图

HPLC 条件：Diamonsil C$_{18}$柱（250mm×4.6mm，I.D.，5μm）；紫外检测波长 254nm；流动相，

甲醇-0.4％乙酸水，梯度洗脱：0～20min，10％～25％甲醇，20～30min，（25％～55％）甲醇，

30～60min，55％～80％甲醇，60～61min，80％～100％甲醇，61～81min，甲醇 100％；

流速 0.8mL/min。Ⅱ—8-羟基-10-氢当药苷；Ⅲ—獐牙菜苦苷；Ⅳ—三叶苷

7.18　木香

木香为菊科植物木香 *Aucklandia lappa* Decne. 的干燥根。现代药理研究表明，木香的主要活性成分倍半萜内酯具有抗菌、镇痛和抗病毒活性，其中主要包括木香烃内酯和去氢木香内酯等。

【主要化学成分与结构】

编号	名称	CAS号	分子式	分子量
1	木香烃内酯（costunolide）	553-21-9	C$_{15}$H$_{20}$O$_2$	232
2	去氢木香内酯（dehydrocostuslactone）	477-43-0	C$_{15}$H$_{18}$O$_2$	230

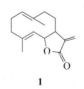

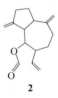

1　　　　　　　　2

【主要化学成分提取、分离】[21]

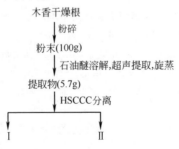

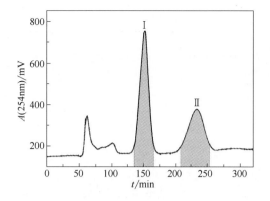

图 7-40　木香粗提物的制备 HSCCC 分离图

HSCCC 条件：溶剂系统，石油醚-甲醇-水（5∶6.5∶3.5），上相作为固定相，下相作为流动相；

流速 2mL/min；转速 900r/min；进样量 110mg；固定相保留率 50%。

Ⅰ—木香烃内酯；Ⅱ—去氢木香内酯

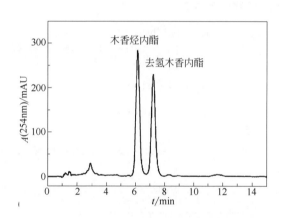

图 7-41　木香粗提物的 HPLC 分析图

HPLC 条件：反相 YWG C$_{18}$色谱柱（200mm×4.6mm I.D.，10μm）；紫外检测波长 254nm；

流速 1.5mL/min；流动相，甲醇-水＝70∶30

7.19　柿子叶

　　柿子叶为柿树科植物柿 *Diospyroskaki* L. f. 的干燥叶。柿子叶味苦、性寒，具有抗菌消炎、生津止渴、清热解毒、润肺强心、镇咳止血、抗癌防癌等多种保健功能。现代药理研究表明，柿叶具有扩张血管（软化血管）、降脂降压、抗氧化、止血、疗疮等多种功效。其中有效成分是五环三萜类化合物，主要物质为三萜酸：马尾柴酸、rotungentic acid、24-羟基乌苏酸、乌苏酸等。

【主要化学成分与结构】

编号	名称	CAS 号	分子式	分子量
1	马尾柴酸(barbinervic acid)	64199-78-6	$C_{30}H_{48}O_5$	488
2	rotungenic acid	121467-43-4	$C_{30}H_{48}O_5$	488
3	24-羟基乌苏酸(24-hydroxy ursolic acid)	151214-01-6	$C_{30}H_{48}O_4$	472
4	乌苏酸(ursolic acid)	77-52-1	$C_{30}H_{48}O_3$	456

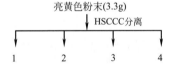

1 $R^1=3\alpha\text{-OH}, R^2=\text{OH}, R^3=\text{OH}$
2 $R^1=3\beta\text{-OH}, R^2=\text{OH}, R^3=\text{OH}$
3 $R^1=3\beta\text{-OH}, R^2=\text{OH}, R^3=\text{H}$
4 $R^1=3\beta\text{-OH}, R^2=\text{H}, R^3=\text{H}$

【主要化学成分提取、分离】[22]

柿子叶粉末(100g)

↓ 热石油醚脱脂，然后用400mL乙酸乙酯在70℃
　萃取两次，合并萃取物，减压蒸干

乙酸乙酯萃取物(6.7g)

↓ 热的石油醚脱脂，然后溶解于乙醇中，加
　入活性炭脱色(3次/2h)，减压蒸干

残渣

↓ 重结晶，过滤分离出大部分乌苏酸，
　滤液减压蒸干

亮黄色粉末(3.3g)

↓ HSCCC分离

1　2　3　4

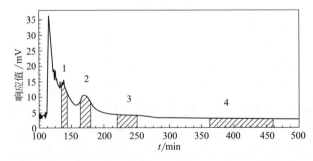

图 7-42　柿子叶粗提物的制备 HSCCC 分离图

HSCCC 条件：溶剂系统，正己烷-乙酸乙酯-甲醇-水（3∶6∶4∶2），上相作为固定相，下相作为流动相；
流速 5mL/min；进样量 750mg；固定相保留率 53.5%；转速 450r/min；温度 20℃；检测波长 213.9nm
1—马尾柴酸；2—rotungenic acid；3—24-羟基乌苏酸；4—乌苏酸

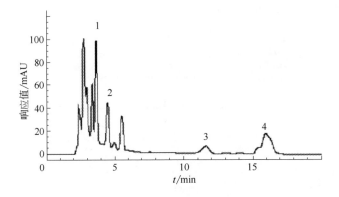

图 7-43　柿子叶粗提物的 HPLC 分析图

HPLC 条件：Agilent Zorbax SB-C$_{18}$反相色谱柱（5μm，250mm×4.6mm，i. d. ）；

柱温 30℃；紫外检测波长 210nm；流动相，甲醇-0.1%磷酸＝88：12；流速 1mL/min

1—马尾柴酸；2—rotungenic acid；3—24-羟基乌苏酸；4—乌苏酸

7.20　土荆皮

土荆皮为松科植物金钱松 *Pseudolarix amabilis*（*Nelson*）Rehd. 的干燥根皮或近根树皮。具有祛风除湿、杀虫止痒的功效，主治疥癣，湿疹，神经性皮炎。现代药理研究表明，土荆皮具有抗病原微生物、抗生育、止血、抗癌活性等作用，主要活性物质为萜类化合物。

【主要化学成分与结构】

编号	名称	CAS 号	分子式	分子量
1	土荆皮甲酸	82508-32-5	C$_{22}$H$_{28}$O$_6$	388
2	土荆皮乙酸	82508-31-4	C$_{23}$H$_{28}$O$_8$	432
3	土荆皮甲酸葡萄糖苷	98891-44-2	C$_{28}$H$_{38}$O$_{11}$	550
4	土荆皮乙酸葡萄糖苷	98891-41-9	C$_{29}$H$_{38}$O$_{13}$	594

【主要化学成分提取、分离】[23]

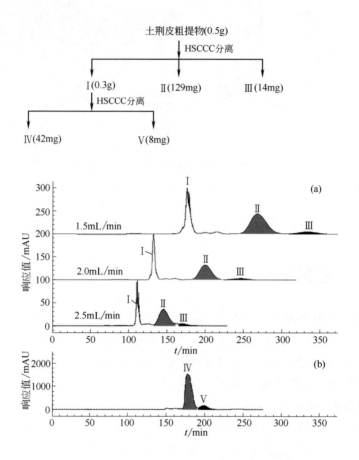

图 7-44　土荆皮粗提物的制备 HSCCC 分离图

HSCCC 条件：溶剂系统，（a）正己烷-乙酸乙酯-甲醇-水（5∶5∶5∶5），（b）正己烷-乙酸乙酯-甲醇-水（1∶9∶4∶6），上相作为固定相，下相作为流动相；温度 20℃；流速，（a）依次为 1.5mL/min、2.0mL/min、2.5mL/min，（b）1.5mL/min；进样量 500mg；检测波长 260nm；转速 800r/min。Ⅰ—未知化合物；Ⅱ—土荆皮乙酸；Ⅲ—土荆皮甲酸；Ⅳ—土荆皮乙酸葡萄糖苷；Ⅴ—土荆皮甲酸葡萄糖苷

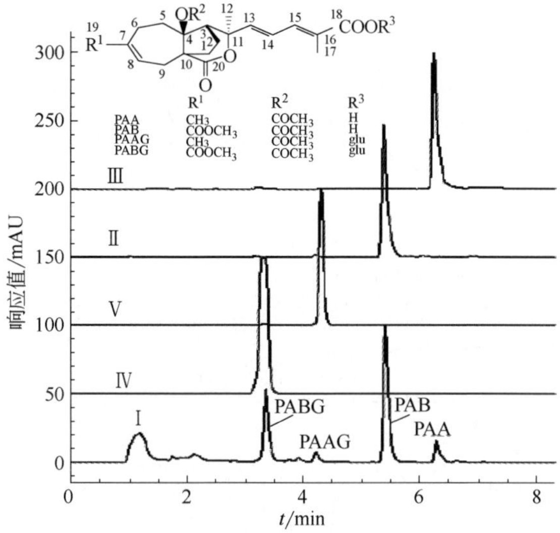

图 7-45　土荆皮粗提物和分离后组分的 HPLC 分析图

HPLC 条件：色谱柱，Waters Sun Fire™ C_{18}分离柱（150mm×64.6mm，i.d.，5μm）；柱温 25℃；紫外检测波长 260nm；流动相，乙腈-0.1%醋酸水（梯度：0～3min，乙腈 40%～60%，3～4min，乙腈 60%～85%，4～7min，乙腈 100%）；流速 1mL/min；进样量 10μL。

Ⅰ—未知化合物；Ⅱ—土荆皮乙酸；Ⅲ—土荆皮甲酸；Ⅳ—土荆皮乙酸葡萄糖苷；Ⅴ—土荆皮甲酸葡萄糖苷

7.21　乌药

乌药为樟科山胡椒属植物乌药 *Lindera aggregata*（Sims）Kosterm. 的干燥块根，具有行气止痛、温肾散寒的功效。乌药中含呋喃倍半萜及其内酯类化合物，主要成分为乌药内酯、乌药醇等。具有抗菌、抗病毒作用，对金黄色葡萄球菌、甲型溶血性链球菌、伤寒杆菌、变形杆菌、绿脓杆菌、大肠杆菌均有抑制作用；乌药水煎液可以显著抑制溃疡的形成，可明显对抗乙醇诱发的细胞损伤，具有细胞保护作用；乌药根中呋喃倍半萜组分，对实验性肝损伤有预防作用，并可保护肝脏免受脂肪浸润。

【主要化学成分与结构】

编号	名称	CAS 号	分子式	分子量
1	乌药内酯(linderalactone)	728-61-0	$C_{15}H_{16}O_3$	244
2	乌药醇(lindenenol)	26146-27-0	$C_{15}H_{18}O_2$	230

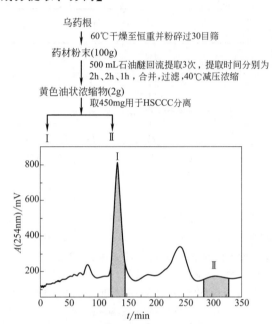

【主要化学成分提取、分离】[24]

乌药根

   ↓ 60℃干燥至恒重并粉碎过30目筛

药材粉末(100g)

   ↓ 500 mL石油醚回流提取3次，提取时间分别为
      2h、2h、1h，合并，过滤，40℃减压浓缩

黄色油状浓缩物(2g)

   ↓ 取450mg用于HSCCC分离

图 7-46　乌药粗提物的制备 HSCCC 分离图

HSCCC 条件：柱体积 260mL；溶剂系统，石油醚-乙酸乙酯-甲醇-水（5∶5∶6∶4），上相作为固定相，下相作为流动相；流速 2mL/min；柱温 25℃；进样量 450mg；检测波长 254nm；转速 850r/min；固定相保留率 50％。Ⅰ—乌药内酯（40.2mg，99.7％）；Ⅱ—乌药醇（64.8mg，98.2％）

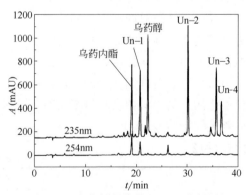

图 7-47　乌药粗提物的 HPLC 分析图

HPLC 条件：SPHERIGEL ODS C_{18}柱（4.6mm×250mm，5μm）；紫外检测波长 235nm 和 254nm；流速 1.0mL/min；流动相，乙腈（A）水（B），0～30min，30％～84％A

7.22 香附

香附为莎草科多年草本植物莎草 *Cyperus rotundus* L. 的干燥根茎。香附含有的主要化学成分为挥发油类、糖类、生物碱类等。挥发油中含有多种单萜、倍半萜及其氧化物。香附的专属成分 α-香附酮为桉烷型倍半萜。香附挥发油具有抗炎退热的作用。

【主要化学成分与结构】

编号	名称	CAS 号	分子式	分子量
1	α-香附酮(α-Cyperone)	473-08-5	$C_{15}H_{22}O$	218

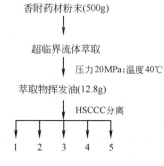

1

【主要化学成分提取、分离】[25]

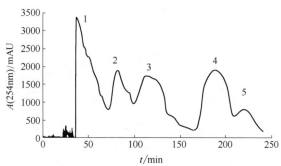

图 7-48 香附粗提物的 HSCCC 分离图

HSCCC 条件：溶剂系统，正己烷-乙酸乙酯-甲醇-水（1∶0.2∶1.1∶0.2），
上相作为固定相，下相作为流动相；流速 2mL/min；检测波长 254nm；进样量 900mg；
峰 1～3 和 5 为未知化合物，峰 4 为 α-香附酮

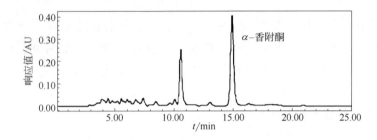

图 7-49　香附粗提物的 HPLC 分析图

HPLC 条件：Shim-pack VP-ODS 柱（250mm×4.6mm，i.d.）；检测波长 254nm；

柱温 25℃；流速 1.0mL/min；流动相，甲醇-水（80∶20）

7.23　小白花地榆

小白花地榆为蔷薇科植物小白花地榆 *Sanguisorba parviflora*（Maxim.）Tadeda 的干燥根。现代药理研究表明，小白花地榆中的三萜类成分具有收敛、止血、消炎等药理作用，其中主要活性成分包括 28-*nor*-17,22-*seco*-2α,3β,19,22,23-pentahydroxy-Δ^{12}-oleanane、bellericagenin B、arjunglucoside I、bellericaside B 等多种三萜类。

【主要化学成分与结构】

编号	名称	CAS 号	分子式	分子量
1	28-*nor*-17,22-*seco*-2α,3β,19,22,23-pentahydroxy-Δ^{12}-oleanane	950583-38-7	$C_{29}H_{50}O_5$	478
2	bellericagenin B	109742-48-5	$C_{30}H_{48}O_7$	520
3	arjunglucoside I	62319-70-4	$C_{36}H_{58}O_{11}$	666
4	bellericaside B	141630-24-2	$C_{36}H_{58}O_{12}$	682

【主要化学成分提取、分离】[26]

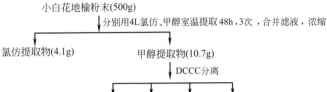

小白花地榆粉末(500g)

↓ 分别用4L氯仿、甲醇室温提取48h,3次，合并滤液，浓缩

氯仿提取物(4.1g)　　　甲醇提取物(10.7g)

↓ DCCC分离

1　　2　　3　　4

7.24　野马追

　　野马追为菊科泽兰属植物轮叶泽兰 *Eupatorium lindleyanum* DC. 的干燥地上部分。其主要活性成分有黄酮类、生物碱类、香豆素类、酯类和萜类等。药理学研究表明野马追中分离的一些倍半萜内酯具有抗癌等活性，其中萜类包括3β-Hydroxy-8β-[4c-hydroxytigloyloxy]-costunolide、野马追内酯 A 和野马追内酯 B。

【主要化学成分与结构】

编号	名称	CAS 号	分子式	分子量
1	3β-hydroxy-8β-[4c-hydroxytigloyloxy]-costunolide		$C_{19}H_{22}O_6$	346
2	野马追内酯 A(eupalinolide A)	877822-41-8	$C_{24}H_{30}O_9$	462
3	野马追内酯 B(eupalinolide B)	877822-40-7	$C_{24}H_{30}O_9$	462

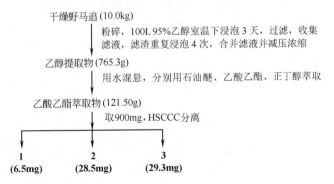

R=H
1

R=CH₂OOCH₂CH₃
2

R=CH₂OOCH₂CH₃
3

【主要化学成分提取、分离】[27]

干燥野马追(10.0kg)

↓ 粉碎，100L 95%乙醇室温下浸泡 3 天，过滤，收集滤液，滤渣重复浸泡 4 次，合并滤液并减压浓缩

乙醇提取物 (765.3g)

↓ 用水混悬，分别用石油醚、乙酸乙酯、正丁醇萃取

乙酸乙酯萃取物 (121.50g)

↓ 取900mg, HSCCC分离

1　　　　2　　　　3
(6.5mg)　(28.5mg)　(29.3mg)

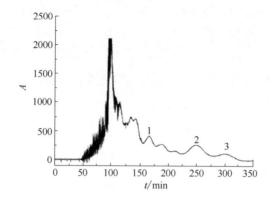

图 7-50　野马追乙酸乙酯提取物的制备 HSCCC 分离图

HSCCC 条件：溶剂系统，正己烷-乙酸乙酯-甲醇-水（1：2：1：2），上相作为固定相，

下相作为流动相；流速 2mL/min；进样量 900mg；检测波长 254nm；转速 900r/min；温度 30℃。

1—3β-hydroxy-8β-[4c-hydroxytigloyloxy]-costunolide；

2—野马追内酯 A；3—野马追内酯 B

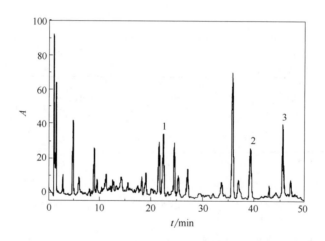

图 7-51　野马追乙酸乙酯提取物的 HPLC 分析图

HPLC 条件：XDB-C$_{18}$柱（4.6mm×100mm，3μm）；检测波长 254nm；柱温 30℃；

流速 1.0mL/min；进样量 25μL；流动相，0.4％磷酸水-乙腈，梯度洗脱：0～10min，

10％～20％乙腈；10～35min，20％～27％乙腈；35～45min，27％～35％乙腈；45～50min，

35％～10％乙腈。1—3β-hydroxy-8β-[4c-hydroxytigloyloxy]-costunolide；

2—野马追内酯 A；3—野马追内酯 B

7.25　银杏叶

银杏叶为银杏科植物银杏 *Ginkgo biloba* L. 的干燥叶。银杏叶提取物具有独特的药理活性及巨大的临床应用价值，银杏内酯为银杏叶提取物中主要的药效成分之一，主要包括银杏内酯 A、银杏内酯 B、银杏内酯 C 和白果内酯。银杏内酯是天然的血小板活化因子拮抗剂，其中以银杏内酯 B 的活性最高，有望成为治疗休克、过敏性哮喘、中风、移植排斥、血液透析等症的一类新药。

【主要化学成分与结构】

编号	名称	CAS 号	分子式	分子量
1	白果内酯(bilobalide)	33570-04-6	$C_{15}H_{18}O_8$	326
2	银杏内酯 A(ginkgolide A)	15291-75-5	$C_{20}H_{24}O_9$	408
3	银杏内酯 B(ginkgolide B)	15291-77-7	$C_{20}H_{24}O_{10}$	424
4	银杏内酯 C(ginkgolide C)	15291-76-6	$C_{20}H_{24}O_{11}$	440

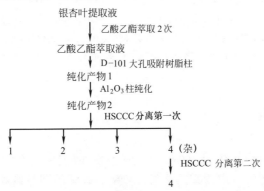

【主要化学成分提取、分离】[28]

银杏叶提取液
↓ 乙酸乙酯萃取 2 次
乙酸乙酯萃取液
↓ D-101 大孔吸附树脂柱
纯化产物 1
↓ Al_2O_3 柱纯化
纯化产物 2
↓ HSCCC 分离第一次

1　　2　　3　　4（杂）
↓ HSCCC 分离第二次
4

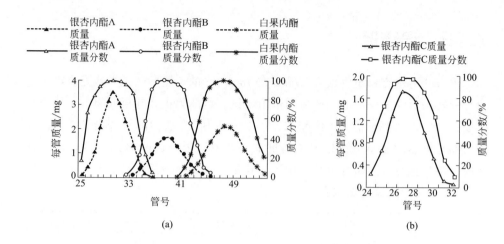

图 7-52　银杏叶粗提物的制备 HSCCC 分离图

HSCCC 条件（a）：溶剂系统，正己烷-乙酸乙酯-甲醇-水（4∶5∶3∶5），上相作为固定相，

下相作为流动相；流速 2mL/min；转速 800r/min。1—银杏内酯 A；2—银杏内酯 B；3—白果内酯。

HSCCC 条件（b）：溶剂系统，正己烷-乙酸乙酯-甲醇-水（2∶6∶3∶5），上相作为固定相，

下相作为流动相；流速 2mL/min；转速 800r/min。4—银杏内酯 C

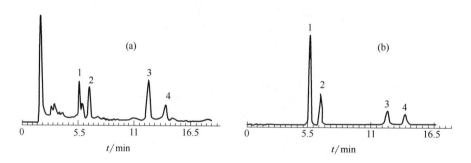

图 7-53　银杏叶粗提物（a）和对照品（b）的 HPLC 分析图

HPLC 条件：Phenomenex Luna C_{18}色谱柱（150mm×4.6mm，5μm）；蒸发光散射检测器（ELSD）；

流动相，甲醇-水＝35∶65；流速 1.0mL/min；进样量 20μL。

1—白果内酯；2—银杏内酯 C；3—银杏内酯 A；4—银杏内酯 B

7.26　紫菀

　　紫菀为菊科植物紫菀 *Aster tataricus* L. f. 的干燥根和根茎。具有润肺下气、止咳祛痰的功效，主治支气管炎、咳嗽、肺结核和咯血等症，现代药理研究表明，紫菀具有祛痰镇咳、平喘、抗肿瘤、抑菌、抗氧化活性等作用，其主要活性成分为紫菀酮。

【主要化学成分与结构】

编号	名称	CAS 号	分子式	分子量
1	紫菀酮(shionone)	10376-48-4	$C_{30}H_{50}O$	426

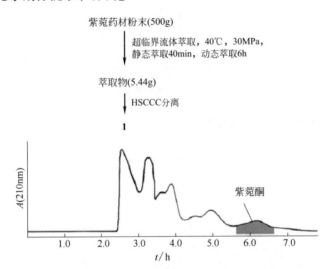

【主要化学成分提取、分离】[29]

紫菀药材粉末(500g)

↓ 超临界流体萃取,40℃,30MPa,
静态萃取40min,动态萃取6h

萃取物(5.44g)

↓ HSCCC分离

1

图 7-54 紫菀粗提物的制备 HSCCC 分离图

HSCCC 条件:溶剂系统,正己烷-甲醇(2∶1),上相作为固定相,下相作为流动相;流速 1.5mL/min;
进样量 500mg;固定相保留率 31.7%;检测波长 210nm;转速 850r/min。1—紫菀酮

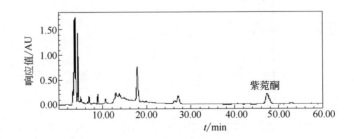

图 7-55 紫菀粗提物的 HPLC 分析图

HPLC 条件:色谱柱,Shim-pack VP-ODS 柱(250mm×4.6mm,i.d.,5μm);柱温 25℃;
紫外检测波长 200nm;流速 1.0mL/min;进样量 10μL;流动相,乙腈

7.27 栀子

栀子为茜草科植物栀子 *Gardenia jasminoides* Ellis 的果实。具有护肝、利胆、降压、镇静、止血、消肿等作用。在中医临床上常用于治疗黄疸型肝炎、扭挫伤、高血压、糖尿病等症。其主要有效成分是以栀子苷为代表的环烯醚萜苷类。

【主要化学成分与结构】

编号	名称	CAS 号	分子式	分子量
1	栀子苷（geniposide）	24512-63-8	$C_{17}H_{24}O_{10}$	388

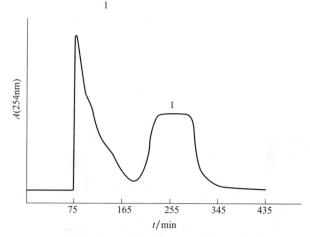

【主要化学成分提取、分离】[30]

栀子药材粉末
↓ 50%乙醇(4L)加热回流3次，各2h，合并提取液
乙醇浸膏
↓ 大孔吸附树脂柱D101，水、20%、95%乙醇依次洗脱
收集20%洗脱液
↓ 减压回收溶剂并真空干燥
粗提物(46.6g)
↓ HSCCC分离
1

图 7-56　栀子粗提物的 HSCCC 分离图

HSCCC 条件：溶剂系统，乙酸乙酯-正丁醇-水（2∶1.5∶3）；螺旋管体积 1000mL；上相为固定相，下相为流动相；流速 5mL/min；进样量 1g/50mL；转速 550r/min；检测波长 254nm；固定相保留率 70%。1—栀子苷（389mg，98%）

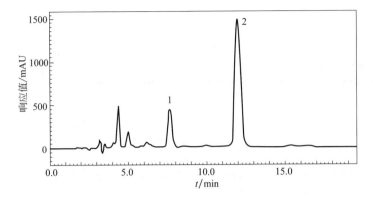

图 7-57　栀子粗提物的 HSCCC 色谱图对应峰的 HPLC 分析图

HPLC 分析条件：反相 Diamonsil C$_{18}$柱（4.6mm×200mm i.d，5μm）；流动相，甲醇-水-醋酸（30：70：1）；流速 0.9mL/min；检测波长 238nm；柱温 25℃；进样体积 20μL。2—栀子苷

参　考　文　献

[1]　Li J K，Ma X C，Li F Y，Wang J K，Chen H R，Wang G，Lv X，Sun C K，J M Jia. J. Sep. Sci. ，2010，33：1325-1330.

[2]　李佳莲 . 山东中医药大学硕士学位论文，2013，38-46.

[3]　Huang J Y，Xu X J，C Xie C Y，Xie Z S，Yang M. J. Liq. Chromatogr. R. T，2013，36：419-427.

[4]　Du Q Z，Jerz G，Winterhalter P. J. Chromatogr. A，2003，984：147-151.

[5]　魏芸，张天佑，吴克友 . 中国色谱，2002，20（6）：543-545.

[6]　He J，Zhang Y M，Ito Y，Sun W J. Chromatographia，2011，73：361-365.

[7]　He J，Li J，Sun W J，Zhang T Y，Ito Y. J. Liq. Chromatogr. R. T. ，2012，35：737-746.

[8]　Lu Y B，Sun C R，Liu R，Pan Y G. J. Chromatogr. A，2007，1146：125.

[9]　Dai X P，Huang Q，Zhou B，Gong Z C，Liu Z Q，Shi S Y. Food Chem. ，2013，139：563-570.

[10]　王艳，汤新强 . 大连医科大学学报，2009，31（4）：227-230.

[11]　Wang H Y，Wang J S，Luo J & Kong L J. Sep. Sci. Technol. ，2013，48：11，1745-1751.

[12]　Liang Z K，Xie Z S，Lam S C，Xu X J. J. Sep. Sci. ，2014，1-26.

[13]　Shi S Y，Zhang Y P，Huang K L，Liu S Q，Zhao Y. J. Liq. Chromatogr. R. T. ，2008，31：828-837.

[14]　Silva J C，Jham G，Oliveira R D，Leslie Brown. J. Chromatogr. A，2007，1151：203-210.

[15]　Wang D J，Fang L，Wang X，Qiu J Y，Huang L Q. Quim. Nova，2011，34：804-807.

[16]　井凤，傅茂润，段文娟，耿岩玲，王明林，王晓 . 食品与发酵工业，2011，37：199-202.

[17]　Peng A H，Li R，Hu J，Chen L J，Zhao X，Luo H D，Ye H Y，Yuan Y，Wei Y Q. J. Chromatogr. A，2008，1200：129-135.

[18]　Wu S H，Sun C R，Wang K W，Pan Y J. J. Chromatogr. A，2004，1028：171-174.

[19]　Cheng C R，Li Y F，Xu P P，Feng R H，Yang M，Guan S H，Guo D A. Food Chem. ，2012，130：1010-1016.

[20] Liang Y，Hu J Y，Chen H W，Zhang T Y，Ito Y. J. Liq. Chromatogr. R. T.，2007，30：509-520.

[21] Li A F，Sun A L，Liu R M. J. Chromatogr. A，2005，1076：193-197.

[22] Fan J P，He C H. J. Liq. Chromatogr. R. T.，2006，29：815-826.

[23] Han Q B，Wong L N，Fanny Lai，Yang N Y，Song J Z，Qiao C F，Xu H X. J. Sep. Sci.，2009，32：309-313.

[24] Sun Q H，Sun A L，Liu R M. J. Liq. Chromatogr. R. T.，2006，29：113-121.

[25] Shi X G，Wang X，Wang D J，Geng Y L，Liu J H. Sep. Sci. Technol，2010，44（3）：712-721.

[26] Nasser A L M，Mazzolin L P，Hiruma-Lima C A，Santos L S，Eberlin M N，Monteiro de Souza Brito A R，Vilegas W. 2006，64：695-699.

[27] 鄢贵龙，纪丽莲，罗玉明，胡永红. 淮阴师范学院学报（自然科学），2012，11（3）：261-265.

[28] 苏静，谈锋，李连强，谢峻，冯巍，陈斌. 中草药，2008，11：1644-1648.

[29] Wang D J，Bai A，Lin X，Fang L，Shu X，Shi X，Sun Q，Wang X. Acta Chromatogr.，2012，24（4）：615-625.

[30] Zhou T T，Fan G R，Hong Z Y，Chai Y F，Wu Y T. J. Chromatogr. A，2005，1100：76-80.

第 **8** 章 皂苷类化合物

8.1 大蒜

大蒜是百合科葱属植物蒜 *Allium sativum* L. 的鳞茎，是人们常用的调味品，也常被人们当作一种保健药物来预防感冒、提高身体免疫力及预防心血管系统疾病。大蒜含有丰富的挥发性含硫化合物以及甾体皂苷，是其主要活性成分。现代药理和临床研究发现，大蒜中的甾体皂苷有抗血小板聚集和提高纤溶活性、延长血液凝固时间的药理活性，研究表明其有防止和延缓血栓的形成，并使已形成的血栓溶解消失，治疗血栓病的作用。

【主要化学成分与结构】

编号	名称	分子式	分子量
1	(25S)-26-O-β-吡喃葡萄糖基-22-羟基-5-呋甾烷基-3,6,26-三醇-3-O-β-吡喃葡萄糖基-(1→2)-[β-D-吡喃葡萄糖基(1→3)]-O-β-D-吡喃葡萄糖基-(1→4)-O-β-D-吡喃半乳糖苷	$C_{57}H_{96}O_{30}$	1260
2	(25S)-26-O-β-D-吡喃葡萄糖基-22-甲氧基-5-呋甾烷基-3,6,26-三醇-3-O-β-D-吡喃葡萄糖基-(1→2)-O-[β-D-吡喃葡萄糖基-(1→3)]-O-β-D-吡喃葡萄糖基-(1→4)-O-β-D-吡喃半乳糖苷	$C_{58}H_{98}O_{30}$	1274
3	(25R)-26-O-β-D-吡喃葡萄糖基-22-甲氧基-5-呋甾烷基-3,6,26-三醇-3-O-β-D-吡喃葡萄糖基-(1→3)-O-β-D-吡喃葡萄糖基-(1→2)-O-[β-D-吡喃葡萄糖基-(1→3)]-O-β-D-吡喃葡萄糖基-(1→4)-O-β-D-吡喃半乳糖苷	$C_{64}H_{108}O_{35}$	1436
4	(25R)-26-O-β-D-吡喃葡萄糖基-22-甲氧基-5,6-呋甾烷基-3,26-二醇-3-O-β-D-吡喃葡萄糖基-(1→2)-O-[β-D-吡喃木糖基-(1→3)]-O-β-D-吡喃葡萄糖基-(1→4)-O-β-D-吡喃半乳糖苷	$C_{57}H_{96}O_{28}$	1228

1

2

3

4

【主要化学成分提取、分离】[1]

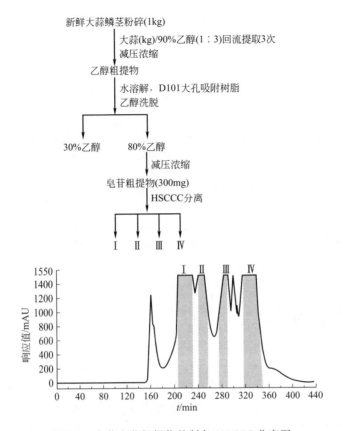

图 8-1 大蒜皂苷粗提物的制备 HSCCC 分离图

HSCCC 条件：总体积 300mL；溶剂系统，正丁醇：冰乙酸：乙酸铵水溶液（4∶1∶5），上相作为
固定相，下相作为流动相；流速 1mL/min；进样量 300mg；固定相保留率 43％。Ⅰ—(25S)-
26-O-β-吡喃葡萄糖基-22-羟基-5-呋甾烷基-3,6,26-三醇-3-O-β-吡喃葡萄糖基-(1→2)-
[β-D-吡喃葡萄糖基(1→3)]-O-β-吡喃葡萄糖基-(1→4)-O-β-D-吡喃半乳糖苷(23.5g,95.1％)；
Ⅱ—(25S)-26-O-β-D-吡喃葡萄糖基-22-甲氧基-5-呋甾烷基-3,6,26-三醇-3-O-β-D-
吡喃葡萄糖基-(1→2)-O-[β-D-吡喃葡萄糖基-(1→3)]-O-β-D-吡喃葡萄糖基-(1→4)-O-
β-D-吡喃半乳糖苷(14.7mg,98.7％)；Ⅲ—(25R)-26-O-β-D-吡喃葡萄糖基-22-甲氧基-5-
呋甾烷基-3,6,26-三醇-3-O-β-D-吡喃葡萄糖基-(1→3)-O-β-D-吡喃葡萄糖基-(1→2)-
O-[β-D-吡喃葡萄糖基-(1→3)]-O-β-D-吡喃葡萄糖基-(1→4)-O-β-D-
吡喃半乳糖苷(18.2mg,93.5％)；Ⅳ—(25R)-26-O-β-D-吡喃葡萄糖基-22-甲氧基-5,6-呋甾烷基-3,26-
二醇-3-O-β-D-吡喃葡萄糖基-(1→2)-O-[β-D-吡喃木糖基-(1→3)]-O-β-D-
吡喃葡萄糖基-(1→4)-O-β-D-吡喃半乳糖苷(7.0mg,96.3％)

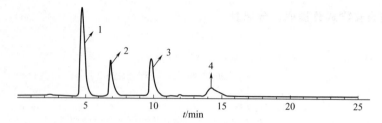

图 8-2 大蒜皂苷粗提物的 HPLC-ELSD 分析图

HPLC 条件：Agilent C$_{18}$柱（4.6mm×150mm，5μm）；检测器，ELSD（漂移管温度 90℃，载气流速 2L/min）；柱温 30℃；流速 1.0mL/min；流动相，甲醇-水＝60∶40。1—(25S)-26-O-β-吡喃葡萄糖基-22-羟基-5-呋甾烷基-3,6,26-三醇-3-O-β-吡喃葡萄糖基-(1→2)-[β-D-吡喃葡萄糖基(1→3)]-O-β-D-吡喃葡萄糖基-(1→4)-O-β-D-吡喃半乳糖苷；2—(25S)-26-O-β-D-吡喃葡萄糖基-22-甲氧基-5-呋甾烷基-3,6,26-三醇-3-O-β-D-吡喃葡萄糖基-(1→2)-O-[β-D-吡喃葡萄糖基-(1→3)]-O-β-D-吡喃葡萄糖基-(1→4)-O-β-D-吡喃半乳糖苷；3—(25R)-26-O-β-D-吡喃葡萄糖基-22-甲氧基-5-呋甾烷基-3,6,26-三醇-3-O-β-D-吡喃葡萄糖基-(1→3)-O-β-D-吡喃葡萄糖基-(1→2)-O-[β-D-吡喃葡萄糖基-(1→3)]-O-β-D-吡喃葡萄糖基-(1→4)-O-β-D-吡喃半乳糖苷；4—(25R)-26-O-β-吡喃葡萄糖基-22-甲氧基-5,6-呋甾烷基-3,26-二醇-3-O-β-D-吡喃葡萄糖基-(1→2)-O-[β-D-吡喃木糖基-(1→3)]-O-β-D-吡喃葡萄糖基-(1→4)-O-β-D-吡喃半乳糖苷

8.2 穿龙薯蓣

穿龙薯蓣 *Dioscorea nipponica* Makino 为薯蓣科薯蓣属植物，其根茎俗称穿山龙。现代药理研究表明穿龙薯蓣总皂苷具有治疗冠心病、抗动脉粥样硬化、调血脂、平喘、抗炎和抗肿瘤等药理作用。其有效成分主要为甾体皂苷类，包括薯蓣皂苷（dioscin）、纤细皂苷（gracillin）和水溶性皂苷。既是治疗心血管疾病药物的主要药源，又是合成多种甾体激素类和避孕类药物的薯蓣皂苷元（diosgenin）的重要原料之一。

【主要化学成分与结构】

编号	名称	CAS 号	分子式	分子量
1	薯蓣皂苷（dioscin）	19057-60-4	C$_{45}$H$_{72}$O$_{16}$	868

1

【主要化学成分提取、分离】[2]

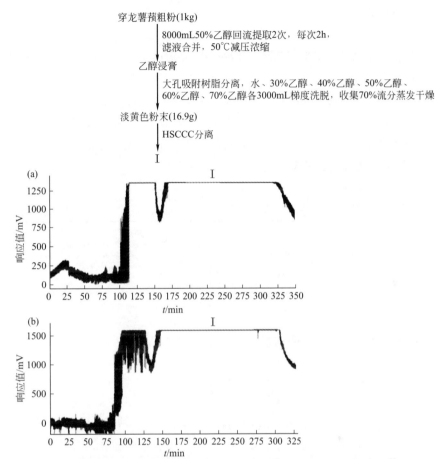

图 8-3 穿龙薯蓣粗提物两相溶剂系统的 HSCCC 分离图

HSCCC 条件：溶剂系统，正己烷-乙酸乙酯-乙醇-水（2：5：2：5，体积比），上相作为固定相，下相作为流动相；流速 1.5mL/min；转速 800r/min；ELSD 蒸汽流速 3.2L/min；分离管温度 115℃；分离比例 1：10；进样量 150mg；柱温 30℃；（a）溶剂系统是流动相各自分开制备；（b）溶剂系统是流动相混合制备。Ⅰ—薯蓣皂苷（57.62mg，99.1%）

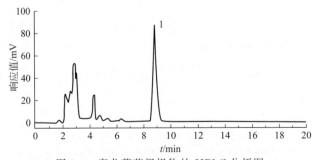

图 8-4 穿龙薯蓣粗提物的 HPLC 分析图

HPLC 条件：PAK C$_{18}$柱（250mm×4.6mm，5μm）；流动相，乙腈-水（55：45，体积比）；流速 0.8mL/min；ELS 蒸汽流速 2.5L/min；分离管温度 100℃；柱温 25℃。1—薯蓣皂苷

8.3　独角莲

独角莲为天南星科植物独角莲 *Typhonium giganteum* Engl 的块茎。现代药理研究表明独角莲外敷及内服已广泛用于治疗脑血管疾病、偏头痛、面神经麻痹、结核病等。独角莲主要成分为苷类、有机酸、氨基酸、甾醇、蛋白质、多肽类等，其皂苷类胡萝卜苷（苍耳苷）对体外培养的成骨样细胞有显著的促增殖作用，并且对氧化低密度脂蛋白损伤人微血管内皮细胞有防治作用，具有潜在的应用前景。

【主要化学成分与结构】

编号	名称	CAS 号	分子式	分子量
1	胡萝卜苷（daucosterol）	474-58-8	$C_{35}H_{60}O_6$	576

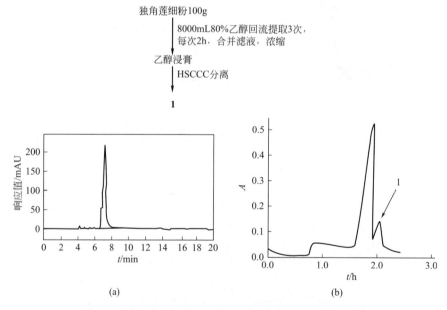

【主要化学成分提取、分离】[3]

独角莲细粉100g

　8000mL80%乙醇回流提取3次，
　每次2h，合并滤液，浓缩

乙醇浸膏

　HSCCC分离

1

图 8-5　独角莲浸提物中胡萝卜苷的 HPLC（a）和 HSCCC（b）色谱图

HPLC 条件：250mm×4.6mm×5μm，ODS；进样量 10μL；流速 0.5mL/min；
流动相，甲醇-水（10∶90，体积比）；柱温30℃；检测波长214nm。1—胡萝卜苷（6mg，98%）。
HSCCC 条件：溶剂系统，乙酸乙酯-正丁醇-乙腈-水＝5∶1∶1∶5，上相作为固定相，
下相作为流动相；流速 2mL/min；进样量200mg；转速 800r/min；检测波长214nm

8.4 甘草

甘草为豆科植物甘草 *Glycyrrhiza uralensis* Fisch.、胀果甘草 *Glycyrrhiza inflata* Bat. 或光果甘草 *Glycyrrhiza glabra* L. 的干燥根和根茎。甘草性平，味甘，有解毒、祛痰、止痛、解痉以及抗癌等药理作用。主要的活性成分是三萜类化合物，如甘草酸、甘草次酸等，另含有黄酮类等成分。现代药理研究证明，甘草酸是甘草中最重要的有效成分之一，具有抗炎、抗病毒和保肝解毒及增强免疫功能等作用。

【主要化学成分与结构】

编号	名称	CAS 号	分子式	分子量
1	甘草酸(glycyrrhizic acid)	1405-86-3	$C_{42}H_{62}O_{16}$	822

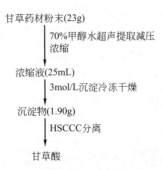

1

【主要化学成分提取、分离】[4]

甘草药材粉末(23g)

↓ 70%甲醇水超声提取减压浓缩

浓缩液(25mL)

↓ 3mol/L沉淀冷冻干燥

沉淀物(1.90g)

↓ HSCCC分离

甘草酸

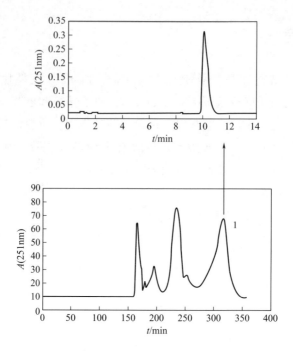

图 8-6　甘草粗提物的 HSCCC 分离图和 HPLC 分析图

HSCCC 条件：溶剂系统，乙酸乙酯-甲醇-水（5∶2∶5），上相作为固定相，下相作为流动相；

流速 1.5mL/min；进样量 130mg；进样体积 10mL；转速 1000r/min；检测波长 251nm；

固定相保留率 18.1%。HPLC 条件：反相 Symmetry C_{18}柱（150mm×3.9mm i. d.，5μm）；

柱温 30℃；流动相，甲醇-水-乙酸（65∶34∶1）；流速 1.0mL/min；检测波长 251nm；

进样体积 20μL。1—甘草酸（42.2mg，96.8%）

8.5　黄芪

黄芪为豆科植物蒙古黄芪 *Astragalus membranaceus*（Fisch.）Bge. var. *mongholicus*（Bge.）Hsiao 或膜荚黄芪 *Astragalus membranaceus*（Fisch.）Bge. 的干燥根。黄芪主要化学成分为皂苷类、黄酮类、联苯衍生物、多糖等，具有补气固表、利尿脱毒、排脓、敛疮生肌的功效。现代药理研究表明，其中所含的皂苷类成分是主要的活性成分之一。

【主要化学成分与结构】

编号	名称	CAS 号	分子式	分子量
1	黄芪皂苷Ⅳ（astragaloside Ⅳ）	83207-58-3	$C_{41}H_{68}O_{14}$	784
2	黄芪皂苷Ⅱ（astragaloside Ⅱ）	84676-89-1	$C_{43}H_{70}O_{15}$	826
3	黄芪皂苷Ⅰ（astragaloside Ⅰ）	84680-75-1	$C_{43}H_{68}O_{16}$	840
4	乙酰黄芪皂苷Ⅰ（acetylastragaloside Ⅰ）	84687-47-8	$C_{47}H_{74}O_{17}$	910

1

2

3

4

【主要化学成分提取、分离】[5]

黄芪药材粉末(3kg)

　70%乙醇回流提取2h，两次各2.4L、
　1.8L，60℃减压浓缩干燥

乙醇浓缩液400mL

　溶于水中，共800mL，D101大孔吸附树脂分离，
　8L 20%乙醇、6L 70%乙醇洗脱，共收集15个馏分，各400mL，
　4～11馏分HPLC分析，50℃减压浓缩干燥

淡黄色粉末2.64g

　HSCCC分离

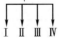

Ⅰ　Ⅱ　Ⅲ　Ⅳ

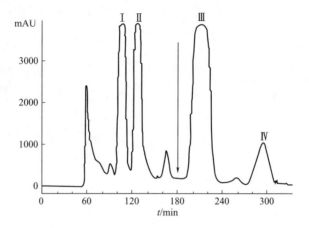

图 8-7　通过 D101 大孔吸附树脂纯化的黄芪粗提物的 HSCCC 分离图

HSCCC 条件：溶剂系统，正己烷-乙酸乙酯-乙醇-水（1∶0.6∶0.6∶1）；转速 900r/min；

流速 1.4mL/min；进样量 250mg；180min 后；溶剂系统，下相作为流动相，正己烷-乙酸乙酯-

乙醇-水（1∶1∶1∶1）；ELSD 管温 105℃；流速 2.5L/min；分离比率 5∶1。

Ⅰ—黄芪皂苷Ⅳ，26.5mg，97.6%；Ⅱ—黄芪皂苷Ⅱ，28.2mg，96.8%；

Ⅲ—黄芪皂苷Ⅰ，48.7mg，98.8%；Ⅳ—乙酰黄芪皂苷Ⅰ，17.6mg，96.4%

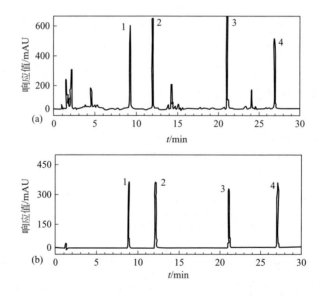

图 8-8　黄芪粗提物（a）和黄芪甲苷标准品（b）的 HPLC 分析图

HPLC 条件：C_{18}柱（250mm×4.6mm i.d.，5μm）；流动相：乙腈（A）-0.5%乙酸水液（B），

线性梯度洗脱：33%～50% A（0～15min），50%～75% A（15～30min）；进样量 20μL；

柱温 25℃；ELSD 流速 2.5L/min，管温 105℃。1—黄芪皂苷 Ⅳ；2—黄芪皂苷 Ⅱ；

3—黄芪皂苷 Ⅰ；4—乙酰黄芪皂苷Ⅰ

8.6 桔梗

桔梗为桔梗科植物桔梗 *Platycodon grandiflorum*（Jacq.）A. DC. 的干燥根。桔梗的主要活性成分有皂苷、黄酮、酚类化合物等。现代药理研究表明，桔梗皂苷类化合物具有抗炎、祛痰、保肝、降血糖、抑制脂肪吸收、抗氧化、抗菌、抗肿瘤等广泛的药理作用，其中主要活性成分包括 deapi-platycoside E、platycoside E、deapi-platycodin D_3、platycodin D_3、deapi-platycodin D、platycodin D、3″-*O*-acetylplatycodin D、3″-*O*-acetylpolygalacin D、2″-*O*-acetylplatycodin D、2″-*O*-acetylpolygalacin D 等。

【主要化学成分与结构】

编号	名称	CAS 号	分子式	分子量
1	deapi-platycoside E	849758-42-5	$C_{64}H_{104}O_{34}$	1416
2	platycoside E	237068-41-6	$C_{69}H_{112}O_{38}$	1548
3	deapi-platycodin D_3	67884-05-3	$C_{58}H_{94}O_{29}$	1254
4	platycodin D_3	67884-03-1	$C_{63}H_{102}O_{33}$	1386
5	deapi-platycodin D	78763-58-3	$C_{52}H_{84}O_{24}$	1092
6	platycodin D	58479-68-8	$C_{57}H_{92}O_{28}$	1224
7	3″-*O*-acetylplatycodin D	66779-35-9	$C_{59}H_{94}O_{29}$	1266
8	3″-*O*-acetylpolygalacin D	1173282-21-7	$C_{59}H_{94}O_{28}$	1250
9	2″-*O*-acetylplatycodin D	66779-34-8	$C_{59}H_{94}O_{29}$	1266
10	2″-*O*-acetylpolygalacin D	66700-77-4	$C_{59}H_{94}O_{28}$	1250

	R^1	R^2
1	Gen	H
2	Gen	Api
3	Glc	H
4	Glc	Api
5	H	H
6	H	Api

R^1, Gentibiose；R^2, 芥糖

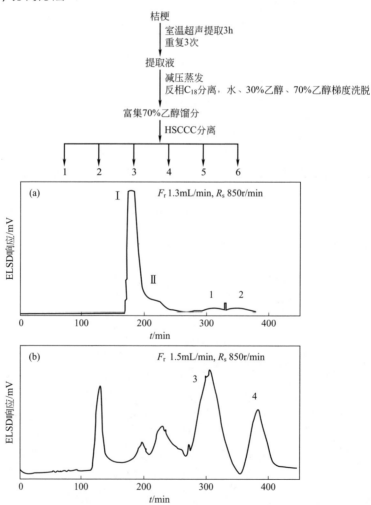

	R¹	R²	R³
7	Glc	CH₂OH	Ara²-Rha(3-*O*-Ac)⁴-Xyl³-Api
8	Glc	CH₃	Ara²-Rha(3-*O*-Ac)⁴-Xyl³-Api
9	Glc	CH₂OH	Ara²-Rha(2-*O*-Ac)⁴-Xyl³-Api
10	Glc	CH₃	Ara²-Rha(2-*O*-Ac)⁴-Xyl³-Api

Rha：鼠李糖；Ara：阿拉伯糖；Xyl：木糖；Api：芥糖；Ac：乙酰基

【主要化学成分提取、分离】[6,7]

（1）分离方法一

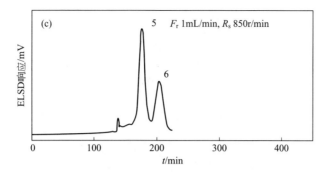

图 8-9　桔梗粗提物的制备 HSCCC 分离图[6]

HSCCC 条件：溶剂系统，正己烷-正丁醇-水(a)(1∶40∶20)、(b)(1∶10∶5)、(c)(1∶10∶5)，
上相作为固定相，下相作为流动相；进样量 300mg。1—deapio-platycoside E（21mg，98.4%）；
2—platycoside E（14mg，97.3%）；3—platycodin D（28mg，96.3%）；4—deapio-platycodin D
（6mg，94.2%）；5—platycodin D₃（10mg，99.1%）；

6—deapio-platycodin D₃（6mg，98.1%）

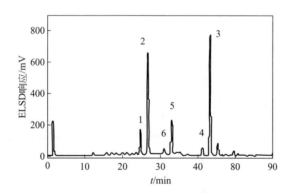

图 8-10　桔梗粗提物的 HPLC 分析图[6]

HPLC 条件：Zorbax SB-Aq C₁₈柱（150mm×4.6mm i.d.，5μm）；蒸发散射光检测；
流速 1.0mL/min；流动相，A 水-B 乙腈，梯度洗脱：0～6min：10%～15% B；6～50min：
15%～25% B；50～60min：25%～47.5% B；60～68min：10%B。1—deapio-platycoside E；
2—platycoside E；3—platycodin D；4—deapio-platycodin D；5—platycodin D₃；

6—deapio-platycodin D₃

（2）分离方法二

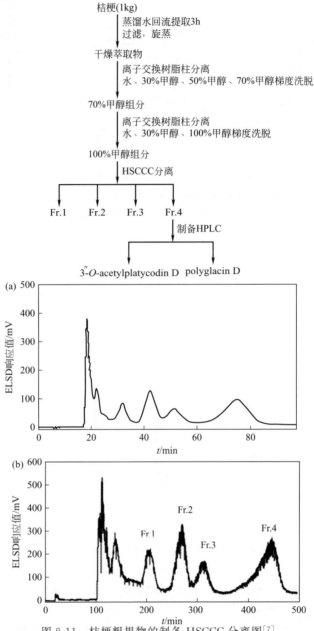

图 8-11　桔梗粗提物的制备 HSCCC 分离图[7]

HSCCC 条件：溶剂系统，氯仿-甲醇-异丙醇-水（3：2：2：3），上相作为固定相，下相作为流动相；
（a）流速，0～37min，0.7mL/min；37min 后，1mL/min，转速，1400r/min。（b）流速，Fr.1 前～
Fr.1，1.5mL/min；Fr.2～Fr.3，2mL/min；Fr.4，2.5mL/min；转速 1400r/min。
Fr.1—2″-O-acetylpolyglacin D（11.4mg，95.7％）；Fr.2—2″-O-acetylplatycodin D
（28.4mg，79.6％）；Fr.3—3″-O-acetylpolyglacin D（11.2mg，98.1％）；
Fr.4—3″-O-acetylplatycodin D 和 polyglacin D 的混合物；Fr.4 部分通过制备 HPLC 得到
3″-O-acetylplatycodin D 和 polyglacin D。制备 HPLC 条件：Wakosil-Ⅱ C$_{18}$ HG 柱
（250mm×20mm）；检测器，蒸发光散射；流速 10mL/min；流动相 44％甲醇-水

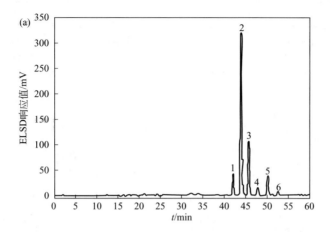

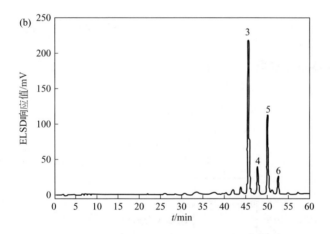

图 8-12　桔梗粗提物的 HPLC 分析图[7]

HPLC 条件：Zorbax SB-Aq C$_{18}$柱（150mm×4.6mm，5μm）；检测器，蒸发光散射；
流速 1mL/min；流动相，A 水-B 乙腈，梯度洗脱：0～6min：10％～15％B；6～50min：
15％～25％B；50～60min：25％～31％B。3—3″-O-acetylplatycodin D；
4—3″-O-acetylpolygalacin D；5—2″-O-acetylplatycodin D；
6—2″-O-acetylpolygalacin D

8.7　苦瓜

　　苦瓜 *Momordica charantia* L. 为葫芦科苦瓜属植物。苦瓜主要的有效成
分为苦瓜多糖和苦瓜皂苷。现代研究已证实苦瓜具有降血糖、抗菌、提高免疫
力、抗生育、抗肿瘤、抗氧化等功效。

【主要化学成分与结构】

编号	名称	CAS 号	分子式	分子量
1	苦瓜皂苷 K(momordicoside K)	81348-84-7	$C_{37}H_{60}O_9$	648
2	goyaglycoside-a	333332-41-5	$C_{37}H_{60}O_9$	648
3	goyaglycoside-e	333333-12-3	$C_{42}H_{68}O_{13}$	780
4	苦瓜皂苷 L(momordicoside L)	81348-83-6	$C_{36}H_{58}O_9$	634

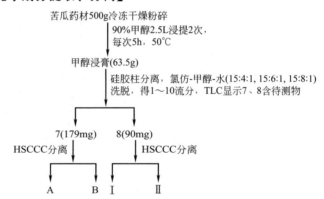

【主要化学成分提取、分离】[8]

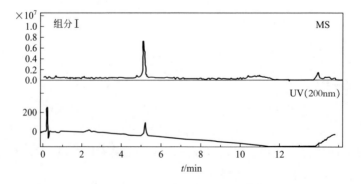

苦瓜药材500g冷冻干燥粉碎

90%甲醇2.5L浸提2次，
每次5h，50℃

甲醇浸膏(63.5g)

硅胶柱分离，氯仿-甲醇-水(15:4:1, 15:6:1, 15:8:1)
洗脱，得1～10流分，TLC显示7、8含待测物

7(179mg)　8(90mg)

HSCCC分离　　　HSCCC分离

A　　B　Ⅰ　　Ⅱ

×10⁷

组分Ⅰ　　　　　　　　　　　　MS

UV(200nm)

t/min

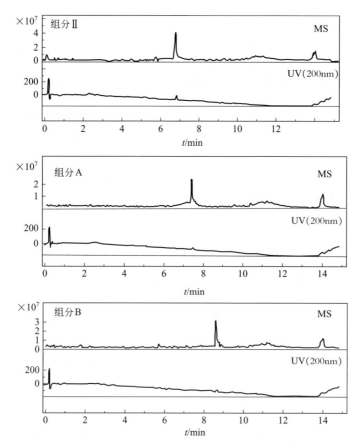

图 8-13　经 HSCCC 分离得到的 4 个化合物的 HPLC-PAD-MS 分析图
HSCCC 条件：溶剂系统，组分Ⅰ、Ⅱ：甲基叔丁基醚-正丁醇-甲醇-水（1∶3∶1∶5，体积比）；
组分 A、B：甲基叔丁基醚-正丁醇-甲醇-水（1∶2∶1∶5，体积比）；上相作为固定相，
下相作为流动相；流速 1.5mL/min；转速 800r/min。HPLC 条件：Waters Symmetry C$_{18}$柱
（3.9mm×150mm，5μm）；柱温 30℃；流动相，A，0.05％甲酸水，B，0.05％甲酸乙腈；
95％A，5％B，25min 时，0％A，100％B；25～30min：100％B，30～35min：95％A，5％B。
组分Ⅰ—goyaglycoside-e（27mg）；组分Ⅱ—苦瓜皂苷 L（43mg）；组分 A—苦瓜皂苷 K（57mg）；
组分 B—goyaglycoside-a（33mg）

8.8　三七

三七为五加科三七 *Panax notoginseng*（Burk）F. H. Chen 的干燥根。三七含有的主要活性成分之一是三七皂苷，是达玛烷系四环三萜化合物。包含的单体化合物有人参皂苷 Rb1、人参皂苷 Rb2、人参皂苷 Rc、人参皂苷 Rd、人参皂苷 Re、人参皂苷 Rf、人参皂苷 Rg1、人参皂苷 Rg2、人参皂苷 Rh 九种，以人参皂苷 Rb1、人参皂苷 Rg1 为主，三七总皂苷水解所得苷元为人参二醇和人参三醇，还含有止血成分三七氨酸。现代药理研究表明三七在心血管系

统、免疫系统、代谢系统、神经系统以及抗炎、抗衰老、抗肿瘤等方面具生理活性。

【主要化学成分与结构】

编号	名称	CAS 号	分子式	分子量
1	人参皂苷-Rb1(ginsenoside-Rb1)	41753-43-9	$C_{54}H_{92}O_{23}$	1108
2	人参皂苷-Rd(ginsenoside-Rd)	52705-93-8	$C_{48}H_{82}O_{18}$	946
3	人参皂苷-Re(ginsenoside-Re)	52286-59-6	$C_{48}H_{82}O_{18}$	946
4	人参皂苷-Rg1(ginsenoside-Rg1)	22427-39-0	$C_{42}H_{72}O_{14}$	800
5	三七皂苷-R1(notoginsenoside-R1)	80418-24-2	$C_{47}H_{80}O_{18}$	932

	R^1	R^2	R^3
1	-O-glc^2-^{1}glc	H	-O-glc^6-^{1}glc
2	-O-glc^2-^{1}glc	H	-O-glc
3	OH	-O-glc^2-^{1}rha	-O-glc
4	OH	-O-glc	-O-glc
5	OH	-O-glc-^{1}xyl	-O-glc

【主要化学成分提取、分离】[9]

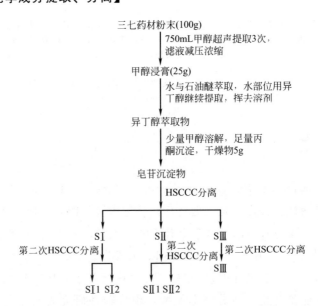

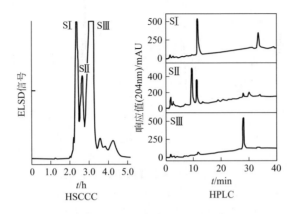

图 8-14　三七粗皂苷的 HSCCC 分离图

HSCCC 条件：溶剂系统，氯仿-甲醇-正丁醇-水（5∶6∶1∶4），上相为固定相，下相为流动相；
进样量 200mg。SⅠ—人参皂苷-Rg1 和人参皂苷-Rd 的混合物；SⅡ—三七皂苷-R1 和
人参皂苷-Re 的混合物，SⅢ—主要含人参皂苷-Rb1

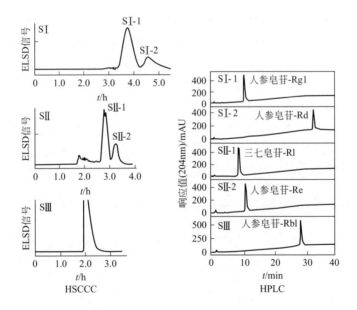

图 8-15　三七粗皂苷 SⅠ、SⅡ、SⅢ 部分第二次 HSCCC 分离图

HSCCC 条件：溶剂系统：乙酸乙酯-正丁醇-水（1∶1∶2），上相为固定相，下相为流动相。
SⅠ-1—人参皂苷-Rg1；SⅠ-2—人参皂苷-Rd；SⅡ-1—三七皂苷-R1；SⅡ-2—人参皂苷-Re；
SⅢ—人参皂苷-Rb1

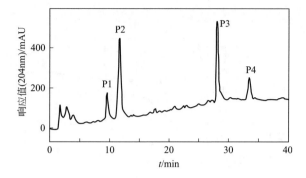

图 8-16　三七粗皂苷的 HPLC 色谱图

HPLC 条件：Phenomenex LUNA C_{18}柱（150mm×4.6mm i.d，5μm）；流动相，甲醇-水，梯度洗脱，
50%甲醇在 25min 内梯度变化到 75%甲醇，保持 13min 后返回；流速 1mL/min。
P1—三七皂苷-R1；P2—人参皂苷-Re 和人参皂苷-Rg1 混合物

8.9　人参

人参为伞形目五加科植物人参 *Panax ginseng* C. A. Mey 的干燥根和根茎，具大补元气、复脉固脱、补脾益肺、生津养血、安神益智的功效。现代药理学研究认为其主要活性成分为人参皂苷，可提高免疫力，改善机体机能。红参是人参的俗用品，有大补元气、复脉固脱、益气摄血的功效。

【主要化学成分与结构】

编号	名称	CAS 号	分子式	分子量
1	人参皂苷 Rg5(ginsenoside Rg5)	186763-78-0	$C_{42}H_{70}O_{12}$	766
2	人参皂苷 Rk1(ginsenoside Rk1)	494753-69-4	$C_{42}H_{70}O_{12}$	766
3	人参皂苷 Rg3(ginsenoside Rg3)	38243-03-7	$C_{42}H_{72}O_{13}$	784
4	人参皂苷 F4 (ginsenoside F4)	181225-33-2	$C_{42}H_{70}O_{12}$	766

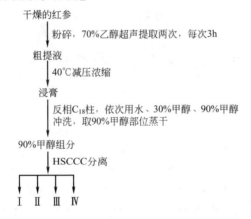

【主要化学成分提取、分离】[10]

干燥的红参

↓ 粉碎，70%乙醇超声提取两次，每次3h

粗提液

↓ 40℃减压浓缩

浸膏

↓ 反相C₁₈柱，依次用水、30%甲醇、90%甲醇
　冲洗，取90%甲醇部位蒸干

90%甲醇组分

↓ HSCCC分离

Ⅰ　Ⅱ　Ⅲ　Ⅳ

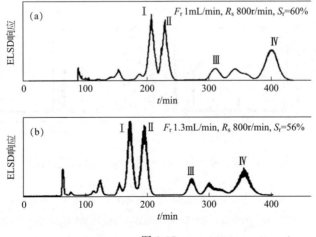

图 8-17

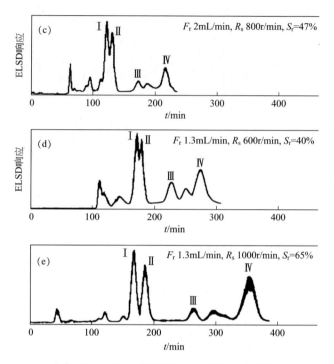

图 8-17 红参粗提物的制备 HSCCC 分离图

HSCCC 条件：总体积 325mL；溶剂系统，二氯甲烷-甲醇-水-异丙醇（6∶6∶4∶1），
上相为固定相，下相为流动相；蒸发光检测器；分离温度 55℃；氮气流量 1.7bar；
进样量 350mg，溶于 10mL 上相和 10mL 下相。图示为不同流速和转速的 HSCCC
色谱图。F_r—流速；R_s—转速；S_f—固定相保留率。

Ⅰ—人参皂苷 Rg5（28.6mg，>95%）；Ⅱ—人参皂苷 Rk1（26.6mg，>95%）；
Ⅲ—人参皂苷 F4（32.2mg，>95%）；Ⅳ—人参皂苷 Rg3（8.1mg，>95%）

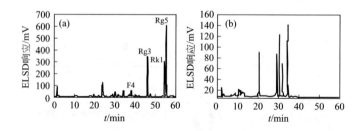

图 8-18 红参粗提物及分离化合物的 HPLC 分析图

HPLC 条件：Agilent Zorbax SB-Aq C_{18}柱（150mm×4.6mm，5.0μm）；蒸发光检测器；
柱温 70℃；氮气流量 2.5bar；流速 1mL/min；溶剂体系，乙腈-水，梯度洗脱，0~6min
（18%~23%乙腈），6~48.5min（23%~40%乙腈），48.5~58.5min（40%~70%乙腈），
然后用 18%乙腈平衡 8min。（a）红参粗提物的 HPLC 图；
（b）高速逆流分离后剩余样品的 HPLC 图

8.10 洋地黄

洋地黄毒苷（digitoxin）是由玄参科植物毛地黄 *Digitalis purpurea* L.（亦称"洋地黄"或"紫花洋地黄"）的叶中提取的有效成分。洋地黄毒苷是广泛应用于临床治疗慢性心功能不全的强心苷类药物，能加强心肌收缩力、减慢心率、抑制传导，主要用于治疗充血性心功能不全。能蓄积，过量可产生毒性反应。

【主要化学成分与结构】

编号	名称	CAS号	分子式	分子量
1	洋地黄毒苷(digitoxin)	71-63-6	$C_{41}H_{64}O_{13}$	764

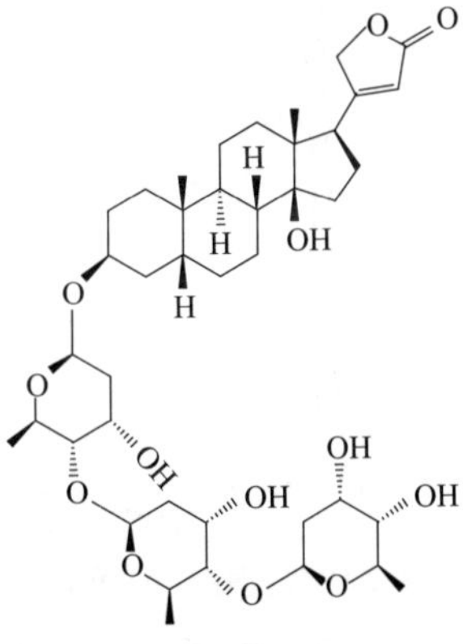

1

【主要化学成分提取、分离】[11]

洋地黄毒苷

用正己烷-乙酸乙酯-乙醇-水(6:3:2:5)的下相27mL，10mL甲醇，3mL乙醇，加76mg低纯度的洋地黄毒苷试剂

洋地黄毒苷试剂(1.9mg/mL)

HSCCC分离

1   2   3   4

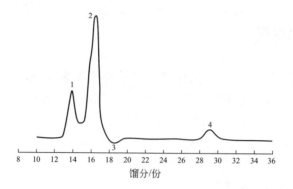

图 8-19　洋地黄毒苷的制备 HSCCC 分离图

HSCCC 条件：溶剂系统，正己烷-乙酸乙酯-乙醇-水（6∶3∶2∶5），上相作为固定相，下相作为流动相；

流速 0.7mL/min；进样量 3.8mg/2mL；固定相保留率 84%；转速 800r/min；

检测波长 220nm。2—洋地黄毒苷（16.4mg，98.6%）

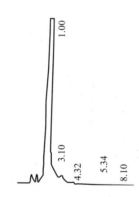

图 8-20　洋地黄毒苷的 HPLC 分析图

HPLC 条件：C_{18}-ODS 色谱柱；紫外检测波长 220nm；流动相，甲醇-水＝85∶15；

流速 1mL/min；进样量 10μL

参 考 文 献

[1]　Ma Q, Luo J G, Kong L Y. J. Liq. Chromatogr. R. T. ，2011，(34)：1997-2007.

[2]　Yin L H, Xu L N, Wang X N, Lu B N, Liu Y T, Peng J Y. Chromatographia，2010，71：15-23.

[3]　李昂，魏芸 . 分析科学学报，2009，25（2）：223-225.

[4]　Jiang Y, Lu H, Chen F. J. Chromatogr. A，2004，1033：183-186.

[5]　Peng J Y, Dong F Q, Qi Y, Han X, Xu Y W, Xu L A, Xu Q W, Liu K X, Zhu Z Y. Phytochem. Analysis，2008，19：212-217 .

[6]　Ha Y W, Kim Y S. Phytochem. Analysis，2009，20：207-213.

[7]　Ha I J, Kang M, Na Y C, Park Y, Kim Y S. J. Sep. Sci. ，2011，34：2559-2565.

[8]　Du Q Z，Yuan J. J. Liq. Chromatogr. R. T.，2005，28：1717-1724.

[9]　Cao X L，Tian Y，Zhang T Y，Liu Q H，Jia L J，Ito Y. J. Liq. Chromatogr. R. T.，2003，9 & 10：1579-1591.

[10]　Ha Y W，Lim S S，Ha I J，Na Y C，Seo J J，Shin H，Son S H，Kim Y S. J. Chromatogr. A，2007，1151：37-44.

[11]　缪平，蔡定国，相秉仁，安登魁. 中药新药与临床药理，2005，6（4）：38-41.

第9章 其他类化合物

9.1 白首乌

　　白首乌 *Cynanchum auriculatum* Royle ex Wight 为双子叶植物萝藦科植物大根牛皮消的块根。白首乌具有益肝肾、补精血、抗衰老的功效，被历代名家视为摄生防老珍品。其主要有效物质为磷脂酰胆碱（phosphatidylcholine）、磷脂酰乙醇胺（phosphatidyletha-nolamine）、磷脂酰肌醇（phosphatidylinositos）及 C_{21} 甾苷等。现代药理学研究表明，其具有抗肿瘤、抗氧化、保肝等作用。

【主要化学成分与结构】

编号	名称	CAS 号	分子式	分子量
1	白首乌苯甲酮（baishouwubenzophenone）	115834-34-9	$C_{16}H_{14}O_6$	302
2	4-羟基苯乙酮（4-hydroxyacetophenone）	99-93-4	$C_8H_8O_2$	136
3	2,4-二羟基苯乙酮（2,4-dihydroxyacetophenone）	89-84-9	$C_8H_8O_3$	152

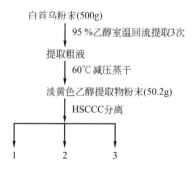

【主要化学成分提取、分离】[1]

白首乌粉末(500g)

↓ 95%乙醇室温回流提取3次

提取粗液

↓ 60℃减压蒸干

淡黄色乙醇提取物粉末(50.2g)

↓ HSCCC分离

1　　2　　3

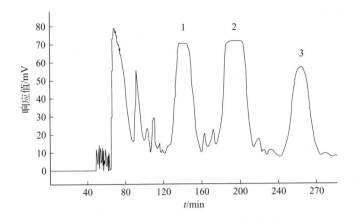

图 9-1 白首乌粗提物 HSCCC 分离图

HSCCC 条件：柱体积 230mL；进样体积 10mL；溶剂系统，石油醚-乙酸乙酯-甲醇-水

（4：9：6：6，体积比），上相作为固定相，下相作为流动相；流速 1.8mL/min；

进样量 400mg；检测波长 280nm，固定相保留率 62%。1—白首乌苯甲酮（20.2mg，98.5%）；

2—4-羟基苯乙酮（35.0mg，96.7%）；3—2,4-二羟基苯乙酮（8.3mg，95.0%）

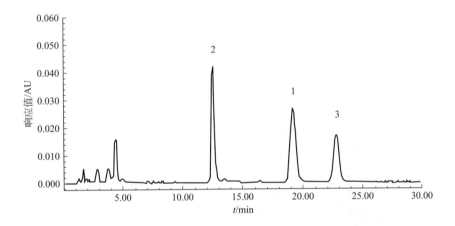

图 9-2 HSCCC 分离得到的组分的 HPLC 分析图

HPLC 条件：C_{18} 色谱柱（250mm×4.6mm i. d.，5μm）；流动相，甲醇-水（24：76，体积比）；

检测波长 280nm；流速 1.0mL/min；柱温 25℃；进样量 20μL。1—白首乌苯甲酮；

2—4-羟基苯乙酮；3—2,4-二羟基苯乙酮

9.2 白术

白术 *Atractylodes macrocephala* 为菊科苍术属多年生草本植物白术的根茎。白术具有健脾益气、燥湿利水、止汗、安胎的功效，用于脾虚食少，腹胀

泄泻，痰饮眩悸，水肿，自汗，胎动不安。《医学启源》记载："除湿益燥，和中益气，温中，去脾胃中湿，除胃热，强脾胃，进饮食，安胎。"现代药理研究表明，白术中的苍术酮类成分具有抗炎、抗癌、增强吸收等功效，其中主要活性成分为苍术酮、白术内酯Ⅲ等。

【主要化学成分与结构】

编号	名称	CAS 号	分子式	分子量
1	苍术酮（atractylon）	6989-21-5	$C_{15}H_{20}O$	216
2	白术内酯Ⅲ（atractylenolide Ⅲ）	73030-71-4	$C_{15}H_{20}O_3$	248

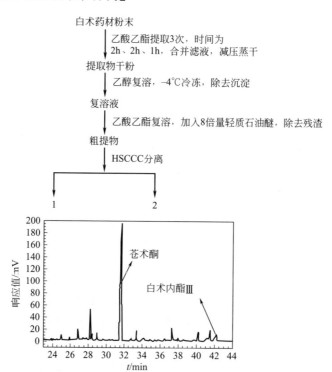

【主要化学成分提取、分离】[2]

白术药材粉末
↓ 乙酸乙酯提取3次，时间为 2h、2h、1h，合并滤液，减压蒸干
提取物干粉
↓ 乙醇复溶，−4℃冷冻，除去沉淀
复溶液
↓ 乙酸乙酯复溶，加入8倍量轻质石油醚，除去残渣
粗提物
↓ HSCCC分离
1   2

图 9-3 白术粗提物的 GC 分析图

GC 条件：色谱柱，SE-54 毛细管柱（30mm×0.25mm）；注射温度 260℃；
检测温度 240℃；载气氮气速度 1mL/min；进样量 0.5μL

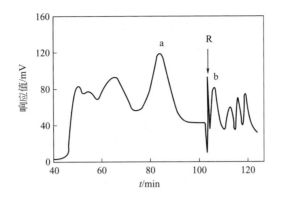

图 9-4　白术粗样双模式 HSCCC 分离图

HSCCC 条件：柱体积 1000mL；进样体积 50mL，上样量 1000mg；流动相，石油醚-乙酸乙酯-乙醇-水
（4∶1∶4∶1，体积比）；流速 5.0mL/min；柱温 25℃；转速 450r/min。
0～102min，洗脱方式：头→尾，流动相：下相；102～125min，洗脱方式：尾→头，流动相：
上相 a—白术内酯Ⅲ（32.1mg，99.0%）；b—苍术酮（319.6mg，97.8%）

9.3　波棱瓜子

波棱瓜子为葫芦科植物波棱瓜 *Herpetospermum caudigerum* Wall. 的干燥
种子。波棱瓜子味苦，性寒，具有清热解毒、去火降热和助消化作用，可用于
治疗肝热黄疸型、传染型肝炎和胆囊炎。波棱瓜子中含有多种化学成分，主要
为波棱苊酮。现代药理研究表明，波棱瓜子具有较强的抗乙肝病毒、保肝降酶
活性。

【主要化学成分与结构】

编号	名称	CAS 号	分子式	分子量
1	波棱苊酮（herpetfluorenone）		$C_{16}H_{14}O_6$	302

1

【主要化学成分提取、分离】[3]

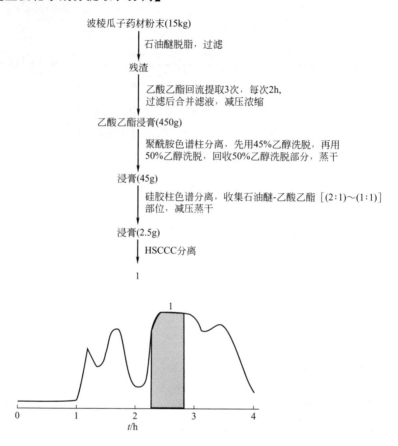

波棱瓜子药材粉末(15kg)

　　↓　石油醚脱脂，过滤

残渣

　　↓　乙酸乙酯回流提取3次，每次2h，
　　　　过滤后合并滤液，减压浓缩

乙酸乙酯浸膏(450g)

　　↓　聚酰胺色谱柱分离，先用45%乙醇洗脱，再用
　　　　50%乙醇洗脱，回收50%乙醇洗脱部分，蒸干

浸膏(45g)

　　↓　硅胶柱色谱分离，收集石油醚-乙酸乙酯[(2:1)～(1:1)]
　　　　部位，减压蒸干

浸膏(2.5g)

　　↓　HSCCC分离

1

图 9-5　波棱芩酮的制备 HSCCC 分离图

HSCCC 条件：溶剂系统，石油醚-乙酸乙酯-甲醇-水（4:9:6:8），上相作为固定相，下相作为流动相；流速 2mL/min；进样量 200mg；检测波长 254nm；转速 850r/min；1—波棱芩酮（80mg，98.6%）

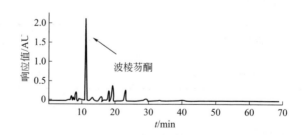

图 9-6　波棱芩酮粗提物的 HPLC 分析图

HPLC 条件：色谱柱 Inertsil-ODS-3（4.6mm×250mm，5μm）；柱温 25℃；紫外检测波长 260nm；流速 1mL/min；进样量 20μL；流动相，乙腈-水，梯度洗脱：0～30min，30%～50%乙腈，30～60min，50%～100%乙腈，60～65min，100%乙腈

9.4　川芎

川芎为伞形科植物川芎 *Ligusticum chuanxiong* Hort. 的根茎，具有活血行气、祛风止痛等功效。川芎挥发油中含有多种苯酞化合物，其中 *Z*-藁本内酯（*Z*-ligustilide）含量最高，超过 1.0%，其次为蛇床内酯 A（senkyunolide A）。藁本内酯与蛇床内酯可以抑制血小板凝聚，松弛子宫、气管与血管平滑肌，可用于治疗咳嗽、月经不调和高血压等。

【主要化学成分与结构】

编号	名称	CAS 号	分子式	分子量
1	*Z*-藁本内酯（*Z*-ligustilide）	4431-01-0	$C_{12}H_{14}O_2$	190
2	蛇床内酯 A（senkyunolide A）	62006-39-7	$C_{12}H_{16}O_2$	192
3	3-butylidenephthalide	551-08-6	$C_{12}H_{12}O_2$	188
4	川芎萘呋内酯（wallichilide）	93236-64-7	$C_{25}H_{32}O_5$	412
5	川芎酚（chuanxingol）	87421-30-5	$C_{12}H_{14}O_3$	206
6	欧当归内酯 A（levistolide A）	88182-33-6	$C_{24}H_{28}O_4$	380

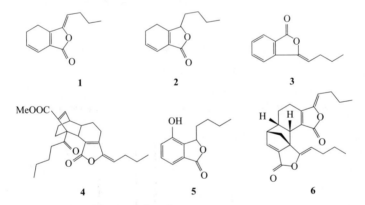

【主要化学成分提取、分离】[4~6]

（1）分离方法一

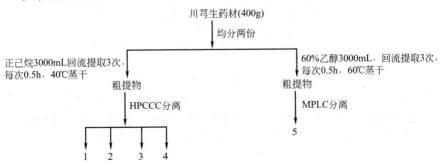

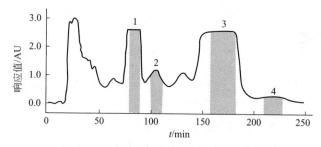

图 9-7　川芎正己烷提取物的 HPCCC 分离图[4]

HPCCC 条件：柱体积 146mL；进样体积 6mL；两相溶剂体系，正己烷-乙酸乙酯-甲醇-水
（4：3：4：2）；流速 1.6mL/min；循环速率 1400min；进样量 600mg；保留固定相 81%；
紫外波长 280nm。1—蛇麻内酯 A（75.8mg，97.9%）；2—欧当归内酯 A（3.5mg，96.3%）；
3—Z-藁本内酯（76.3mg，91.4%）；4—川芎萘呋内酯（0.8mg，88.2%）

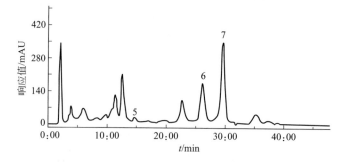

图 9-8　川芎 60%乙醇提取物的 MPLC 分析图[4]

MPLC 条件：两相溶剂系统，乙腈（A）-0.5%乙酸；（B）线性渐变：0～40min，13%～100%A；
40～50min，100%A；流速 30mL/min；进样量 800mg；紫外波长 280nm。5—川芎酚（2.9mg，
96.6%）；6—蛇床内酯 A（11.3mg，98.4%）；7—Z-藁本内酯（20.1mg，98.1%）

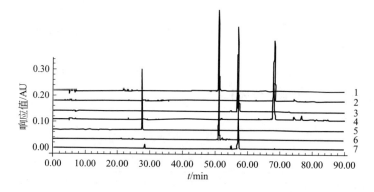

图 9-9　川芎 HPCCC 和 MPLC 分离组分的 HPLC 分析图

HPLC 条件：SunFire C_{18}柱（250mm×4.6mm，5μm）；紫外检测波长 280nm；柱温 30℃；流速
0.5mL/min；流动相，A（乙腈）B（0.5%醋酸水溶液），0～2min，13% A；2～60min，
13%～80% A；60～90min，80%～100% A。1—蛇床内酯 A；2—欧当归内酯 A；3—Z-藁本内酯；
4—川芎萘呋内酯；5—川芎酚；6—蛇床内酯 A；7—Z-藁本内酯

（2）分离方法二

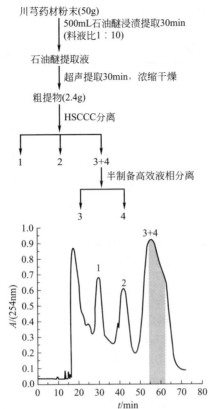

图 9-10　川芎粗提物的制备 HSCCC 分离图[5]

HSCCC 条件：柱体积 40mL，溶剂系统，正己烷-乙酸乙酯-甲醇-水-乙腈（8：2：5：5：5），
上相作为固定相，下相作为流动相，进样量 100mg，进样体积 1mL，检测波长 254nm。
1—蛇床内酯 A（3.6mg，94.4％）；2—欧当归内酯 A（3.0mg，95.3％）；
3—Z-蒿本内酯；4—3-butylidenephthalide

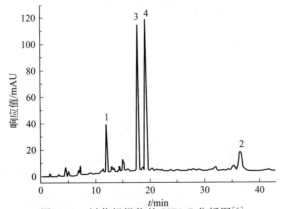

图 9-11　川芎粗提物的 HPLC 分析图[5]

HPLC 条件：Apollo C_{18} 柱（150mm×4.6mm，5μm）；紫外检测波长 254nm；柱温 30℃；
流速 1.0mL/min；进样量 10μL；流动相，A，甲醇；B，0.05％H_3PO_4 水溶液：
0～3min，45％～40％ B；3～17min，40％～33％ B；17～43min，33％ B。
1—蛇床内酯 A；2—欧当归内酯 A；3—Z-蒿本内酯；4—3-butylidenephthalide

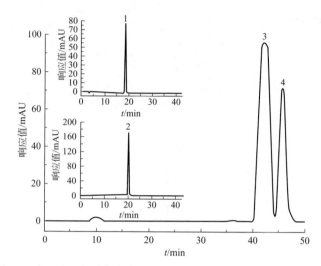

图 9-12　图 9-11 中 3 和 4 的半制备高效液相色谱图及分离后组分的 HPLC 分析图[5]
semi-preparative-LC 条件：YMC-Pack ODS-A C₁₈柱（250mm×20mm I. D.，5μm）；
紫外检测波长 254nm；流速 8.0mL/min；流动相，甲醇-水＝65∶35。3—Z-藁本内酯
（5.6mg，97.5％）；4—3-butylidenephthalide（4.8mg，99.3％）。
HPLC 条件：Apollo C₁₈柱（150mm×4.6mm I. D.，5μm）；紫外检测波长 254nm；柱温 30℃；
流速 1.0mL/min；进样量 10μL；流动相，A，甲醇，B，0.05％H₃PO₄水溶液，
0～3min，45％～40％ B；3～17min，40％～33％ B；17～43min，33％ B

（3）分离方法三

川芎生药材(100g)

粉碎，600mL乙醇加热回流提取3次，
每次2h，过滤，减压浓缩干燥

棕黄色浸膏(39g)

HSCCC分离

1　　2　　3　　4　　5

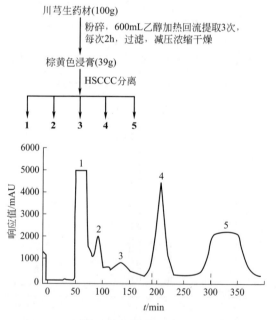

图 9-13　川芎粗提物的制备 HSCCC 色谱图[6]
HSCCC 条件：溶剂系统，正己烷-乙酸乙酯-乙醇-水（1∶1∶1∶1），上相作为固定相，
下相作为流动相；流速 1.2mL/min；进样量 100mg；紫外检测波长 280nm；
固定相保留率 53％。4—蛇床内酯 A；5—Z-藁本内酯

9.5　当归

当归为伞形科植物当归 *Angelica sinensis*（Oliv.）Diels. 的干燥根。当归的药理作用主要有保护心脏、抗心律失常、抗动脉粥样硬化、心肌梗死、抑制平滑肌、抗血小板聚集、抗炎、增强机体免疫功能、脑缺血损伤的保护、抗肿瘤、使细胞增殖、保护肝脏和肾脏等。当归的主要活性成分包括 *Z*-蒿本内酯、阿魏酸等。

【主要化学成分与结构】

编号	名称	CAS 号	分子式	分子量
1	*Z*-蒿本内酯（Z-ligustilide）	4431-01-0	$C_{12}H_{14}O_2$	190
2	阿魏酸（ferulic acid）	1135-24-6	$C_{10}H_{10}O_4$	194

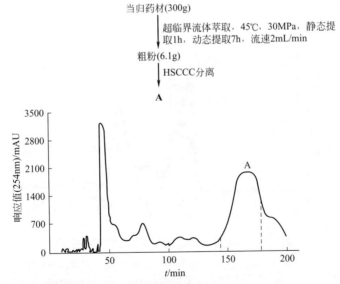

【主要化学成分提取、分离】[7,8]

（1）分离方法一

图 9-14　当归粗提物的制备 HSCCC 分离图[7]
HSCCC 条件：溶剂系统，石油醚-乙醇-水（10∶17∶10），上相作为固定相，下相作为流动相；流速 2.0mL/min；进样量 200mg；固定相保留率 63%；转速 800r/min；检测波长 254nm。A—蒿本内酯（38mg，98.8%）

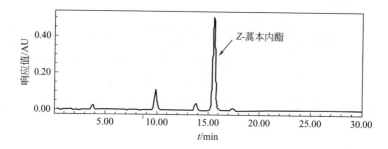

图 9-15　当归粗提物的 HPLC 分析图[7]

HPLC 条件：Shim-pack VP-ODS 柱（250mm×4.6mm，I.D.）；柱温 25℃；紫外检测波长
327nm；流动相，甲醇-水＝70：30；流速 1mL/min；进样量 10μL

（2）分离方法二

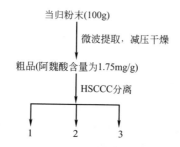

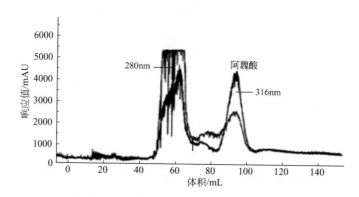

图 9-16　当归粗提物的制备 HSCCC 分离图[8]

HSCCC 条件：溶剂系统，正己烷-乙酸乙酯-甲醇-水（3：7：5：5），上相作为固定相，下相作为流动相；
流速 1.2mL/min；进样量 200mg；转速 800r/min；检测波长 280nm 和 316nm

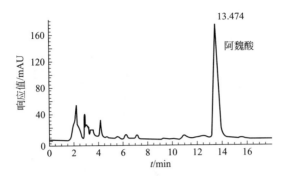

图 9-17 当归粗提物的 HPLC 分析图[8]

HPLC 条件：Fuji silysia C_{18}柱（200mm×4.6mm，5μm）；柱温 35℃；紫外检测波长 316nm；
流动相 0.85%磷酸-乙腈＝83：17；流速 1.0mL/min；进样量 10μL

9.6 防风

防风为伞形科植物 *Saposhnikovia divaricata*（Turcz.）Schischk. 未抽花茎的干燥根，具有祛风解表、胜湿止痛、止痉等功效。具有解热、镇痛、镇静、抗炎、抗菌、抗肿瘤、提高机体免疫功能、抗过敏、抗凝血等药理作用。防风中主要含有挥发性色原酮类、香豆素类、多糖类、有机酸类、聚乙炔类、甘油酯类等成分，其主要活性成分为升麻素苷和 5-*O*-甲基维斯阿米醇苷。

【主要化学成分与结构】

编号	名称	CAS 号	分子式	分子量
1	升麻素苷（prim-*O*-glucosylcimifugin）	80681-45-4	$C_{22}H_{28}O_{11}$	468
2	5-*O*-甲基维斯阿米醇苷（5-*O*-methylvisammioside）	84272-85-5	$C_{22}H_{28}O_{10}$	452

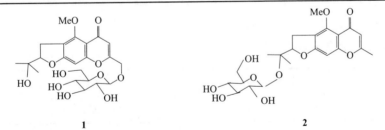

1   2

【主要化学成分提取、分离】[10]

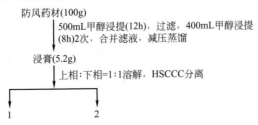

防风药材(100g)
↓ 500mL甲醇浸提(12h)，过滤，400mL甲醇浸提(8h)2次，合并滤液，减压蒸馏
浸膏(5.2g)
↓ 上相:下相=1:1溶解，HSCCC分离
1   2

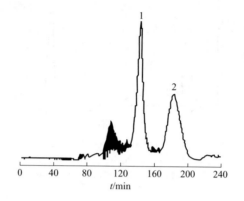

图 9-18 防风粗提物的制备 HSCCC 分离图

HSCCC 条件：溶剂系统，乙酸乙酯-正丁醇-水（2∶7∶9），上相作为固定相，下相作为流动相；

流速 2mL/min；转速 850r/min，进样量 316mg。1—升麻素苷（13.9mg，98.1%）；

2—5-O-甲基维斯阿米醇苷（25mg，99.2%）

9.7　红景天

红景天为景天科植物大花红景天 *Rhodiola crenulata*（Hook . f. et Thoms.）H. Ohba 的干燥根和根茎，具有益气活血、通脉平喘的功效。红景天具有强心镇静，调节新陈代谢，调节神经系统和内分泌系统，双向调节血糖、血压的作用。临床表明，红景天可明显对抗肺炎及哮喘。红景天的主要有效成分为红景天苷类，其中以红景天苷为主。

【主要化学成分与结构】

编号	名称	CAS 号	分子式	分子量
1	红景天苷（salidroside）	10338-51-9	$C_{14}H_{20}O_7$	300

【主要化学成分提取、分离】[10]

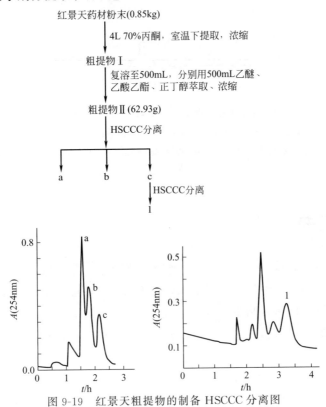

图 9-19　红景天粗提物的制备 HSCCC 分离图

HSCCC 条件：左图为第一次 HSCCC 色谱图，溶剂系统，乙酸乙酯-正丁醇-水（1∶4∶5，体积比）；

上相作为固定相，下相作为流动相；流速 2.0mL/min。进样量 200mg，转速 800r/min，保留率 30.4%，

c—红景天苷纯度 47.7%。右图为第二次 HSCCC 色谱图：溶剂系统，氯仿-甲醇-异丙醇-水

（5∶6∶1∶4，体积比）；上相作为固定相，下相作为流动相；流速 2.0mL/min；

进样量 46.1mg，转速 800r/min，固定相保留值 30.4%。1—红景天苷（21.9mg，98%）

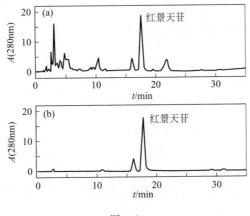

图 9-20

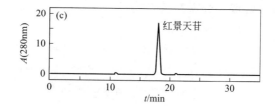

图 9-20 红景天粗提物，峰 c 和红景天苷的 HPLC 分析图

HPLC 条件：色谱柱 Inertsil ODS-3（150mm×4.6mm I. D.）；流动相，乙腈-水＝1：19；
柱温 35℃；流速 1.0mL/min；检测波长 280nm。(a) 红景天粗提物；(b) 峰 c；
(c) 红景天苷

9.8 红曲

红曲（red yeast rice）是我国的传统发酵产品，在食品、酿造和医药等方面有广泛的应用。药理学研究和临床试验表明，红曲能有效降低体内总胆固醇以及甘油三酯、低密度脂蛋白水平，同时升高高密度脂蛋白水平，从而具有显著的降胆固醇及降血脂。其主要活性成分包括红曲色素、莫纳可林 K、γ-氨基丁酸等。

【主要化学成分与结构】

编号	名称	CAS 号	分子式	分子量
1	红曲素（monascin）	21516-68-7	$C_{21}H_{26}O_5$	358
2	红曲黄素（ankaflavin）	50980-32-0	$C_{23}H_{30}O_5$	386
3	红斑素（rubropunctation）	514-67-0	$C_{21}H_{22}O_5$	354
4	红曲红素（monascotubrin）	13283-90-4	$C_{23}H_{26}O_5$	382
5	红斑胺（rubropunctamine）	514-66-9	$C_{21}H_{23}NO_4$	353
6	红曲红胺（monascotubramine）	3627-51-8	$C_{23}H_{27}NO_4$	381
7	莫纳可林 K（monacolin K）	75330-75-5	$C_{24}H_{36}O_5$	404
8	酸式莫纳可林 K（monacolinic acid）	75225-51-3	$C_{24}H_{38}O_6$	422

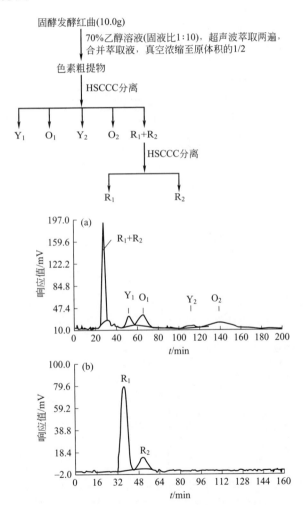

【主要化学成分提取、分离】[11~13]

（1）分离方法一

固醇发酵红曲(10.0g)

↓ 70%乙醇溶液(固液比1∶10)，超声波萃取两遍，
　合并萃取液，真空浓缩至原体积的1/2

色素粗提物

↓ HSCCC分离

Y₁　O₁　Y₂　O₂　R₁+R₂

R₁+R₂ ↓ HSCCC分离

R₁　　　R₂

图 9-21　红曲粗提物的制备 HSCCC 分离图[11]

HSCCC 条件：溶剂系统，（a）正己烷-乙酸乙酯-甲醇-水（10∶0∶7.5∶2.5），（b）正己烷-
乙酸乙酯-甲醇-水（2.5∶7.5∶5∶5）上相作为固定相，下相作为流动相；流速 3mL/min；
水浴温度 25℃；螺旋管柱转速 900r/min（正转）；检测波长 254nm。Y₁—红曲素；Y₂—红曲黄素；
O₁—红斑素；O₂—红曲红素；R₁—红斑胺；R₂—红曲红胺

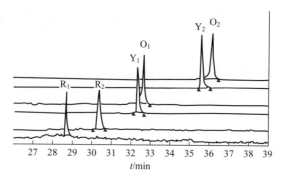

图 9-22　红曲各组分的 HPLC 分析图[11]

Y$_1$—红曲素；Y$_2$—红曲黄素；O$_1$—红斑素；O$_2$—红曲红素；R$_1$—红斑胺；R$_2$—红曲红胺

（2）分离方法二

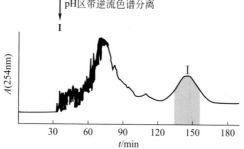

图 9-23　红曲粗提物的制备 pH 区带逆流色谱分离图[12]

pH 区带逆流色谱条件：总体积 260mL；溶剂系统，正己烷-乙酸乙酯-甲醇-水（8：2：5：5），上相作为固定相，
下相作为流动相；流速 2mL/min；转速 850r/min；检测波长 254nm；进样量 300mg；
固定相保留率 65.4%。Ⅰ—莫纳可林 K（52.1mg，98.7%）

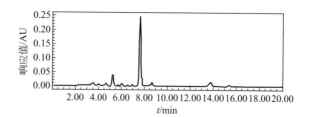

图 9-24　红曲粗提物的 HPLC 分析图[12]

HPLC 条件：Symmetry Shield^{TM} RP-C$_{18}$柱（250mm×4.6mm，5μm）；紫外检测波长
237nm；柱温 25℃；流速 1.0mL/min；进样量 5μL；
流动相，乙腈-0.1% H$_3$PO$_4$水=70：30

（3）分离方法三

红曲粉末(1.0kg)

4L 95%乙醇，室温超声提取3次，每次20min，真空抽滤，
滤渣用2L 95%乙醇溶液重复提取2次，合并滤液，旋转
蒸发仪减压浓缩

乙醇粗提物

碱化处理：1.0L 0.2mol/L的NaCl溶液溶解，50℃超声转化60min，
使粗提物中的内酯式莫纳可林K转化为开环酸式，石油醚萃取水相
2次，然后用3mol/L的磷酸溶液调节pH值为5,再用乙酸乙酯萃取
水相3次，合并乙酸乙酯相，减压浓缩

粗样品(10.3g)

pH区带逆流色谱分离

Ⅰ

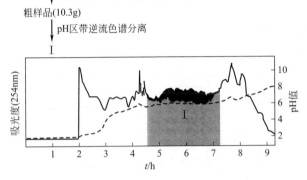

图 9-25　酸式莫纳可林 K 粗样品的制备 pH 区带逆流色谱分离图[13]

pH 区带逆流色谱条件：溶剂系统，石油醚-乙酸乙酯-甲醇-水（5∶5∶4∶6），上相加 10mmol/L 盐酸
作为固定相，下相加 10mmol/L 氨水作为流动相；流速 2mL/min；进样量 2.0g；
转速 850r/min；固定相保留率 34.6%。Ⅰ—酸式莫纳可林 K（147mg，93.4%）

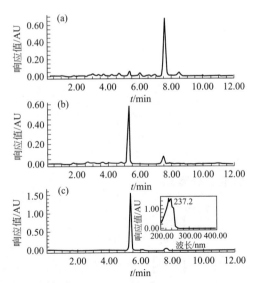

图 9-26　红曲乙醇粗提物(a)、碱解样品(b) 和 pH 区带逆流色谱
分离组分(c) 的 HPLC 分析图[13]

HPLC 条件：Wateres RP-C$_{18}$柱（250mm×4.6mm，5μm）；紫外检测波长 237nm；
柱温 25℃；流速 1.0mL/min；进样量 10μL；流动相，乙腈-0.1% H$_3$PO$_4$水＝ 70∶30

9.9 姜黄

姜黄为姜科姜黄属植物姜黄 *Curcuma longa* L. 的根茎，具有破血行气、通经止痛的功效。姜黄的主要活性成分有姜黄素类、倍半萜类、酸性多糖类和挥发油类。现代药理研究表明，姜黄素类成分具有降血脂、抗肿瘤、抗炎、抗病原微生物等药理作用，其中主要活性成分包括姜黄素、脱甲氧基姜黄素、双脱甲氧基姜黄素等。

【主要化学成分与结构】

编号	名称	CAS 号	分子式	分子量
1	姜黄素（curcumin）	458-37-7	$C_{21}H_{20}O_6$	368
2	脱甲氧基姜黄素（demethoxycurcumin）	22608-11-3	$C_{20}H_{18}O_5$	338
3	双脱甲氧基姜黄素（bis-demethoxycurcumin）	33171-05-0	$C_{19}H_{16}O_4$	308

【主要化学成分提取、分离】[14]

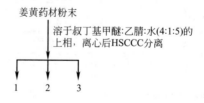

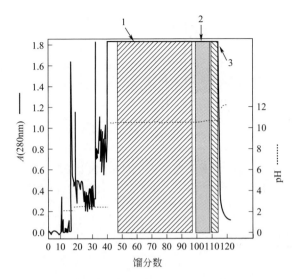

图 9-27　姜黄粗提物的 pH 区带逆流色谱分离图

pH 区带逆流色谱条件：柱体积 320mL；溶剂系统，叔丁基甲醚-乙腈-水（4∶1∶5，体积比）；上相
（加 20mmol/L 三氟乙酸）作为固定相，下相（加 30mmol/L NaOH）作为流动相；流速 3mL/min；
固定相保留值 53%；检测波长 335nm；转速 800r/min；进样量 2g。

1—姜黄素；2—脱甲氧基姜黄素；3—双脱甲氧基姜黄素

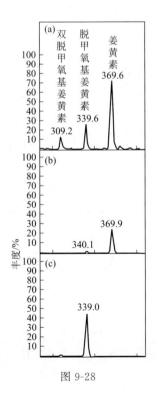

图 9-28

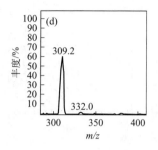

图 9-28 姜黄粗提物（a）和 pH 区带逆流色谱
分离部分 ［(b)，(c)，(d)］的 MALDI 质谱分析图

9.10 芦荟

芦荟为百合科植物库拉索芦荟 *Aloe barbadensis* Miller 叶的汁液浓缩干燥物。习称"老芦荟"，具有泻下通便、清肝泻火、杀虫疗疥等功效。芦荟主要含有蒽醌类、多糖类、黄酮类化合物、有机酸、蛋白质、多肽、氨基酸和多种微量元素等有效成分。现代药理研究表明，芦荟多糖具有抗病毒、抗肿瘤、抗衰老、护肤美容及免疫调节作用，主要由葡萄糖、甘露糖、半乳糖、果糖、阿拉伯糖、鼠李糖等组成。

【主要化学成分与结构】

编号	名称	CAS 号	分子式	分子量
1	葡萄糖(glucose)	50-99-7	$C_6H_{12}O_6$	180
2	甘露糖(mannose)	3458-28-4	$C_6H_{12}O_6$	180
3	半乳糖(galactose)	59-23-4	$C_6H_{12}O_6$	180
4	果糖(fructose)	57-48-7	$C_6H_{12}O_6$	180
5	阿拉伯糖(arabinose)	147-81-9	$C_5H_{10}O_5$	150
6	鼠李糖(L-rhamnose-monohydrate)	6155-35-7	$C_6H_{12}O_5$	164

【主要化学成分提取、分离】[15]

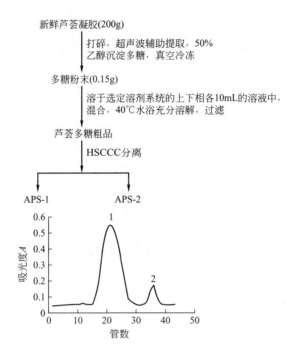

图 9-29 芦荟多糖的制备 HSCCC 分离图

HSCCC 条件：溶剂系统，$w(PEG600) : w(KH_2PO_4) : w(K_2HPO_4) : w(H_2O) = 5 : 15 : 15 : 65$，

加入的 NaCl 质量分数为 2%，上相作为固定相，下相作为流动相，固定相的流速为 8mL/min，

进样量 0.15g（20mL），速度为 0.5mL/min，流动相速度 2mL/min，转速为 600r/min。

1—APS-1；2—APS-2

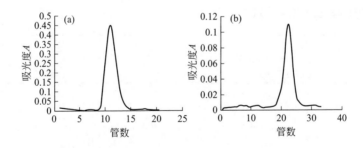

图 9-30 APS-1（a）和 APS-2（b）Sepphadex G-100 柱色谱图谱

Sepphadex G-100 条件：APS-1、APS-2 分别经葡聚糖凝胶柱 Sepphadex G-100 洗脱，4mL/管，

5min 收 1 管，在 610nm 处蒽酮-硫酸法隔管检测。（a）APS-1；（b）APS-2

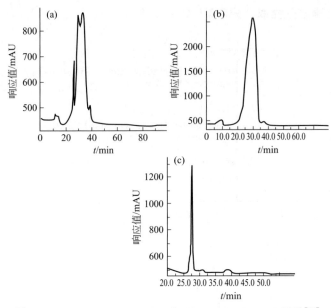

图 9-31　APS(a)、APS-1(b) 和 APS-2(c) HPGPC 图谱[15]
HPGPC 条件：半制备型高效液相色谱仪，紫外分光检测器，Superdex G-75 色谱柱
（260mm×16mm）；流动相，去离子水；流速 0.5mL/min；检测波长 200nm 检测。
（a）APS；（b）APS-1；（c）APS-2

9.11　绿叶地锦

　　绿叶地锦为葡萄科绿叶地锦 *Parthenocissus laetevirens* 的干燥根。绿叶地锦在民间多用于治疗风湿病，现代药理研究表明，绿叶地锦有抗氧化、保肝、抗肿瘤等作用。绿叶地锦的主要活性成分为 quadrangularin A 和 parthenocissin A。

【主要化学成分与结构】

编号	名称	CAS 号	分子式	分子量
1	quadrangularin A	252557-25-8	$C_{28}H_{22}O_6$	454
2	parthenocissin A	212513-35-4	$C_{28}H_{22}O_6$	454

1

2

【主要化学成分提取、分离】[16]

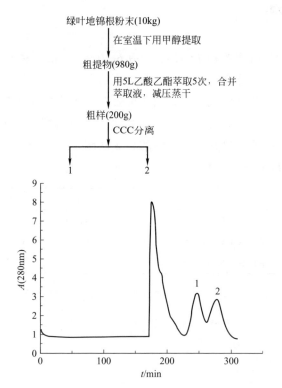

图 9-32 绿叶地锦根粗提物的制备 CCC 分离图

CCC 条件：溶剂系统，正己烷-乙酸乙酯-甲醇-水（1∶2∶1∶2），上相作为固定相，
下相作为流动相；流速 4.0mL/min；检测波长 280nm；进样量 500mg 溶于 20mL（1∶1）上下相中；
固定相保留率 54.7%；转速 500r/min。1—quadrangularin A（23.8mg，95.4%）；
2—parthenocissin A（25.6mg，97.6%）

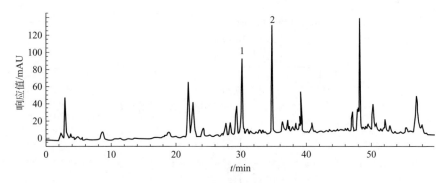

图 9-33 绿叶地锦根粗提物的 HPLC 分析图

HPLC 条件：Kromasil-C_{18}柱（250mm×4.6mm，i.d.，5μm，Scienhome）；柱温 25℃；
紫外检测波长 280nm；流动相，甲醇-水，梯度洗脱：0～30min，10%～50%甲醇，30～40min，
50%～80%甲醇，40～60min，80%甲醇，流速 0.8mL/min。
1—quadrangularin A；2—parthenocissin A

9.12 山药

山药为薯蓣科植物薯蓣 *Dioscorea opposita* Thunb. 的干燥根茎，具有补脾养胃、生津益肺、补肾涩精等功效。山药的主要化学成分有薯蓣皂苷元、甾醇、多糖等。现代药理研究表明，山药可改善冠状动脉供血不足，用于治疗冠心病、心绞痛。对伴发高血压、高三酰甘油、高胆固醇等症也有一定的疗效。其中主要成分包括薯蓣皂苷元、亚油酸、亚麻酸。

【主要化学成分与结构】

编号	名称	CAS 号	分子式	分子量
1	薯蓣皂苷元(diosgenin)	512-04-9	$C_{27}H_{42}O_3$	414
2	亚油酸(linoleic acid)	60-33-3	$C_{18}H_{32}O_2$	280
3	亚麻酸(linolenic acid)	463-40-1	$C_{18}H_{30}O_2$	278

【主要化学成分提取、分离】[17]

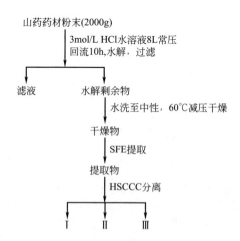

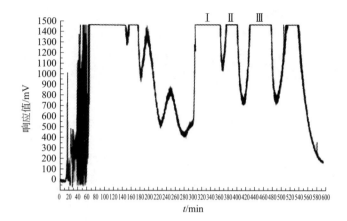

图 9-34　山药粗提物的制备 HSCCC 分离图

HSCCC 条件：柱体积 850mL；溶剂系统，正己烷-乙酸乙酯-甲醇-水（1∶1∶1.4∶0.6，体积比），
200min 后下相变为（1.2∶1∶1.4∶0.6，体积比），上相作为固定相，下相作为流动相；
流速 2mL/min；进样量 300mg。Ⅰ—薯蓣皂苷元（20.8mg，98.9%）；Ⅱ—亚油酸
（12.1mg，99.0%）；Ⅲ—亚麻酸（18.4mg，99.4%）

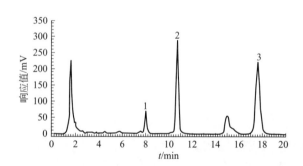

图 9-35　山药粗提物的 HPLC 分析图

HPLC 条件：Lichrosorb C$_{18}$柱（4.6mm×150mm，5μm）；流速 1.0mL/min；
ELSD 检测器，漂移管温度 70℃；流动相，甲醇∶1%乙酸水溶液＝（90∶10，体积比）。
1—薯蓣皂苷元；2—亚油酸；3—亚麻酸

9.13　生姜

　　生姜为姜科植物姜 *Zingiber officinale* Rosc. 的新鲜根茎。生姜性味辛温，具有解表散寒、温中止呕、行水解毒、化痰止咳的功效。实验与临床研究表明，生姜及其提取物具有重要的生理功能：对胃黏膜具有明显的保护作用，对自由基有清除和抗氧化作用，消炎、抗风湿，降低胆固醇、降糖作用。此外，生姜还有强心、利尿、抗肿瘤及抗血小板聚凝等作用。生姜的主要活性成分为挥发性物质，如 6-姜烯酚、6-姜酚、8-姜酚、10-姜酚等。

【主要化学成分与结构】

编号	名称	CAS 号	分子式	分子量
1	6-姜烯酚（6-shogaol）	555-66-8	$C_{17}H_{24}O_3$	276
2	6-姜酚（6-gingerol）	23513-14-6	$C_{17}H_{26}O_4$	294
3	8-姜酚（8-gingerol）	23513-08-8	$C_{19}H_{30}O_4$	322
4	10-姜酚（10-gingerol）	23513-15-7	$C_{21}H_{34}O_4$	350

【主要化学成分提取、分离】[18~20]

（1）分离方法一

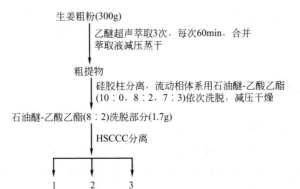

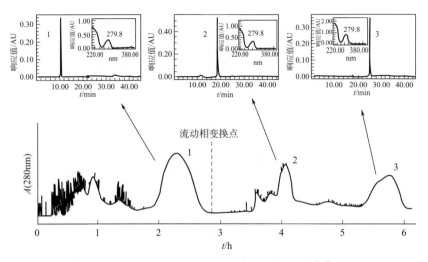

图 9-36　生姜粗提物的制备 HSCCC 分析图[18]

HSCCC 条件：溶剂系统：石油醚-乙酸乙酯-甲醇-水（1:0.2:0.5:0.7），上相作为固定相，0～170min，下相作为流动相；170～360min，石油醚-乙酸乙酯-甲醇-水（1:0.2:0.7:0.5），下相作为流动相；流速 2.0mL/min；进样量 360mg；固定相保留率 83.75%；转速 800r/min；检测波长 280nm。

1—6-姜酚（132mg，98.7%）；2—8-姜酚（31mg，99.3%）；3—10-姜酚（61mg，98.5%）

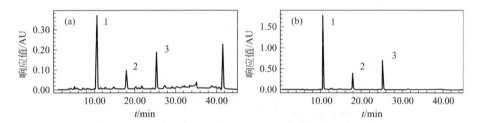

图 9-37　生姜粗提物的 HPLC 分析图[18]

HPLC 条件：Shim-pack VP-ODS 柱（250mm×4.6mm，i.d.，5μm）；柱温 25℃；紫外检测波长 280nm；流动相，甲醇-水=70:30；流速 1mL/min；进样量 10μL。

1—6-姜酚；2—8-姜酚；3—10-姜酚

（2）分离方法二

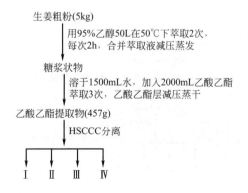

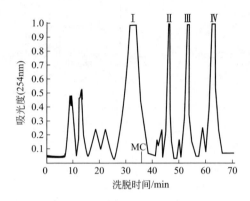

图 9-38　生姜粗提物的制备 HSCCC 分离图[19]

HSCCC 条件：溶剂系统，正己烷-乙酸乙酯-甲醇-水（3∶2∶2∶3），上相作为固定相，0～90min，
下相作为流动相 ;90～180min，正己烷-乙酸乙酯-甲醇-水（3∶2∶6∶5），下相作为流动相；
流速 25mL/min；进样量 5g；转速 900r/min。Ⅰ—6-姜酚（1.96g，98.3％）；Ⅱ—8-姜酚
（0.33g，97.8％）；Ⅲ—6-姜烯酚（0.64g，98.8％）；Ⅳ—10-姜酚（0.57g，98.2％）

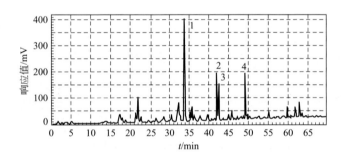

图 9-39　生姜粗提物的 HPLC 分析图[19]

HPLC 条件：YMC-Pack ODS-AQ（S-3μm，150mm×4.6mm）；柱温 25℃；紫外检测波长 254nm；
流动相，甲醇-水，梯度洗脱：0～65min，40％～90％甲醇；流速 0.8mL/min；进样量 10μL
1—6-姜酚；2—8-姜酚；3—6-姜烯酚；4—10-姜酚

（3）分离方法三

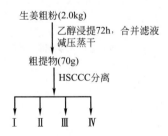

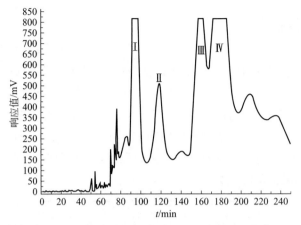

图 9-40　生姜粗提物的制备 HSCCC 分离图[20]

HSCCC 条件：溶剂系统，石油醚-乙酸乙酯-甲醇-水（5∶5∶6.5∶3.5），上相作为固定相，下相作为
流动相；流速 2.0mL/min；进样量 200mg；固定相保留率 53%；转速 800r/min；检测波长 280nm。
Ⅰ—6-姜酚（30.2mg，99.9%）；Ⅱ—8-姜酚（40.5mg，99.9%）；Ⅲ—10-姜酚（50.5mg，92.4%）

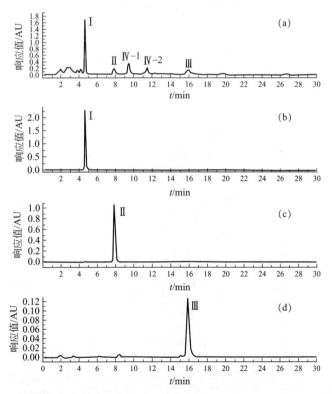

图 9-41　生姜粗提物(a) 和纯化峰部分Ⅰ(b)，Ⅱ(c)，Ⅲ(d) 的 HPLC 分析图[20]

HPLC 条件：ODS RP-C$_{18}$柱（250mm×4.6mm，I.D.，5μm）；柱温 25℃；
紫外检测波长 280nm；流动相，乙腈-纯水＝65∶35；流速 1.2mL/min；进样量 10μL。
Ⅰ—6-姜酚；Ⅱ—8-姜酚；Ⅲ—10-姜酚

9.14 石榴皮

石榴皮为石榴科植物石榴 *Punica granatum* L. 的干燥果皮。石榴皮味酸、涩，性温，有小毒，能涩肠止泻、止血、驱虫，用于治疗痢疾、肠风下血、崩漏、带下等。现代药理研究表明，石榴皮具有抗菌、抗病毒、抗氧化，抑制动脉粥样硬化，降低心脏疾病，降血压等作用，还可抑制 HIV-1 逆转录酶的活性，石榴皮提取物可用作广谱抗菌、消炎和止血剂等。其主要活性成分有石榴皮鞣素。

【主要化学成分与结构】

编号	名称	CAS 号	分子式	分子量
1	石榴皮鞣素（punicalin）	65995-64-4	$C_{34}H_{22}O_{22}$	782

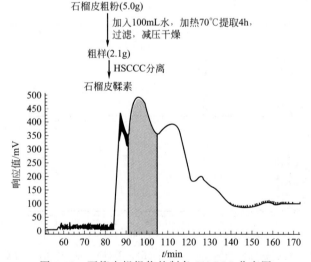

1

【主要化学成分提取、分离】[21]

石榴皮粗粉(5.0g)

↓ 加入100mL水，加热70℃提取4h，
↓ 过滤，减压干燥

粗样(2.1g)

↓ HSCCC分离

石榴皮鞣素

图 9-42 石榴皮粗提物的制备 HSCCC 分离图

HSCCC 条件：溶剂系统，正丁醇-乙酸乙酯-水（4:1:5），上相作为固定相，下相作为流动相；流速2mL/min；进样量100mg；转速800r/min；检测波长254nm；柱温25℃。石榴皮鞣素（13.1mg，96.1%）

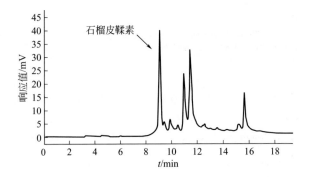

图 9-43 石榴皮粗提物的 HPLC 图

HPLC 条件：Shimadzu C_{18} 柱（250mm×4.6mm，$5\mu m$）；柱温 30℃；
紫外检测波长 254nm；流动相，甲醇-0.1%三氟乙酸（梯度，0～5min，
5%～20%甲醇，5～10min，20%～30%甲醇，10～20min，30%～40%甲醇，
20～30min，70%甲醇）；流速 1.0mL/min；进样量 $10\mu L$

9.15 仙茅

仙茅为石蒜科植物仙茅 *Curculigo orchioides* Gaertn. 的干燥根茎，具有补肾助阳、益精血、强筋骨和行血消肿的功效。仙茅中含酚苷类化合物，主要成分为仙茅苷和仙茅苷乙等。现代药理研究表明，仙茅水提物有促进抗体生成并延长其功效，仙茅苷促进巨噬细胞增生并提高其吞噬功能，有增强免疫功能；仙茅水提物有兴奋性机能的作用；此外还具有抗炎、抗菌、抗肿瘤的作用。

【主要化学成分与结构】

编号	名称	CAS 号	分子式	分子量
1	仙茅苷（curculigoside）	85643-19-2	$C_{22}H_{26}O_{11}$	466
2	仙茅苷乙（curculigoside B）	143601-09-6	$C_{21}H_{24}O_{11}$	452

【主要化学成分提取、分离】[22]

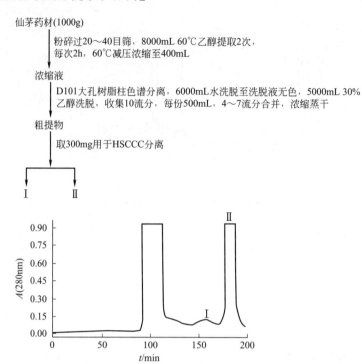

图 9-44　仙茅粗提物的制备 HSCCC 分离图

HSCCC 条件：柱体积 300mL；溶剂系统，乙酸乙酯-乙醇-水（5∶1∶5），上相作为固定相，
下相作为流动相；流速 2mL/min；柱温 30℃；进样量 300mg；检测波长 280nm；转速 800r/min。

Ⅰ—仙茅苷乙（14.5mg，99.4%）；Ⅱ—仙茅苷（72.8mg，96.5%）

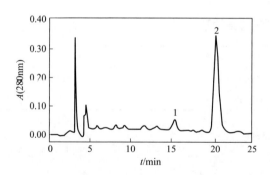

图 9-45　仙茅粗提物的 HPLC 分析图

HPLC 条件：反相 Lichrospher C$_{18}$柱（6.0mm×150mm，5μm）；紫外检测波长 280nm；
柱温 25℃；流速 1.0mL/min；流动相，乙腈-水-乙酸＝20∶80∶2。1—仙茅苷乙；2—仙茅苷

9.16　玄参

　　玄参为玄参科植物玄参 *Scrophularia ningpoensis* Hemsl. 的干燥根。玄参主要含有环烯醚萜、苯丙素苷、有机酸及挥发油等成分，具有凉血滋阴、泻火解毒的功效，用于热病伤阴、津伤便秘、目赤、咽痛等作用。现代药理研究表明，玄参所含有的哈巴俄苷和安格洛苷 C 具有抗炎、抗病毒以及免疫刺激性作用。

【主要化学成分与结构】

编号	名称	CAS 号	分子式	分子量
1	哈巴俄苷（harpagoside）	19210-12-9	$C_{24}H_{30}O_{11}$	494
2	安格洛苷 C（angoroside C）	115909-22-3	$C_{36}H_{48}O_{19}$	784

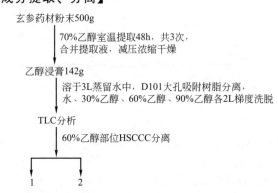

1　　　　　　　　　　　　　　　2

【主要化学成分提取、分离】[23]

玄参药材粉末500g

↓ 70%乙醇室温提取48h，共3次，
　合并提取液，减压浓缩干燥

乙醇浸膏142g

↓ 溶于3L蒸留水中，D101大孔吸附树脂分离，
　水、30%乙醇、60%乙醇、90%乙醇各2L梯度洗脱

TLC分析

↓ 60%乙醇部位HSCCC分离

　1　　　　2

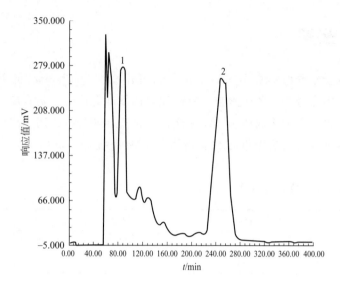

图 9-46　玄参粗提物的 HSCCC 分离图

HSCCC 条件：溶剂系统，氯仿-正丁醇-甲醇-水（4∶1∶3∶2，体积比）；流速 2.0mL/min；
转速 850r/min；检测波长 280nm；分离温度 25℃；进样量 200mg，溶于 10mL 上相中；
固定相保留率 72％。1—哈巴俄苷（22mg，98％）；2—安格洛苷 C（31mg，98.5％）

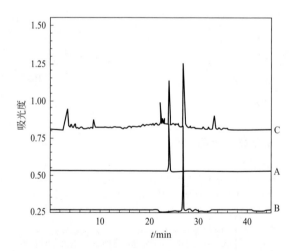

图 9-47　玄参 HSCCC 分离组分的 HPLC 分析图

HPLC 条件：AQ-C_{18}柱（4.6mm×250mm，5μm）；流动相，0.05％的磷酸
水液（A），乙腈（B），线性梯度：5％～35％ B（0～18min），35％～60％ B（18～25min），
60％～88％ B（25～30min），88％B（30～40min）；流速 1.0mL/min；
检测波长 280nm。A—安格洛苷 C；B—哈巴俄苷；C—粗提物

9.17 远志

远志为远志科植物远志 *Polygala tenuifolia* Willd. 或卵叶远志 *Polygala sibirica* L. 的干燥根，具有安神益智、交通心肾、祛痰、消肿的功效。远志的主要活性成分为糖酯类成分。传统认为远志有安神益智、祛痰开窍、消散痈肿等功效与作用，近代研究表明远志能使支气管分泌增加，促使支气管内容物容易略出，有祛痰作用，可用于支气管炎治疗等，常配杏仁、紫菀、前胡、甘草等，其中主要活性成分包括远志蔗糖酯 A、3,6′-二芥子酰基蔗糖等。

【主要化学成分与结构】

编号	名称	CAS 号	分子式	分子量
1	远志蔗糖酯 A(tenuifoliside A)	139726-35-5	$C_{31}H_{38}O_{17}$	682
2	3,6′-二芥子酰基蔗糖(3,6′-disinapoyl sucrose)	139891-98-8	$C_{34}H_{42}O_{19}$	754

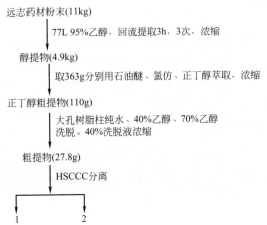

【主要化学成分与结构】[24]

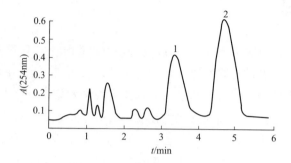

图 9-48　远志粗提物的制备 HSCCC 分离图

HSCCC 条件：柱体积 230mL；溶剂系统，氯仿-甲醇-水（3∶3.5∶2，体积比），上相作为固定相，

下相作为流动相；流速 2.0mL/min；转速 800r/min，进样量 300mg；固定相保留率 60.8%。

1—远志蔗糖酯 A（8.1mg，93.6%）；2—3,6′-二芥子酰基蔗糖（40.1mg，95.3%）

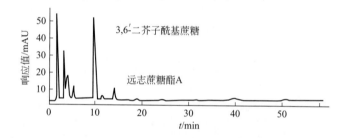

图 9-49　远志粗提物的 HPLC 分析图

HPLC 条件：Waters Symmetry C_{18} 柱（4.6mm×250mm，5μm）；紫外检测波长 311nm；

柱温 30℃；流速 1.0mL/min；进样量 10μL；流动相，乙腈-水=23∶77

9.18　紫苏叶

紫苏叶是唇形科植物紫苏 *Perilla frutescens*(L.)Britt. 的干燥叶（或带嫩枝），具有解表散寒，行气和胃等功效。紫苏叶的主要活性成分有迷迭香酸、多酚、黄酮、紫苏醛、α-亚麻酸等化合物。现代药理研究表明，迷迭香酸具有抗炎、抗氧化和免疫抑制等多种活性。

【主要化学成分与结构】

编号	名称	CAS 号	分子式	分子量
1	迷迭香酸(rosmarinic acid)	20283-92-5	$C_{18}H_{16}O_8$	360

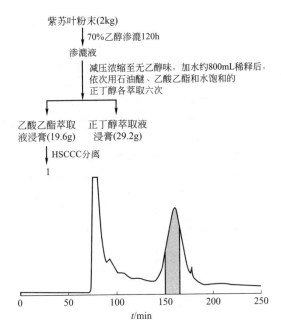

【主要化学成分提取、分离】[25]

图 9-50　HSCCC 分离纯化迷迭香酸分离图

HSCCC 条件：溶剂系统，石油醚-乙酸乙酯-甲醇-0.5％醋酸（2∶5∶2∶5），上相作为固定相，

　　　下相作为流动相；流速 2mL/min；转速 800r/min。1—迷迭香酸（25.7mg，98.6％）

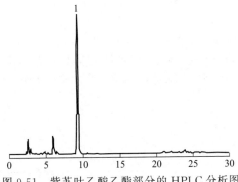

图 9-51　紫苏叶乙酸乙酯部分的 HPLC 分析图

HPLC 条件：Welch C_{18} 柱（250mm×4.6mm，5μm）；流动相：乙腈（A）-0.1％醋酸溶液（B），

　　　0～13min，25％A，13～30min，40％A；流速：0.8mL/min。1—迷迭香酸

参 考 文 献

[1] Sun Y S, Liu Z G, Wang J H, Xiang L, Zhu L X. Chromatographia, 2009, 70: 1-6.

[2] Zhao C X, He C H. J. Sep. Sci., 2006, 29: 1630-1636.

[3] 巩法强, 杨丽, 周洪雷, 王岱杰, 方磊, 王晓. 辽宁中医杂志, 2012, 39 (5): 897-898.

[4] Hu Y, Liu C M, Cong L, Zhang Y C, Hu Y M, Li S N. J. Liq. Chromatogr. R. T., 2014, 37: 1187-1198.

[5] Wei Y, Huang W W, Gu Y X. J. Chromatogr. A, 2013, 1284: 53-58.

[6] 刘雯, 吴平丽, 卓超, 张继全, 沈平嬢. 中成药, 2010, 32 (5): 764-767.

[7] Wang X, Shi X G, Li F W, Liu J H, Cheng C H. Phytochem. Anal., 2008, 19: 193-197.

[8] Liu Z L, Wang J, Shen P N, Wang C Y, Shen Y J. Sep. Purif. Technol., 2006, 52: 18-21.

[9] 韩忠明, 王云贺, 韩梅, 赵淑杰, 杨利民. 分析化学, 2009, 31 (11): 1679-1682.

[10] Han X, Zhang T Y, Wei Y, Cao X L, Ito Y. J. Chromatogr. A, 2002, 971: 237-241.

[11] 郑允权, 李泳宁, 王阿万, 陈芬玲, 石贤爱, 郭养浩. 食品科学, 2010, 31 (20): 192-195.

[12] Liu Y Q, Guo X F, Duan W J, Wang X, Du J H. J. Chromatogr. B, 2010, 878: 2881-2885.

[13] 刘玉芹, 郑振佳, 杜金华, 王岱杰, 王晓, 刘建华. 食品与发酵工业, 2011, 37 (11): 216-219.

[14] Patel K, Krishna G, Sokoloski E, Ito Y. J. Liq. Chromatogr. R. T., 2000, 23 (14): 2209-2218.

[15] 王晓丽, 李燕, 骆佼君, 吴海云. 天然产物研究与开发, 2011, 23 (6): 1151-1155.

[16] He S, Lu Y B, Wu B, Pan Y J. J. Chromatogr. A, 2007, 1151: 175-179.

[17] Xu Y W, Han X, Dong D S, Xu L N, Qi Y, Peng J Y, Zhan L B. J. Sep. Sci., 2008, 31: 3638-3646.

[18] Wang X, Zheng Z J, Guo X F, Yuan J P, Zheng C C. Food Chem., 2011, 125: 1476-1480.

[19] Qiao Q L, Du Q Z. J. Chromatogr. A. 2011, 1218: 6187-6190.

[20] Zhan K Y, Xu K, Yin H Z. Food Chem., 2011, 126: 1959-1963.

[21] Zhou H H, Lv J, Yuan Q P. Sep. Purif. Technol., 2010, 72: 225-228.

[22] Peng J Y, Jiang Y Y, Fan G R, Chen B, Zhang Q Y, Chai Y F, Wu Y T. J. Sep. Purif. Technol., 2006, 52: 22-28.

[23] Tian J F, Ye X L, Shang Y H, Deng Y F, He K, Li X G. J. Sep. Sci., 2012, 35: 2659 2664.

[24] Jiang Y, Tu P F, Chen X J, Zhang T Y. J. Liq. Chromatogr. R. T., 2005, 28: 1583-1592.

[25] 黄亮辉, 赵英永, 王李丽, 程显龙, 林瑞超, 孙文基. 药物分析杂志, 2011, 31 (11): 2087-2090.

拉丁文索引

A

D

G

H

I

L

中文索引